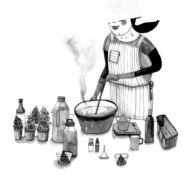

home

長銷經典版

女巫阿娥的
居家香草
保健萬用書

成為自己的居家藥草師，
從洗頭到治鐵腿、從美顏到消炎，
80種用過就會愛上的保健良方！

阿娥 著

原點

CONTENTS
目錄

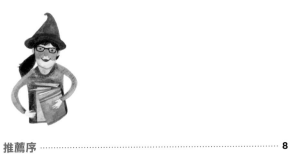

有人問我，學習芳療最重要的祕訣是什麼？

我說：「要用，要跟他們相處。這比上課更重要。」

植物透過香氣、色彩、姿態、口味，一直不斷地在跟我們說話，告訴我們他們是誰。宇宙間療癒的奧祕，其實就在它們的身上能找到，只看我們是否懂得聆聽。認識一種精油的功效，除了看書上寫的、課堂上教的、網路上發的之外，最重要的是我們與它們、甚至它們的原生植物要能夠建立一種獨特的關係。這種關係必須透過長時間的朝夕相處，從各種層面去經歷和它們之間的每一次接觸。這種關係會像朋友、像親人、也像愛人。如果我們對於精油的認識只停留在它們的拉丁學名、療效作用、化學成分、配方滴數，那就好像是從星座、從八字去認識一個人，那是一種客觀參考，但也會變成主觀意識，而不是真的看見他的全面。

對於大自然，我們許多時候都還是太以自我意識為中心了。

當阿娥告訴我她要出第二本書的時候，我正好在思考著這件事，並且重新透過接觸植物、土壤與氣味，認識我曾經熟悉的精油們，每一天只要有一點新的收穫，我就會享受著內心泉湧的快樂，如果沒有，我也學習耐心等待，讓植物告訴我他的祕密。而當我讀著阿娥的初稿時，心裡非常的快樂。

因為在我的眼中，阿娥一直是那個一步一腳印、親自動手去做、去經歷的實踐者。這一本居家香草保健書裡面滿滿都是她平日照顧自己和身邊的人的過程中累積的寶貴經驗，實際做過的食譜（但我們的所在位置相距太遠我總是沒有口福）和不斷吸收的知識養分，內化過後而成的結晶。書中除了香草與精油用品製作的基本背景知識外，阿娥從各種不同感官的角度與配方，帶我們認識每一種香草植物的多元樣貌。不論你是剛接觸精油或已經是很有經驗的玩家，這本書都能給予你一個嶄新的方向，透過不同的形式去經歷這些香草的美好。

源流學堂教學顧問、資深國際芳療講師　原文嘉

感謝阿娥寫了這麼棒的一本書！從自身的豐富經驗出發，蒐羅從人文到科學這樣廣泛又有深度的大量資料，再以多年的內功消化，整理成平易近人的文字。搭配各式表格，幫助讀者快速掌握概念；精美的照片們，呈現出植物的療癒氛圍。各種生活化的操作，帶領讀者更輕易地擁有自己的植物療癒經驗。不管是習慣從芳療、精油化學、藥草、手作角度認識植物的人，都能在閱讀本書中找到樂趣，而且還能認識更多不同面向，完整了自己對於植物的瞭解。

生活裡的芳療小百科作者　Sherry

秉持第一本書的初衷，這本書依舊是細膩而又易讀的絕佳工具書。市面上已不缺千百本園藝植物甚或香草芳療書籍，但阿娥從自然療癒的角度出發，讓你從種籽開始萌芽。不論植物形貌特色、化學組成、生活運用、芳療指南，甚至用來做皂。阿娥將不同結構的大量資訊縝密整合，編織濃縮成這本極具巧思的植物合一專書。既非配方取勝，也不耍花俏。再一次，阿娥提醒大家回到本質，開啟五感認真感受這再平凡不過的美好生活。

Gaia Sama手工皂　簡玉婷

阿娥對知識有超乎常人深入探究的熱情，她還有超強的手作能力，是一個理論和實務都精通的萬能女巫。這本書充分發揮了阿娥的專長，先用淺顯易懂的文字談芳療理論，再巧手變出一道道香草美食或療癒手作，絕對會是熱愛香氣和手作者的心頭好。

IFA芳療證照課程講師、孕產嬰芳療課程講師　黃琬婷（偷巫）

阿娥是一位非常謙虛的生活實踐家，除了進修各式芳療課程，也持續閱讀國內外書籍、線上學習，書本上的知識會在生活中落實。阿娥的第二本書依然令我驚豔，本書涵蓋的知識，在閱讀時會感覺像是阿娥在幫你上課一樣，不厭其煩地把香草介紹給你。使用精油的人越來越多，可以接觸到芳香植物的機會卻不多，常有學生問我該如何辨別好的精油，看過阿娥的書，我的內心浮出了和以往不同的答案。只要有機會接觸植物本人，自然可以感受芳香植物的生命力，怎麼可能還會買到劣質精油（或純露）呢？如果你是一位有獨立思考、並且對香草、芳療應用有興趣的人，絕對不能錯過這本書，你將會有很多收穫。

物理治療師/英國IFA國際芳療師　張凱雯

因為從事旅遊業，隨氣候上山下海是我的日常，跟著阿娥分享的生活大小事，我學會了順應季節運用植物及精油，讓四季融入生活，遇上身心無法處理的狀況，也有各種方法調養。這本書帶我從原型認識每一種植物，進而學會如何運用，原來，植物是我們的生活良伴哪。

台灣生態旅遊從業者　周彥君

在知識爆炸、眾說紛紜的時代，能夠有緣看到阿娥提供如此一本很有系統、有正確認知又好用的工具書，覺得非常幸運，植物本身的二級代謝產物本就有其功用，本書提供了常見20種香草，讓人從作物本身、精油、純露及其相關的運用，很生活化的讓大家透過書中提供的知識，成為自己的居家藥草師。了解植物本身對人體的效用，利用精油、純露等來幫助自己提升生活品質、舒緩不適，也能因此減少化學合成物對人體造成經皮毒的侵擾，本書絕對可以給大家豐富實用的知識和正向觀念。

立佳農場　廖婉婷

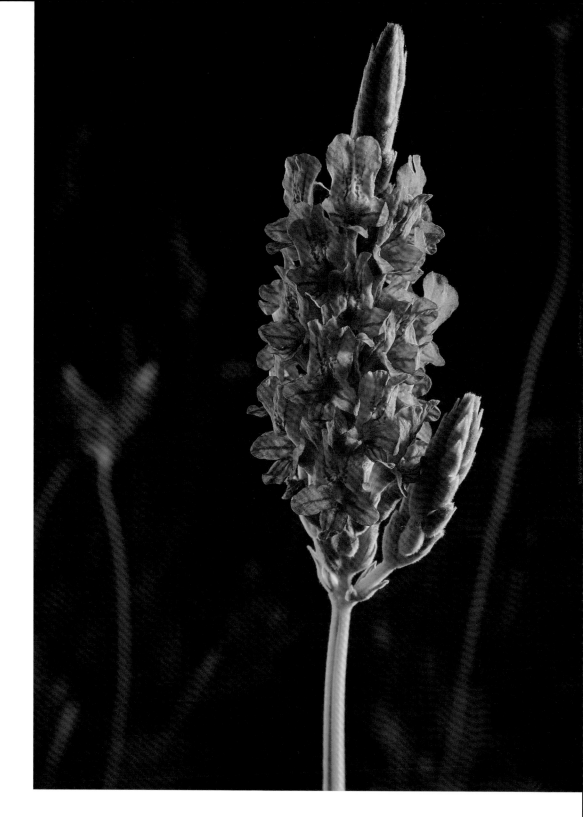

自序　用香草植物找回自癒力

　　動念要寫這一本書，或許要從踏入手工皂之海這件事情說起。因為追根究柢的本性，讓從來不知也可以從事「手工藝」的自己，無意間踏入手工皂這個領域，接著為了瞭解精油而踏上芳療學習之路。

　　從芳療的高階證照班結業之後，我陸續參加了各種進階課程，進修法式芳療、精油化學、進階純露專論等。除了不斷補充知識，也持續應用在自己、家人朋友與個案的身上。因緣際會下，我有了自己的手作教室，也開始教授入門芳香保健課程。授課給了我機會重新彙整學過的，與芳療相關的理論與各種應用。

　　在教學中，我努力的把自己放在學生與個案的同一條線上，試著用共同的背景與生活經驗，一起思考與理解我想要傳達的內容。也跟初入芳療領域的學生一起，彼此分享以植物與芳香產品療癒的奧妙。除了身體保健之外，情緒上的穩定，性靈上的共振，也常讓參與課程的朋友們一起感動不已。有幾次向朋友抱怨碎念，說我賣皂時常被問手工皂是否可解決各種疑難雜症，內心好無奈，有個朋友看著我意味深長的說：「或許你要走的路不是賣皂而已，而是要幫助大家找到自我療癒的方式。」

　　那一刻我覺得自己好似被雷擊中，這正是我一直以來在做的事情。不管是有意識的或無意識的，刻意安排或偶遇，我都希望盡可能的充實各種相關知識，讓自己更有能力去幫助別人。透過這些小小的生活照護的課程，在上課、手作、與回家使用芳香小物的同時，觀察自己的使用情形與身體反應，讓每個人都能覺得被賦予權力（empowered），把照顧自己身體內外的主控權，慢慢拿回到自己的手上。

　　這幾年固定收看占星學的「星象報告」，記得有一次看到一句關於處女座的描述，形容處女座的人（我），其實不若一般印象中的整潔無暇乾淨有潔癖，生活乍看是雜亂的，但亂中自有她的序。而比起秩序這一點來說，關於處女座你更需要知道的，是她來這世上的使命，就是要療癒眾人，健康是她最關注的事情，不只是自己，更是延伸到身邊眾人的健康。

　　說得真好。

　　說到底，我想要做的是介紹大家入門香草生活的方式，以最生活化的方式和語

言，跟大家一起認識香藥草植物，一起認識精油與植物油的療效，結合大自然給我們最好的禮物，以簡單、素淨、無負擔的方式，讓芳香植物進入我們的生活中，讓身體與植物及環境共處，恢復本身自癒的能力。

這樣的心情，來自於從小看見父母親在我們成長的過程中，隨手以鄉野藥草煎湯煮茶，或以漢方藥材入料理，幫一家大小進行食補的成長記憶。到現在我帶著兩個女孩回阿嬤家享受田園生活的時候，還是可以很幸福的被媽媽照顧。例如舊曆年返家，媽媽知道我愛吃四神，問我要不要帶點四神湯的配方回去煮。打開媽媽的冷凍庫抽屜，拿出各色藥材，這個抓一點，那個拿幾片，媽媽邊「配料」邊解釋著，這個有點苦，但是可以去豬肚的腥味，這個吃起來對女性婦科很好。現代的主婦們，在忙碌生活中只好去超市直接購買便利的現成藥包，也不知道打開來裡面是哪幾味的藥材，是做什麼用的，這些智慧正在慢慢地流失中。媽媽不見得懂得中醫的各種理論，但是她很清楚她可以怎麼樣用食物來照顧一家人。

用同樣的心情，在這本書裡面，我想要交給大家的是一把走入芳香生活的鑰匙。希望透過本書的介紹，讀者可以自己再去開啟其他的大門，不管是對精油、植物油、藥草學、營養學等等做更進一步的認識，我希望這本書可以是那個回頭找到來時路的起點。從對精油、植物油、藥草的基本認識，到應用的配方，不管是生活環境的維護，平日的保健，疑難雜症的處理，都可以透過這本入門書，讓你我在自我療癒的生活保健上更上手。

Who bends a knee where violets grow,
A hundred secret things shall know.

在紫羅蘭前屈膝之人，
必將知曉無數神祕。

——R achel Field, A Charm for Spring Flowers

——瑞秋・費爾德《春花的魔力》

這幾年來因為喜愛製作手工皂，除了因此踏上芳療之路，持續種植香草之外，也因為要探索植物油裡面的脂肪酸相關知識，而打開了營養學的這一扇大門。這幾年來我力行低醣生活，斷續的進行著生酮飲食，搭配間歇性斷食。把我的若干糖尿病前期症狀消除，也因此減少了身體的負擔，開始要出現退化現象的關節，退化速度似乎也減緩，搭配每週固定的瑜珈、肌耐力訓練；還有每週陪伴女兒們的休閒散步放風，讓我能夠神采奕奕，精神飽滿的面對每一天。因為這樣，才能夠在一直來一直來的生活瑣事之中，沒有因為無比的壓力弄壞身體。

講到一直來一直來的生活瑣事，專注投入寫書的這一年，生活有種直接失速「犁田」（台語戲稱撞車跌倒的意思）的感覺。這一年多來，生活事件彷彿雨夜中急行的車輛，斗大雨滴一點一點快速的打到擋風玻璃上。我就像兩支雨刷，拚命的撥開擋住視線的雨滴，奮力撥得有點心力交瘁。但我常在感覺無力恐慌要耽誤進度的時候，去院子裡讓我的香草殿堂陪伴我，或是編織毛線讓自己放空，或是下廚做菜，為自己、家人或朋友料理一餐，然後在一天結束的時候，好好的用香氣款待自己，在香氣的懷抱裡入眠。因為有這些自我療癒的方式，我才能一路看清自己要去的方向。

名字，有時是一種期許，有時是一種注定。那年開玩笑因為「喇」一鍋皂很像巫婆而把自己命名為女巫之後，就開始更有覺知的一步一步往田園香草共伴的路上走。朋友總是在我貼爸媽菜園照片或自家宅前小院的香草植栽照片的時候，開玩笑跟我說：「女巫應該是要買一塊地，不，買一座山頭下來才夠用吧！」一塊山頭我體力負荷不了，但擁有一小塊地的夢想真的是常在心頭。

調油給朋友家的孩子使用的時候，朋友傳訊息來說孩子問：「為什麼你有朋友是巫婆？」我回答朋友，你要跟孩子說：「巫婆是很瞭解植物的人。」這一句話精準的描述了我對自己的定位與餘生的方向。我知道自己接下來會繼續在追求芳香自然的路途上流連忘返，也因為喜愛分享，於是動念寫書。儘管過程艱辛坎坷，把追求「慢活」的心念擱置一旁，也要求自己要把喜愛的事物與生活經驗化為文字，並期許下筆要容易親近閱讀，如同茉莉花脂吸萃香，在一次一次摘取花瓣小心翼翼貼到油膏上面的過程中，成就一瓶魅麗的香膏。希望反覆琢磨出來的這本書，能帶給讀者跟我在蒔花弄草與享受各種香氣的過程中一樣的愉悅與滿足。

製作這本書的過程中，要感謝好多人。感謝我最愛的兩個女孩，陪伴她們的成長花去很多心力，但在最疲憊的時候只要抱著她們，力量就會慢慢灌注回來。要謝

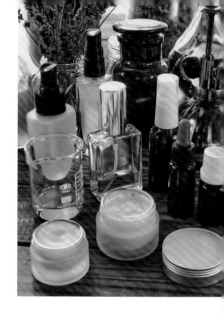

謝我家的長工兼攝影師，一直以來的相知與默契，沒有他，這本書我永遠都「生」不出來。

最後要感謝我的讀者們，謝謝你們購買，或借閱，或在某一處時空打開這一本書。自序的最後我想說明，爲什麼我想要寫一本芳香療法的應用書籍，會選擇從植物的種植開始寫。這是因爲我希望大家能夠從一株完整的植物開始，去認識它生長的環境、生長的方式與長相和特色，親手去摸過植物，聞過它的香氣，觸摸到它的質地。有了這一段的經驗之後，運用這一棵植物的萃取物不管是精油、純露，或是自己製作藥草茶湯、酊劑等，都更能體會這是來自植物給我們的能量，而不僅只是從專賣店買來的、瓶子裡面的一罐產品而已。

最後我想要跟大家分享2018年初過世的娥蘇拉．勒瑰恩（Ursula K. Le Guin），知名奇幻小說地海巫師系列的作者在《地海巫師》這本書裡面的一段話。

「等你從四葉草的外形、氣味、種子，認識四葉草的根、葉、花在四季的狀態之後，你就會曉得它的真名，明白它存在的本質了，這比知道它的用途還重要。你說說看，你的用途是什麼？我的用途又是什麼？到底是弓忒山有用？還是開闊海有用？」又走了約莫半哩，歐吉安說：「要聆聽，必先靜默。」

——Ursula K. Le Guin, <A Wizard of Earthsea>

感謝你接受我的邀請，我們一起安靜，一起，聆聽植物的語言。

阿娥

成為自己的居家藥草師
Becoming a Home Herbalist

在家種植香草，熟悉精油、純露、植物油的相關植物，都是運用香草做居家保健的方法，都可以稱爲 Herbal Medicine 的一部分。名字當中有 Medicine 醫藥這個字，在當今社會的科學醫療觀裡面，聽起來有些敏感，但在歷史的過程當中，運用植物藥草做爲療癒的工具，有著長遠的歷史。向大地與自然取經，對人類而言，是再自然不過的事情了。現代醫學中許多治療傳染病的藥物，在一開始就是從自然界獲取靈感，有時是直接透過萃取植物活性成分的方式，有時是透過現代科學技術，合成出與自然界具療效物質的相同化學結構的藥劑。這些能夠療癒人類的有效成分，一直以來就存在大自然裡，等著我們去發現與運用。

成爲自己的居家藥草師，其實一點都不難。尤其是在台灣成長的我們。

在中醫食補的概念影響之下，大家都有冬令進補吃麻油雞、薑母鴨或十全雞湯的經驗。事實上，所有曾經下廚料理，在菜色裡加入調味香料的朋友們，都已經跨出了運用香草／香料於生活中的第一步。廚房裡面常見的各種香料，例如肉桂、八角、胡椒、九層塔或西洋羅勒、迷迭香、鼠尾草、百里香等，都在東、西方的食養文化裡面各擅勝場。小吃裡常見的芫荽、芹菜等，事實上仔細研究，從種籽到葉片，都各自有不同的療效。近年來許多人喜歡購買或運用自家陽台、庭院裡種植的香草泡茶，也是藥草生活裡面很重要的一部分。下午茶常見的薰衣草、玫瑰花茶和薄荷茶，餐廳常供應的檸檬水，這些生活中大家都很熟悉的香草，只要具有療效特質，就都是香藥草生活運用的一部分。

在這本書裡面，要跟大家分享的，就是如何按部就班認識植物或香料，從植物

的原樣開始，觀察植栽的特徵，栽種的基本要點，新鮮或乾燥香草的運用，到提煉成為純露或精油之後，如何結合芳香療法的知識，把香藥草與香料運用在日常生活保健中。

　　本書裡面談到的療效，談的是預防與保健。在日常生活中，用植物製作成的各種型式的保養品，來支持與保養身體、增添美味；在身體不舒服的時候協助緩和症狀；在確診之後以恰當的方式來支援與管理症狀。至於病症的診斷與治療，原則上仍建議交給制度內經過長時間與專門領域訓練的醫師。診斷之後，如果根據你自己的研判可以用這些藥草學的方式來協助自己或家人，舒緩疼痛不適等各種症狀，也會是溫和而有所本的。

　　本書內容涵蓋20種不同的香草與香料，提供各文化典籍裡曾經出現過的療效與方劑，與並穿插實用的芳香療法相關基本知識，希望能協助你全面的認識藥草，探索植物如何協助我們調節身體機能，維持健康的身心狀態。從植物的外形開始，進而瞭解植物藥草的運用，萃取精油之後，每一種香氣背後的芳香分子，有什麼特性與療效，這樣全面性的瞭解，幫助你在生活中運用的時候，可以不拘泥，舉一反三。

　　篇幅有限，時間也有限，為了寫這一本書，阿娥的頭髮白了很多，但在應付快轉人生的同時，卻也因此有了更多的機會，在身體與精神狀態都被生活壓力與書稿進度煩擾得「虛裂裂」（台語「極度疲憊」之意）的時候，放下一切，接受植物的照顧，一次又一次的在植物香氣與療效中得到救贖。希望這本書也能帶給你一樣的照護與安撫。

1

萬用香草植物基本概念

開始動手做之前──什麼是GMP?
What is GMP?

GMP是我們經常在藥品的廣告上聽到的詞，意思是「優良製藥標準」。這三個英文字母的原文是Good Manufacturing Practice，換做工廠中文術語白話文，叫做「良好作業規範」，在我們進行居家的料理、製皂或是調製身體乳霜、護唇膏、保養油、噴霧等產品的時候，其實也是一樣。

打算居家動手做之前，從購買材料與工具開始，請先確認以下幾點：

1 確保材料來源的衛生、新鮮。從購買的商家開始，就盡可能選擇可信賴的廠商，多方瞭解材料的產地、製程等等，可以幫助自己瞭解廠商的選擇。材料的管理上也是一樣，材料在店家如何保存，訂購帶回家後又應該如何收納，都是需要注意的事項。

2 確保工作空間的衛生與秩序。許多藥草與香料都需要被保存在陰涼乾燥的空間，最好是密封。台灣的天候屬於潮濕燠熱的亞熱帶／熱帶型島嶼氣候，很容易滋生黴菌與蚊蟲，維持空間的衛生通風涼爽更形重要。

3 確保工作檯面乾淨。不管是料理做飯，沖泡茶飲，製作身體保養產品，東西既然是要吃下去或擦到自己身上，工作檯面乾淨的重要性自不在話下。

4 確保容器與工具的清潔。與前一點相通，維持工具容器的清潔與乾燥，每次使用之前，必要的時候先經消毒再開始操作。使用完的工具，盡可能在成品完成之後就清洗乾淨風乾，備下次使用。

5 確保操作人員個人衛生。居家料理與製作各種茶飲或身體產品，不需要到穿著無菌衣的程度，但也盡可能維持自己的雙手潔淨，也不要有頭皮屑等其他不當物品落入。

簡單來說，其實只要運用基本的生活常識，掌握「讓完成品沒有滋生細菌、黴菌酸敗之虞」的原則，就可以做到居家保健產品製作所需的GMP了。

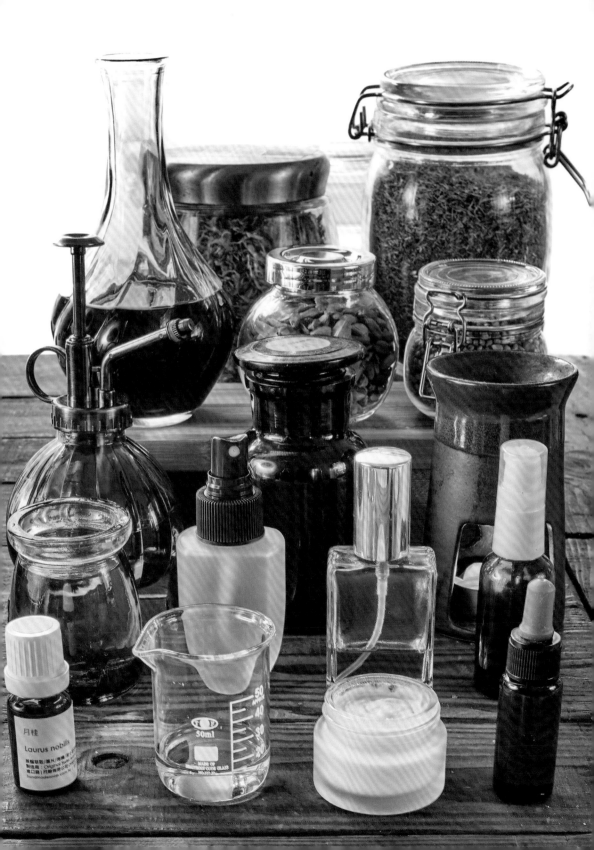

常見的居家植物保健
Home Preparations

 精油 Essential Oil　　　★進階閱讀：Column A、B、C

精油是植物的有機代謝產物，透過光合作用與生化作用，在植物組織內部或表面的油腺、腔室等處形成，精油可能存在花朵、種籽、果皮、根部、樹脂、樹皮或樹幹中，散發出強烈的氣味。精油的萃取方式包括常見的蒸氣蒸餾法、水蒸餾法，還有 CO_2 萃取、溶劑萃取，以及目前以較少見且昂貴的脂吸法等。

近年來，精油的使用越來越普遍，對抗式醫學面對超級細菌的無力感，讓醫學界也開始回過頭來，從大自然取經，運用植物原本就有的療癒能力來幫助我們。

 純露 Hydrosol　　　★進階閱讀：Column D

純露是植物透過蒸氣蒸餾法萃取得到的水相產物，通常蒸氣蒸餾精油的同時，我們也會得到純露，一般而言油比水輕，蒸餾設備中蒸氣穿過植材之後，經過冷凝管滴入收集槽內的液體，上層是精油，下層就是純露。也有些廠商的蒸餾設備、技術是專門針對萃取純露而設計的。純露跟精油不同之處，在於純露的活性成分多為親水性的，無法存在於精油當中，純露也含有較多可消炎的有機酸，以及其他可溶於水的植物成分。因為濃度較低，相對於精油來說也比較溫和。

 植物油 Plant Oils　　　★進階閱讀：Column E

從植物的種籽、漿果等部位萃取得到的油脂。攝氏24度室溫下成液態的稱為油（例：甜杏仁油、橄欖油），會凝固的就通常稱為脂（例：乳油木果脂、可可脂）。植物油多具親膚性，對皮膚的活化、強健防護、幫助皮膚自我修復非常有效。

4 浸泡油 Oil Infusions

★進階閱讀：Column F

將藥草浸泡在植物油中一段時間，把脂溶性的成分轉換至植物油裡面，就是浸泡油。浸泡油結合了藥草和植物油的療效特性，不論內服或外用都有其價值，療效則依使用的藥草與植物油特性而定。

5 酊劑 Tincture

酊劑其實就相當於台灣民間熟悉的「藥酒」，把香草（或昆蟲、動物）泡在含有酒精的液體內（酒精濃度40-50之間為佳），以酒精為溶劑萃取出植物的活性，過濾之後就可以長時間保存香草植物的活性。酊劑是一個很適合用於「急性」狀況的藥草療法，在症狀已經發生的時候，將酊劑幾滴稀釋在藥草茶、果汁、溫水裡面一起飲用以緩解症狀。西洋藥學上浸泡酊劑常用來內服，所以建議的酒種包括伏特加、蘭姆酒、白蘭地和琴酒等。外用的話，用一般的消毒酒精也可以。

大家一開始聽到藥草泡酒拿來喝可能有點緊張，但如果你有做過或吃過添加香草精做成的甜點，其實你就用過酊劑了。它稀釋到茶飲、食物裡面之後，濃度降低，對身體是很安全的。此外，液態的植物萃取其實也可以用非酒精溶劑來浸泡，例如可食用的甘油或是蘋果醋，效果／劑量稍弱一些，適合對酒精過敏的成人或不宜飲酒的兒童。

- **內服**：料理、泡茶、具有特定療效。
- **外用**：塗抹身體、消毒、空間；跌打損傷、口氣清新。
- **空間**：芳香、防蚊、能量、避邪、儀式。

基質

其他常用材料

在芳香療法裡面，基質指的是常用來稀釋精油、調劑、製作乳霜、噴霧，以便將精油運用於保健、清潔與紓壓的各種材料。運用新鮮或乾燥藥草，煮成茶湯，或蒸餾萃取得到的純露與精油，都可以結合各種不同的基質，依照處理的症狀與目的，調配出需要的製劑。以下列出常見的可以配合藥草與其萃取物的基質，但實際的應用不僅限於此，在持續的學習應用歷程中，可以逐步擴大自己運用的基材範圍。此外，學習把同一種植物以不同的形式運用到自己的身上，透過變換基質的方式，讓同一株藥草以不同的方式進入或接觸身體，可能可以產生不同的感受和效用。

類別	細項	例	用途	保存	哪裡買？
油性介質 Oil & Butter	植物油	甜杏仁油 榛果油 月見草油	面油、按摩油、乳霜、藥膏	陰涼處。高度不飽和油脂宜冷藏。	芳療品牌、植物油廠商、有機食品店、化工行
	植物脂	乳油木果脂 可可脂	護手霜、護唇膏、藥膏	乾燥陰涼處、密封	芳療品牌、植物油供應商、化工行
蠟類 Wax	蜂蠟	蜜蠟 蜂蠟	蠟燭、油膏、護手霜、護唇膏	乾燥陰涼處	蜂農、蠟燭材料商
	植物蠟	荷荷芭油 大豆蠟 小燭樹蠟	油膏、護手霜、護唇膏	乾燥陰涼處	植物油供應商、蠟燭材料商
液態介質 Liquid	水	礦泉水 蒸餾水 過濾水	噴霧、漱口水、化妝水	陰涼處	自家過濾、蒸餾、便利商店
	醋	白醋 果醋	環境清潔、化妝水、潤絲	陰涼處、保持乾燥	超市、食品行、有機食品店
	純露	各種植物純露	漱口水、化妝水、乳霜、面膜	陰涼恆溫處	芳療店家、小農
	酒精	藥用酒精 香水酒精	口腔噴霧、空間噴霧、香水、漱口水、化妝水、酊劑	避免高溫、濕氣、日光。陰涼處保存。	藥局、化工行
	甘油		保濕劑、乳液、潔牙粉	避免高溫、濕氣、日光。陰涼處保存。	藥局、化工行、皂材行

類別	細項	例	用途	保存	哪裡買？
粉類 Powder	小蘇打粉		泡澡錠／劑、潔牙粉、環境清潔劑	避免濕氣、密封保存於陰涼處	超市、藥局、五金行、烘焙行
	玉米粉		爽足粉、爽身粉	避免濕氣、密封保存於陰涼處	烘焙行、超市、五金百貨
	檸檬酸		泡澡錠／劑、環境清潔劑	避免濕氣、密封保存於陰涼處	藥局、超市、五金百貨、化工行
	礦泥粉	各色礦泥粉	面膜、潔牙粉、泡澡、皮膚按摩護理	避免濕氣、密封置於陰涼處	化工行、美妝材料行、皂材行
	高嶺土		面膜、潔牙粉、泡澡、皮膚按摩護理	避免濕氣、密封置於陰涼處	化工行、美妝材料行、皂材行
界面活性劑（皂） Soap	皂基皂	乳白皂基 透明皂基	沐浴清潔	陰涼乾燥處	手工皂材料行、化工行
	手工皂		沐浴清潔	陰涼乾燥處	自製、手工皂商家
	液體皂		沐浴清潔、環境清潔	密封、陰涼處	自製、化工行、網路商家
	無香洗髮精 潤絲精 沐浴乳		洗髮、護髮、沐浴清潔	密封、陰涼處	化工行、美妝材料行、自製
鹽類 Salts	瀉鹽		浴鹽、泡澡錠／劑	避免濕氣、密封置於陰涼處	化工行
	岩鹽		浴鹽、泡澡錠／劑	避免濕氣、密封置於陰涼處	超市、化工行、皂材行、有機店
	海鹽		浴鹽、泡澡錠／劑、去角質	避免濕氣、密封置於陰涼處	超市、化工行、
膠・霜類 Gel & Emulsions	冰晶凝膠		感冒、過敏凝膠、咬傷、痠痛凝膠等	避免濕氣、密封置於陰涼處	化工行、美妝材料行
	蘆薈膠		感冒、過敏凝膠、蚊蟲咬傷、痠痛凝膠	避免濕氣、密封置於陰涼處	化工行、芳療品牌、美妝材料行、農場
	無添加乳霜 乳液		護手霜、乳液等	避免濕氣、密封置於陰涼處	化工行、美妝材料行
乾燥香草 Herbs	乾燥香草		浴鹽、肥皂、面膜、香草包	避免濕氣、密封置於陰涼處	自己種植採收乾燥、中藥行、青草店、化工行、皂材行
	植物細粉		面膜、潔牙粉、泡澡錠／劑、浴鹽、身體／頭皮按摩護理	避免濕氣、密封置於陰涼處	自己種植採收乾燥磨粉、中藥行、青草店、化工行、皂材行
食物類 Food	黑糖		面膜、身體／頭皮去角質護理	避免濕氣、密封置於陰涼處	食品行、超市、烘焙行
	蜂蜜		面膜、咳嗽糖漿、茶飲	避免濕氣、密封置於陰涼處	農場、食品行、超市、烘焙行
	牛奶		面膜、泡澡	避免濕氣、密封置於陰涼處	超市、便利商店、牧場

常用小工具
TOOLS

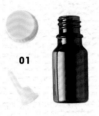
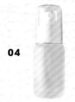
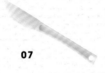

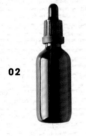
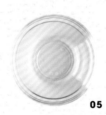
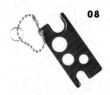

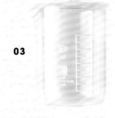
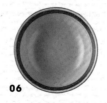
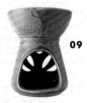

01 精油瓶　　　04 噴瓶　　　07 矽膠刮刀
02 滴管瓶　　　05 玻璃碗　　08 精油開瓶器
03 燒杯　　　　06 陶碗　　　09 薰香台

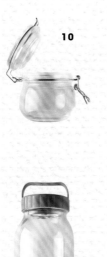
10

13

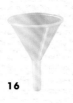
16

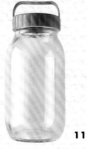
11

14

17

12

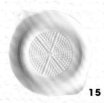
15

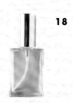
18

10 小玻璃罐	13 鐵製面霜盒	16 小漏斗
11 大玻璃罐	14 玻璃面霜盒	17 玻璃漏斗
12 滾珠瓶	15 磨泥器	18 香水瓶

藥草、香料、精油、純露的採買
Supplies

 香草哪裡買？

新鮮香草植物

這幾年比較認真的觀察台灣大城小鎮裡的生態，我發現大家其實都很喜歡在院子裡、陽台上、後院裡種個盆栽，有一小塊地的人，就會種點蔬菜與常見的料理香草。因此，各大城市多半會有花市，園藝植栽的專賣店，也會有青草街，以及各種專門賣香草植物的店家。超市與大型賣場裡面也會有小盆栽與香草區，認真找一下一定會發現。即使居住的所在地沒有實體店面，網路發達的現在，也可以上網搜尋，透過網路商店下單寄送到家。台灣的貨運配達網絡也非常的便利，只要有心要購買，幾乎一定找得到想要種植的香草。

乾燥香草

實體的或網路上的進口乾燥藥草專賣店、青草街，或是社區裡的中藥房、烘焙行、食品材料行，都可以前往詢問看看。超市的香料架上也會有乾燥的料理香草，傳統市場偶爾會出現專賣調味香料的攤商，也可碰碰運氣。專門販售南北乾貨的店家，有不少也會販售乾燥香草與香料。

如果是自家院子可種植的香草植物（像是迷迭香、百里香、甜馬鬱蘭、奧勒岡等），自己種植、採收、曬乾或烘乾的香草，除了新鮮之外，氣味要濃厚很多。種植香草的同時，一邊試著採收、乾燥與儲存香草，就可以慢慢累積自己的「香料圖書館」。許多香草在台灣度夏不易，也有些容易在雨季因為太過潮濕而無法存活，在不易生長的季節來臨前，提早將香草剪下，綁起來吊起陰乾，或以烤箱處理。乾燥後的香草收藏在玻璃空瓶內，隨時可以泡茶、入菜、泡澡或做其他進一步的製作處理。

②　香料哪裡買？

在台灣可以吃得到各國的料理，也多半買得到相關的香草與香料。社區裡的中藥店、香料專賣店、南北乾貨店、超市的香料架，還有烘焙、食品材料行等都會有料理上常見的香料。例如各大城市都有印度香料店，這些香料店也多半有網路或臉書粉絲頁的服務。鄰近社區裡買不到，可以透過網路搜尋。有機會前往東南亞或其他盛產香料的國家時，更是不要錯過可以採購便宜香料的機會。

③　精油、純露、植物油哪裡買？

精油

愛好芳香療法的人口越來越多，台灣目前有自家蒸餾精油、純露的小農與品牌，也有國際知名品牌大廠進駐在台灣設點販售。此外，代理國外大廠精油，或是到直接去產地拜訪蒸餾廠商把精油帶回來的店家也不在少數，可以多搜尋網路尋找可信賴且方便自己購買的來源。網路上也有很多的芳療社團，可多參考比較各種團購的服務，團購的價格可以比較實惠，但需要慎選或多方參考詢問精油的品質，並且自己做好風險評估與踩雷的心理準備。

純露

許多知名的芳療品牌廠商有販售純露，這幾年來台灣蒸餾純露的人愈來愈多，技術與品質也日益進步，可以多搜尋比較。有些有機商店也開始出現純露商品，都可以參考，小量購買試用。如果自己種植相當數量的香草，則鼓勵投資一組簡單、小型的純露蒸餾機，自家蒸餾自用，新鮮又不需要擔心運送、保存的品質問題。

植物油

許多知名芳療品牌都有販售植物油，也有植物油的專賣店，提供手工皂與芳療愛好者採購。一些食品材料行、烘焙行、百貨超市，有時會有優質的護膚用油／食用油。

常用基本製劑作法
HOW TO

以下介紹幾種在進行居家藥草保健的過程中，常會用到的基本製劑的作法。此處以最基本的配方、流程與步驟來說明這些運用藥草、香料或萃取物品的運用方式，後面的植物篇章裡面談到個別的應用方式的時候，有更詳細的步驟流程解說，可搭配參考。日後在遇到書中沒有囊括的植材或香料的時候，只要掌握同樣的大原則，就可以動手製作需要的保健用品。

 浸泡油製作 Oil Infusions

以乾燥香草製作浸泡油，可以乾燥香草1g：植物油5ml這樣的比例，在容器內裝入香草，然後倒入植物油，依照植材種類與製作目的的不同，透過日曬法、慢燉法或是油炸法，製作所需的浸泡油。

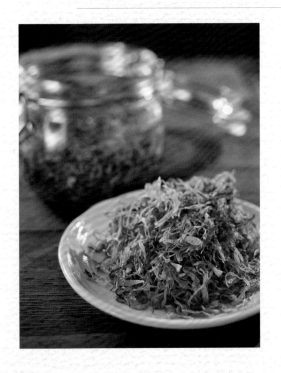

日曬法 乾燥香草裝入玻璃瓶內，倒入植物油，淹蓋過香草，敲出空氣後蓋上罐蓋即可。放在可接受到半日陽光的窗邊或陽台，每天稍微搖晃轉一轉，讓植物充分接觸油液，約2-4週後即可過濾裝入深色玻璃瓶內，收納於陰涼處。

慢燉法 將乾燥或新鮮香草置入可控溫的慢燉鍋內，倒入植物油，將溫度控制在攝氏50度內，持續保溫浸泡2週，每天稍微攪動一下讓植物充分接觸油液，約兩週後過濾裝瓶。

油炸法 將新鮮植物置入鍋內，倒入植物油淹蓋過香草，油溫控制在攝氏80度之內，慢火油炸萃取植物的活性，約4-6小時後過濾裝瓶。

B 酊劑製作 Tincture

酊劑類似我們熟悉的「藥酒」，把香草（或昆蟲、動物）泡在含有酒精的液體內以萃取出植物的活性，過濾之後就可以長時間保存香草植物的活性。西洋藥草學上，浸泡酊劑常用來內服，所以建議的酒種包括伏特加、蘭姆酒、白蘭地和琴酒等。外用的話，用一般的消毒酒精也可以。除了用酒精萃取之外，液態的植物萃取也可使用非酒精溶劑，例如可食用的甘油或是蘋果醋，效果／劑量稍弱，適合對酒精過敏的成人或不宜飲酒的兒童。

步驟

1 取新鮮或乾燥植物葉片，剪碎放入玻璃瓶內，倒入酒精，淹過植物葉片。

2 每日輕搖瓶身後放回繼續靜置。

3 約2週後，濾掉植物葉片，留下來的酒精液體即為植物酊劑。

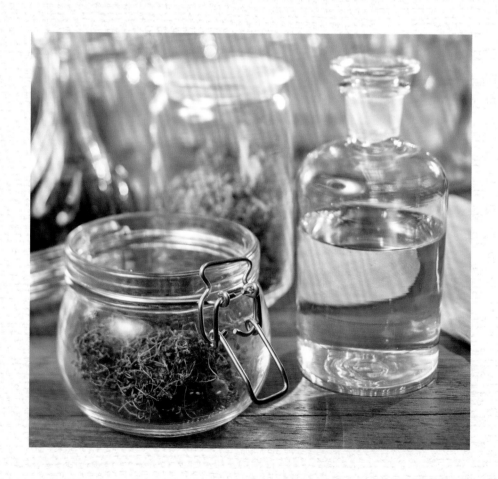

C 藥草茶熬／煎煮 Tea Infusion/Decoction

種植並採收藥草製作茶湯，是藥草學上很常見的一種運用藥草的方式。採收藥草之後，剪碎加水，在熱水裡面浸泡，稱爲 infusion，就是我們日常泡茶的方式。加水放到鍋子裡面燉煮或煎煮一段時間，以萃取出藥效成分，稱爲 decoction，就是類似熬中藥要「煎藥」的意思。一般而言，葉片、花朵類的藥草，比較細嫩且分子不大，只需要浸泡就可以製作茶湯。粗枝、老莖、木質、樹皮或根部，則比較需要煎煮才能夠比較完整的把成分萃取出來。茶湯製作完成之後，視植物種類而定，可飲用，或製作化妝水、面膜，或沐浴泡澡使用。

泡茶 Infusion

材料

新鮮或乾燥香草 ……… 3-4大匙
水 ……………………… 500ml
鍋子、鋼杯或玻璃罐 …… 1個
濾網 …………………… 1個

步驟

1 將藥草剪碎放入容器內。

2 把煮開的水沖入容器中，淹過藥草，浸泡約 5-45分鐘，浸泡時間視藥草種類與所需要的濃度而定。

3 過濾藥草渣滓後，就是可飲用或使用的茶湯。

煎／煮茶 Decoction

材料

新鮮或乾燥藥草 ……… 3-4大匙
水 ……………………… 500ml
煮茶的鍋子 …………… 1個
濾網 …………………… 1個

步驟

1 將藥草放入鍋子內，加水後以小火慢慢熬煮 25-45分鐘左右，煎煮時間視藥草種類與所需要的濃度而定。熄火。

2 如果要製作出濃度較高的茶湯，可以在煎煮20分鐘後熄火，蓋上蓋子，靜置過夜後再萃取。

3 過濾渣滓之後，就是可進一步運用的茶湯。

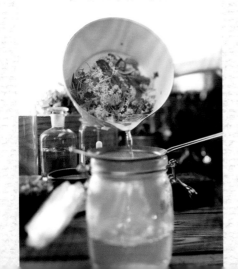

這兩種方法製作出來的茶湯，在室溫可放一到二天慢慢啜飲或另外製成其他保健用品，都不至於腐壞。但台灣氣候潮濕溫熱，爲了安全起見，如當日無法用完，仍以冷藏存放爲上，尤其在濕熱的春夏雨季，黴菌很容易滋生，盡可能快速使用完畢。

⒟ 隔水加熱 Double Boiling

隔水加熱，是藥草製劑以及植物保養上融化油脂常用的一種方式。不直接加熱，而採取隔水加熱的理由，是不希望溫度過高或加熱不均，希望溫柔的、緩慢的升溫加熱，讓被加熱的材料不會被高溫破壞，或是比較容易乳化。國外有販售隔水加熱鍋（double boiler），兩個可以直接疊在一起的鍋子，下鍋裝水加熱，上鍋則透過蒸氣加熱底部，加熱或融化鍋內物品。如果沒有現成的隔水加熱鍋，可以用小湯鍋裝水加熱，再另外拿一個可以「坐」在湯鍋上面的攪拌盆或鍋子，讓蒸氣可以加熱上鍋的底部就可以。

有些操作方法以小鍋「坐在」大鍋裡面，比較沒有前述方式來得理想，因為這樣的方式，小鍋底直接接觸大鍋，並沒有「隔水」，如果是熄火後以泡在熱水裡的方式進行加溫還可以，如果火力過大，就有可能直接傳導經過大鍋再至小鍋的底部，而破壞了欲加熱材料的質地或營養，或造成加熱不均勻。

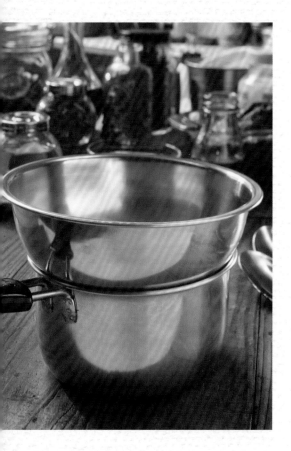

「偷吃步」，微波爐也可以！

另外，沒有隔水加熱工具的時候，簡易的「偷吃步」是以微波爐加熱融化油、蠟、脂混合液。微波爐的加熱原理原是利用微波波段的電磁波，加熱極性分子（例如水），造成物質中的電極性分子震動，因此產生熱能。含水量越高的食物，越適合用微波爐加熱。如果是百分之百只有三酸甘油酯的油，是無法以微波加熱的。不過大部分的植物油都含有少量的脂肪酸伴隨物，可能帶有自由的電極性分子，所以其實還是可以被微波加熱。想一下，大家可能都用過微波爐融化奶油，也都很順利，奶油的成分裡面，約有18％的水分，因此可以此方式融化奶油。

冷製皂製皂流程 Cold-Process Soap Making

運用植物的純露、茶湯、以及精油添加在沐浴產品裡面,是很常見的方式。可以在每日沐浴清潔的時間,直接享受植物的香氣與護膚的益處。這十幾年來學習製作手工皂的人口很多,網路資訊與各種課程也相當豐富,可以參考製皂入門書籍,或就近找適合的手工皂課程學習基本概念與操作,之後就可以在生活中享受廚房製皂的樂趣了。

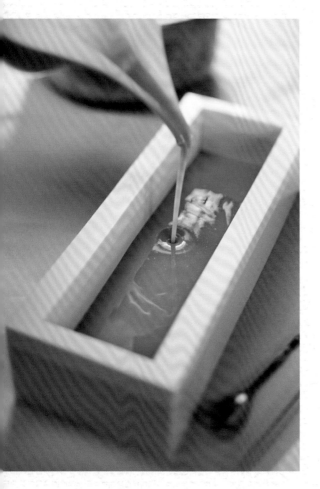

冷製皂的基本流程

1 量好所有的油品,隔水加熱融化所有油脂(如果含有硬油—在冬季會固化的油品,或其他飽和油脂),確定油品融化並混合均勻後熄火降溫。

2 將欲添加的植物細粉或礦泥粉等加入油內,一起繼續攪拌均勻。

3 將氫氧化鈉(NaOH)一匙一匙的加入水中,製作鹼液。

4 一邊攪拌油鍋,一邊將製作好的鹼液慢慢倒入油中。

5 持續攪拌至皂液逐漸濃稠,接近trace(攪拌棒拉高後滴下的皂液會在表面留下痕跡)的狀態,加入精油,繼續攪拌至 trace 入模。

6 把裝有皂液的皂模放入保溫的紙箱或保麗龍箱內蓋上蓋子,讓皂化反應持續完成,1-2天後即可脫模切皂。晾皂4-6週後使用。

液態皂製皂流程 Liquid Soap Making

1 在不銹鋼鍋內量好所有油品，混合均勻後慢慢加熱到攝氏65-80度左右。

2 量水，秤好氫氧化鉀（KOH），慢慢的將氫氧化鉀分多次舀入水中，直到完全溶解。請留意氫氧化鉀一次倒太多會造成噴濺。溶解後的氫氧化鉀溶液溫度約在攝氏70-80度之間。

3 確認油品溫度與鹼液溫度都在攝氏65-80度之間，慢慢的將鹼溶液倒入油裡面。（請小心噴濺！）

4 開始攪拌油脂，剛開始可以用電動攪拌棒，慢慢開始變濃稠沙拉醬狀之後，再換手動的打蛋器持續攪拌，並注意將溫度保持在攝氏65-80度之間，皂化速度較快也較不容易失敗。

5 皂糊會從沙拉醬狀慢慢變濃稠至類似麥芽糖的濃度，繼續攪拌直到皂糊越來越稠幾乎無法攪拌、顏色逐漸接近透明。

6 皂糊逐漸成透明之後，即可以封好放入保麗龍箱內保溫24小時。隔日取出皂糊，於陰涼處靜置2週熟成。

7 2週後取出熟成的皂糊，撕成小塊後，放入鍋內，加入兩倍的水或純露，加熱溶解皂糊。溶解完成的皂液靜置至澄澈後，再滴入總皂液重量約1%的精油。

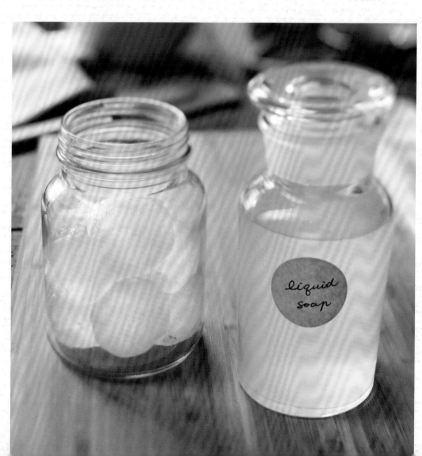

G 保養油 Dilution in Plant Oils

因為精油是濃縮物質，具有高度揮發性質的芳香分子，不適合直接塗抹在皮膚上。有少數的精油可以在緊急狀況以純油使用，但居家保養的情況，一般而言都會稀釋於適當的介質中，再塗抹到皮膚上，植物油就是最佳的選擇。Less is more! 精油是強效的濃縮植物精華，居家調製的保養用油，比例不需要太高，以下為一般成人的建議稀釋比例。

* 臉部按摩 1%
* 身體局部按摩 2-2.5%
* 全身按摩 1-2%
* 局部塗抹 3-5%

因為居家調劑的比例很低，一般家庭也沒有精準的容量測量工具，因此芳香療法上常用簡易的換算公式來估計容量，1 ml 精油約20滴。假設我們要調製一罐容量 50ml 的保養油：

50ml × 2% = 1 ml

所需要的精油滴數就是——

1ml × 20滴 = 20滴

如果是單方的按摩／保養油，這20滴的精油，就都是同一種精油。如果想要調配複方，這20滴就必須分配給複方中用到的那幾種精油，滴數就依照配方設計的目的去作分配。

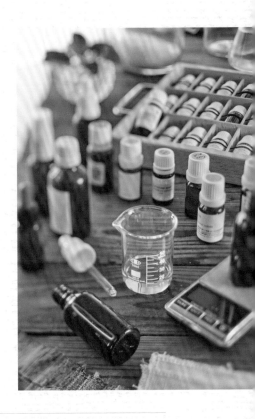

調油基本步驟

選好植物油與精油，將設計好的配方寫在紀錄表上。

1 在燒杯內先滴入精油，輕輕搖晃混合精油（假設為複方）。

2 再加入植物油，以搖晃的方式，或已消毒過的攪拌棒，把植物油與精油攪拌均勻。

3 倒入預計使用的容器裡面，例如滾珠瓶、壓瓶或是滴管瓶內。

4 蓋上瓶蓋後，可以再握住瓶身轉動混合均勻。（勿猛力甩動瓶身。）

H 藥草糖漿 Syrup

使用藥草、香料做居家保健照顧家人，透過熬煮糖漿的方式，甜甜的讓保健茶飲更容易入口，尤其適合老人與小孩。

基本流程

1 將藥草或數種藥草一起放入鍋內，加水至淹過藥草，煮開。蓋上蓋子，留一小縫，以小火慢慢熬煎的方式，至水量只剩原本的一半左右。

2 熄火將藥草過濾之後，渣滓可以回收做堆肥，把過濾出來的茶湯倒回鍋子內，以1：0.5-1的比例加入蜂蜜或楓糖漿，例如鍋內剩下500ml左右的茶湯，就加入250ml-500ml左右的蜂蜜或糖漿。

3 以小火慢慢加溫，讓濃濃茶湯與加入的糖漿混合均勻，慢火煮至藥草糖漿成濃稠狀。如果選擇使用蜂蜜，則只要稍微加溫至容易攪拌混合均勻即可，避免高溫或熬煮太久，以免蜂蜜裡面的酵素失去活性。

4 從爐子上移開，降溫，可再加入幾滴精油增加功效，與少許的白蘭地以延長保存期限。裝瓶之後就可以放在冰箱裡面冷藏，可以保存數週。

糖漿也可以用浸泡的方式製作。

材料

新鮮或乾燥的香草

1 杯蜂蜜或楓糖漿

步驟

1 取一個廣口的玻璃罐，裡面裝半滿的香草。

2 另外以小鍋加熱蜂蜜或糖漿（足以蓋過藥草的量就足夠）。如使用蜂蜜，加熱溫度不要過高以免破壞蜂蜜裡面的酵素，約攝氏45度即可。

3 將加熱好的糖漿或蜂蜜倒入廣口瓶內，蓋過香草即可。將玻璃瓶放在溫暖的窗邊，靜置約2週，蜂蜜聞起來有浸泡藥草的香氣時，就算是完成。

4 如果有可以控制在攝氏40度上下的慢燉鍋或溫奶器，也可以用鍋具保溫，數小時即可完成濃度較高的糖漿。

5 完成後的糖漿，可選擇把藥草保留在裡面，或者用濾網篩出。放在陰涼處保存即可，或儲存於冰箱內延長保存期限。

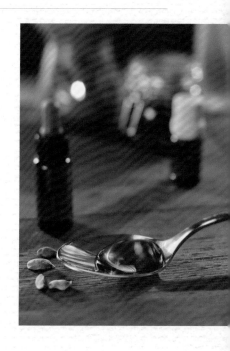

油膏霜製作 Cream, Balm & Salve

精油可以調製按摩油、面油、具有療效的藥油，還可以跟植物油、脂、蠟結合，製作成固態的油膏或藥膏。芳療上，我們常製作各種油膏、面霜、藥膏、乳霜，這些都是運用天然植物或藥草油與脂為基底，製作成固體膏、霜狀的產品，運用在身體與皮膚的保養與修復上。為了讓油膏成形，通常會添加蜂蠟提高熔點使之不易融化，蜂蠟本身同時也有防護與抗菌的效果。多數油膏、油霜、藥膏、乳霜都不含水，屬於無水配方，比較適合高溫潮濕黴菌好發的台灣。製作霜膏的配方多半有添加精油（因此抗菌防腐），所以通常不需要額外添加防腐劑。如果想要延長保存期限，亦可另添加具有抗氧化功效的維他命E油或迷迭香CO2萃取物。

霜膏基本材料

植物油：各種植物油都有各自的親膚與療癒特質。

蜂蠟：防護、賦形（固化）。

其他植物蠟：防護、賦形（固化）。**注意**：荷荷芭油為液態蠟。

植物脂：不同的植物脂，有不同的療癒特質。

精油：植物用以防禦或療癒自身的活性分子，各種精油有各自的療效特性。

油膏、油霜、藥膏製作的基本流程：

1 依照配方量取所需的油、脂、蠟，放在加熱的容器裡面，以隔水加熱的方式，或是微波爐調到最小火力，以每次15-30秒的斷續加熱方式，到所有油、脂、蠟都完全溶解。

2 把容器從加熱源移開或移出，放到工作桌上，在稍微降溫但仍未開始凝固之前，滴入所需的精油，以乾淨的攪拌棒攪拌均勻。

3 在混合液凝固之前，倒入準備好的面霜或藥膏容器裡面，待冷卻凝固之後，蓋上蓋子，並標示產品名稱與製作日期。

油蠟融合小提醒

若單獨將蜂蠟送入微波爐內加熱，因蜂蠟不帶極性，並不會升溫融化，記得要把所有使用油品一起放入加熱，也可幫助油、蠟更均勻的混合。

基本配方比例

● 配方一：不含蜂蠟

脂 Butters	65%
油 Oils	35%

● 配方二：只含植物油跟蜂蠟，以
　 6：1的比例調配。

油 Oils	6
蠟 Wax	1

● 配方三：含有植物油、植物脂跟
　 蜂蠟，比例可依照使用者所處環
　 境溫度、季節與使用目的調整。

	硬 ⟵	⟶	軟
油 Oils	3	4	5
脂 Butters	3	2	1
蠟 Wax	1	1	1

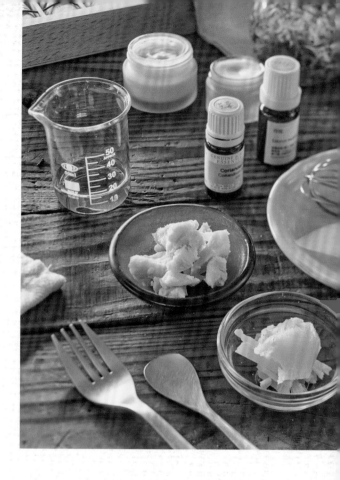

油品熔點＋軟硬度計算方式

	乳油木果脂	可可脂	蜂蠟	荷荷芭油	甜杏仁油	椰子油
熔點	37℃	34-38℃	62-64℃	10℃	-18℃	24℃

$$\frac{油脂A熔點×油脂A重＋油脂B熔點×油脂B重＋油脂C熔點×油脂C重}{油脂總重}＝平均熔點$$

例　15g　乳油果脂
　　　 5g　蜂蠟
　　　15g　荷荷芭油

$$\frac{15×37＋5×63＋15×10}{15＋5＋15}＝29\ 度$$

配方設計的注意事項：

● 依照所在地溫度調配適合的配方熔點，
　 例如中台灣夏季平均溫度為攝氏28度，高溫可達攝氏34度，冬季平均溫度約落在攝氏16-18度之間。
● 高於體溫（大約攝氏36度）不易融化，也不容易為皮膚吸收。依使用目的／習慣斟酌配方熔點，並留意存放方式。
● 其他油脂熔點可翻書或 google 查詢。

2

女巫阿娥教你
用香草過好生活

薰衣草
Lavender

Lavandula angustifolia

具有溫和抗菌、
舒緩神經、助眠、
減輕消化不良等功效

拉丁學名 *Lavandula angustifolia / Lavandula officinalis*
植物科屬 唇形科薰衣草屬
主要產地 法國、英國、保加利亞、烏克蘭、中國、塔斯馬尼亞、
日本與美國西北各州
精油萃取部位 花、花頂部
精油萃取方式 蒸餾

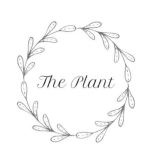

The Plant

談到香藥草或是芳療，一定要談到的就是薰衣草（lavender），薰衣草的名字源自拉丁文「洗滌」（lavare），因為古時人們用薰衣草香味的水來清潔身體與衣物的緣故。到了21世紀的現在，運用薰衣草的各種萃取製品製造的清潔香氛產品仍普遍存在我們的生活中。

薰衣草是地中海原生的植物，在氣候適宜的原生地本性頑強，可以扎根生長在野地甚至是石塊縫隙之間薄薄一層的土壤裡。雖然是個普遍常見到的藥草／精油，但是在生活中的應用層面非常廣泛，功效也非常全面。

薰衣草的品系非常多樣，芳香療法上常被運用的精油品種是狹葉薰衣草（*Lavandula angustifolia*）、寬葉的穗花薰衣草（Spike lavender: *Lavandula latifolia*，以及兩者雜交的醒目薰衣草（Lavandin: *Lavandula X intermedia*）。三者以狹葉薰衣草（又稱真正薰衣草）的氣味最為甜美、酯類含量最高，具有安撫助眠之效，價格也稍微高些。穗花薰衣草氣味陽剛，較具提振效果，價格與真正薰衣草相仿，但比較不容易購得。醒目薰衣草則是前兩者雜交後易於在低海拔大量栽植生產的品種，氣味融合兩者，兼具真正薰衣草媽媽與穗花薰衣草爸爸的療效，只是相對都稍弱一些，換個角度看卻也可以說這小孩遺傳得好、療效面面俱到。

至於園藝種植的薰衣草，台灣常見薰衣草品種則又另有命名方式，市場上常見到的有羽葉、齒葉、甜薰衣草、德瑞克、西班牙、棉毛薰衣草，各自分屬狹葉（*angustifolia*）、寬葉（*latifolia*）與頭狀（*stoechas*）薰衣草家族。薰衣草種類繁多，請大家購買前多向香草專家請益並勤查書籍網路資料。另外小提醒，有些薰衣草品種只適合觀賞，不宜入茶飲。

台灣濕熱的氣候對薰衣草不甚友善，水分管理很重要。土壤要帶點砂質以利於排水，乾燥後再一次澆透，不太需要擔心病蟲害的問題，但高溫多濕的夏季是一大挑戰，香草專家多建議在入夏前就先行修剪保持通風，方便度夏。理論說得容易，每年小心翼翼挑戰薰衣草種植的我，也常屢戰屢敗，最後決定還是改種亞熱帶氣候原生種香草，真要挑戰，也最好挑選已馴化成功的薰衣草品種。種植失敗也不要太過氣餒，有時候天候的力量大過於人為，在自然的力量之前保持謙遜，下回有心挑戰再多做功課捲土重來就是了！

🌰 薰衣草的功效

　　薰衣草的成分複雜，同時具有放鬆、鎮靜與提振抗憂鬱的效果。藥草學上運用薰衣草製作香草茶飲幫助入眠、放鬆心情，也常用來沐浴泡澡放鬆緊繃的身體與情緒，因為身心都放鬆了就兼具助眠的功效。無法取得薰衣草或不方便泡澡的時候，運用精油幾滴，滴在衛生紙上塞在枕頭下，或搭配植物油滴在掌心搓揉開來後深呼吸，擦在頭皮、頸後、胸前、腳底，稍加按摩，就可以讓焦慮狀態得到舒緩。

　　在各類古籍的記載裡面，薰衣草可以溫和抗菌、舒緩神經、助眠、減輕消化不良，看起來似乎很傳奇。但看看薰衣草含有的複雜芳香成分，就可以得知這些功效一點都不讓人意外。薰衣草的芳香分子可以增加肌肉內的環單磷酸腺苷（cAMP），放鬆不隨意肌，在呼吸道中產生放鬆作用，因而可以打開呼吸道幫助呼吸；在腸道中則可以鎮定痙攣，在血管裡面可使血管放鬆而擴張，進而降低血壓。薰衣草含有的沉香醇（linalool），則可以放鬆與鎮靜隨意肌，也可以藉由阻斷麩胺酸的刺激作用，提高鎮靜大腦的神經傳導物質GABA的作用，舒緩腦部的活動，使人放鬆。

　　薰衣草精油是非常好的抗痙攣劑，可處理咳嗽、支氣管炎、氣喘，還有腸胃脹氣與痙攣不適，如果這些都屬於情緒緊張造成的症狀，效果就更為明顯。薰衣草精油還可以治療各種皮膚問題，異位性皮膚炎、濕疹、青春痘與乾癬等都適用。對各類型膚質，從油性、乾性、敏感膚質到痘痘肌全部一手包辦。針對燒傷、外傷與潰瘍的症狀，薰衣草精油也是被認為是最好用的精油之一，因為抗菌的作用良好，對一般感冒、喉嚨痛等感染也具有療效。作用溫和，加上氣味清新，薰衣草更是照護者在處理幼兒各種身體不適的時候，與羅馬洋甘菊並列的首選。

　　另外值得一提的是薰衣草宜人的氣味在調香的時候可以擔任救援投手，如果選擇的複方氣味感覺有些中斷不連續、跳tone，最常出動、也最有效的、可以拯救配方整體氣味的，就是薰衣草了。這是因為薰衣草的化學分子龐雜，跨越基、中、前調，賦予了薰衣草把不同調性拉在一起的本事。搭配乾燥香草薰香包的時候也是一樣，薰衣草就像是那個溫柔的把大家拉在一起的細絲線。下次遇到調出來的配方氣味不甚連貫協調的時候，不妨試試看找薰衣草來拯救你的配方。

野生高地薰衣草 High-Altitude Wild Lavender

在貧瘠的土地生長，耐寒耐旱，喜愛陽光，氣味卻最為細緻，柔美，最為「花香」。這是因為高地野生薰衣草跟其他品種的薰衣草比起來，酯類含量都要高很多，因此也最具有安撫鎮靜的效果。這些額外的酯類，主要是因為在高緯度萃取，沸點較低，使得酯類在蒸餾過程中減少了被水解的機會，比較能夠完整的保留下來。

一般的薰衣草約需100-150公斤的材料才能萃取出1公斤的精油，高地野生薰衣草則需要150-220公斤。因為在高緯度地區，從採收到蒸餾的過程都很耗費資源，因此產量少，價格也相對高很多。

薰衣草精油的化學組成

薰衣草如前面提到的種類繁多，每個品系蒸餾出來的化學組成也會有差異。相同品系的薰衣草，產地不同，化學組成也會有所不同，購買時還是要以購買廠商提供的GC/MS報告為主（如果有的話）。以下列出三種常見薰衣草類型的化學分子組成，真正薰衣草的沉香醇（linalool）與乙酸沉香酯（linalyl acetate）幾乎是各佔一半；穗花薰衣草以沉香醇與桉油醇（1,8-Cineole）為大宗，另外也有相當比例的樟腦（camphor）；醒目薰衣草則是以沉香醇為主力，加上乙酸沉香酯，也帶有少量的樟腦。這樣或許大家可以理解為什麼前面會說，醒目薰衣草是遺傳得好的小孩，療效面面俱到。表中未列出的頭狀薰衣草，通常樟腦含量則較高（16-52%）。

化學類型	真正薰衣草 True Lavender 成分 Composition	穗花薰衣草 Spike Lavender 成分 Composition	醒目薰衣草 Lavandin 成分 Composition
單帖醇類 Monoterpenols	linalool（27-45%）， terpinen-4-ol（4%）， α-terpineol（1.4%）， lavandulol（1.2%）	linalool（27-43%）， 1,8-cineole（28-49%）， borneol（0.9-4%）， α-terpineol（0.8-1.6%）	linalool（30-38%）， 1,8-cineole（6-11%）， borneol（2-4%）
酯類 Esters	linalyl acetate（30-42%）， lavandulyl acetate（4%）		linalyl acetate （20-30%）， lavandulyl acetate （1-2%）
單帖烯類 Monoterpenes	（e）-β-ocimene（3%）	β-pinene（0.8-2.6%）， （e）-α-bisabolene （0.5-2.3%）， α-pinene（0.6-1.9%）	（e）-β-ocimene （3-7%）， （z）-β-ocimene （1.5-4%）
倍半帖烯類 Sesquiterpenes	β-caryophyllene（4%）， （e）-β-farnesene（3%）	β-caryophyllene （0.5-1.9%）， germacrene d （0.3-1%）	β-caryophyllene （1.9-2.7%）
酮類 Ketones		camphor（10-23%）	camphor（7-11%）

薰衣草因為是很常用也最廣為人知的精油，遭到混摻的機率也非常高。通常會用比較便宜的醒目薰衣草，或者是大量種植的、來自其他產地的同種薰衣草去混摻。有些會直接使用從芳樟和花梨木分離出來的沉香醇與乙酸沉香酯、龍腦酯等化學成分去「組合」。要避免購買到合成的薰衣草，只能靠多聞多比較，聞過氣味品質好的版本，像是「長見識」一樣，之後就比較有能力判斷精油的真偽了。

TIPS

Lavender Soap

薰衣草沐浴皂

可能是因為地處熱帶、亞熱帶的緣故，平均氣溫較高，海島型氣候又讓空氣潮濕，台灣人比較習慣在睡前沐浴，洗去一天的黏膩與疲憊，再準備就寢。這也使得運用薰衣草精油在沐浴產品上更顯得理所當然。運用冷製皂的原理，在製皂流程中皂液trace的時候，添加薰衣草精油，成皂的氣味甜美宜人，放鬆後正好擁抱一夜好眠。

 材料

橄欖油 …………	280g (40%)
甜杏仁油 ………	225g (32%)
椰子油 …………	125g (18%)
可可脂 …………	70g (10%)
氫氧化鈉 (NaOH) ……	101.5g
水 ………………	243g
紫草根粉 (可略) …………	3g
薰衣草精油 ……………	14g

步驟

1　量好所有的油品，隔水加熱融化可可脂，確定油品完全融化並混合均勻後熄火，將紫草根粉加入油內，繼續攪拌均勻，備用。

2　量取所需的氫氧化鈉 (NaOH) 與水，將氫氧化鈉一匙一匙的加入水中，製作鹼液。

3　一邊攪拌油鍋，一邊將製作好的鹼液慢慢倒入油中，將油與鹼液混合。持續攪拌至皂液逐漸濃稠，接近 trace (攪拌棒拉高後滴下的皂液會在表面留下痕跡) 的狀態，加入精油，繼續攪拌至 trace 入模。

4　把裝有皂液的皂模放入保溫的紙箱或保麗龍箱內，蓋上蓋子，讓皂化反應持續完成，1-2 天後即可脫膜切皂。

5　在陰暗乾燥的空間中晾皂 4-6 週後即可使用。

 TIPS

① 製皂所需的工具與詳細步驟、配方計算方法等，請參考製皂入門書或本書第 34 頁。

② 配方中油品可自行替換或加入其他油品，記得重新計算配方即可。

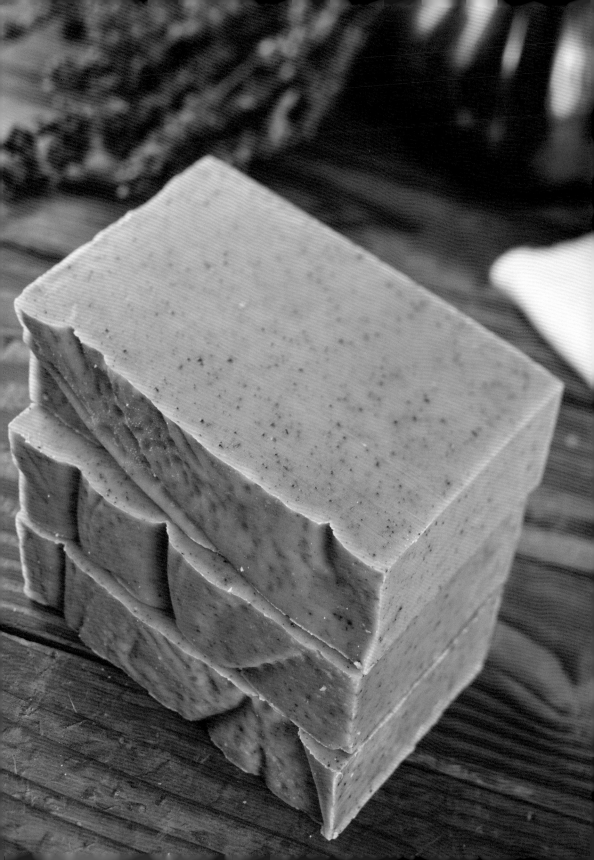

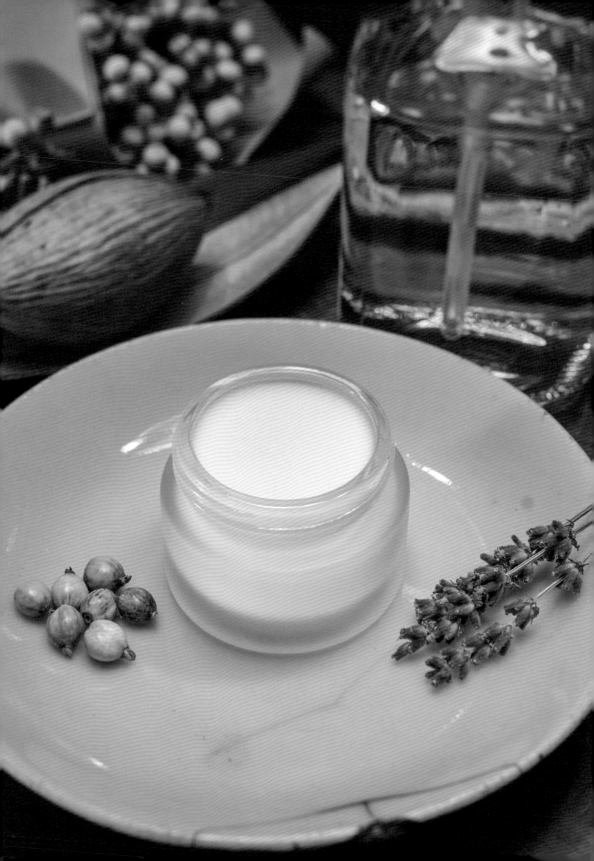

All-purpose Cream

萬用膏

真正薰衣草精油可以調節各種神經傳導物質，對各種膚質及皮膚問題也都具有效果。除了生理上的功效之外，從心理層面著手，真正薰衣草也是最有效的舒緩疼痛的精油選擇，而且不論大人小兒都適用，經常是我隨身精油包裡必備的精油。此外，薰衣草的抗菌效果非常好，拿來塗抹在呼吸道（鼻腔、咽喉、胸腔），也能夠處理呼吸道感染的相關問題。依照自己生活中經常遇到的問題，再搭配其他精油，就可以做成符合自己日常生活需求的萬用膏了。蚊蟲咬傷或擦傷、外傷的搔癢與疼痛也合用。

材料

蜂蠟‥‥‥‥‥‥‥‥‥‥5g
荷荷芭油‥‥‥‥‥‥‥‥24g
薰衣草精油‥‥‥‥約20滴
小燒杯‥‥‥‥‥‥‥‥1個
30g的面霜盒‥‥‥‥‥1個

步驟

1　量好需要的蜂蠟與油，隔水加熱融化蜂蠟，或在小燒杯內量入蜂蠟與荷荷芭油，放入微波爐內，以最小的火力，每次10秒鐘的方式，慢慢融化蜂蠟。

2　確認蜂蠟完全融化之後，移離開火源，搖晃均勻。

3　在燒杯內滴入精油，再次搖晃均勻，倒入30g容量的面霜盒內，待降溫凝固後就完成了。

適合搭配的精油

廣藿香：止癢、鎮靜。
岩玫瑰、沒藥：止血、安撫受損組織。
永久花：消除血腫。
茶樹：抗病毒、止痛。
玫瑰草：抗菌、消毒、抗病毒、止痛舒緩。
德國洋甘菊：抗發炎、舒緩皮膚紅腫，止癢鎮靜。
天竺葵：平衡油脂分泌、安撫鎮靜。
大西洋雪松：舒緩焦慮、強化、抗組織胺。
迷迭香：促進血液循環、激勵皮膚新陳代謝。

TIPS

① 基礎的油膏配方大約是荷荷芭油：蜂蠟＝6:1，可依照自己所在地點氣候與季節調整蜂蠟的比例，避免油膏過軟或過硬。配方比例可參考本書第38頁<油膏霜製作>。

② 小提醒：若單獨將蜂蠟送入微波爐內加熱，因蜂蠟不帶極性，並不會升溫融化，記得要把所有使用油品一起放入加熱，也可幫助油、蠟更均勻的混合。

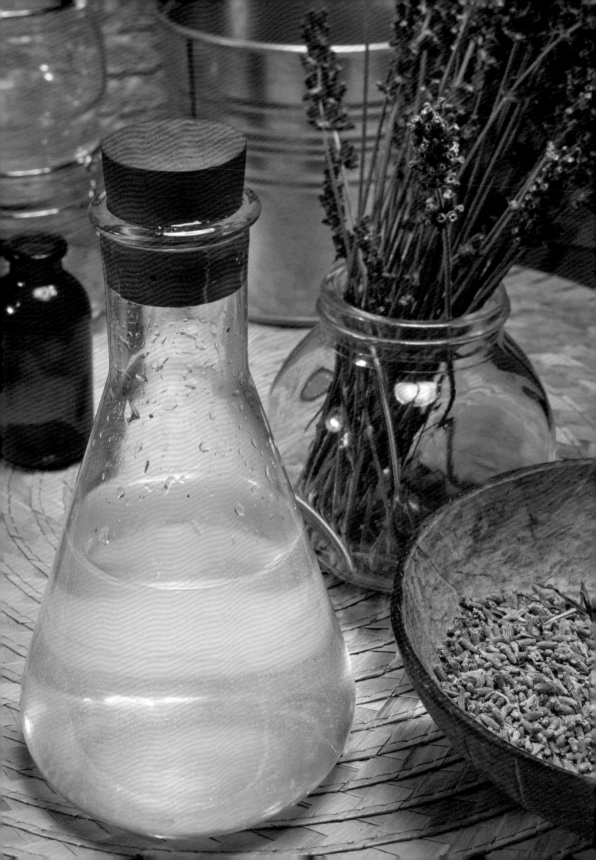

Lavender Spray

好眠噴霧

有睡眠障礙的人愈來愈多，長期的睡眠不足，讓身體無法得到充分的休息與修復，身體的許多組織與器官就會開始慢慢失去應有的功能。失能的身體感覺不舒服，又再造成睡眠品質不佳，最後變成惡性循環，就越來越難釐清身體失調的原因。造成失眠與睡眠品質不佳的原因有很多種，在發現自己無法好好入眠時，先好好跟身體連結，觀察自己的情緒與身心，檢視近日生活中有哪些身體、或情緒的困擾，再針對問題從源頭下手。但在一時無法找出原因之前，運用薰衣草與其他的精油搭配，製作成空間噴霧，噴灑在枕頭、被單或床鋪四周的空間，先幫自己放鬆一下，也許會有意外的效果。

 材料

真正薰衣草精油* ⋯⋯⋯ 30 滴
酒精或伏特加 ⋯⋯⋯⋯ 20 ml
水 ⋯⋯⋯⋯⋯⋯⋯⋯⋯ 54ml
75ml 容量的噴霧瓶 ⋯⋯ 1 個

步驟

1 將水、酒精與精油裝入噴霧瓶內就完成了。
2 因為精油比重較輕，置放一段時間後會浮到罐子最上方，每次使用前搖晃瓶身，使液體混合均勻後，再噴灑於棉被枕頭與臥房空間內。

★可諮詢熟悉的芳療師，依照睡眠障礙的成因，添加其他適合的助眠精油調成複方，如苦橙葉、甜馬郁蘭、快樂鼠尾草、佛手柑、依蘭依蘭、穗甘松或纈草精油等。

 TIPS

薰衣草同時具有抗菌的效果，薰衣草好眠噴霧也可以隨身攜帶用於公共廁所、旅館房間，或是當作旅途中的免洗手抗菌噴霧。

其他參考配方組合

真正薰衣草＋苦橙葉：緩和波濤洶湧的思路與情緒。
真正薰衣草＋大西洋雪松＋穗甘松：舒緩千頭萬緒的工作壓力。
真正薰衣草＋甜馬鬱蘭：停止焦慮焦躁，幫助放鬆入眠。
真正薰衣草＋天竺葵：緩和細菌、黴菌感染引起的不適與難眠。
真正薰衣草＋甜茴香：腸胃不適伴隨失眠。

Stress-free Lavender Tea

紓壓茶

工作步調緊湊或壓力龐大的人，可以試著在傍晚或晚餐後沖泡一杯紓壓的花草茶，運用薰衣草強大的平衡力量，以及檸檬馬鞭草或檸檬香蜂草等醛類的水果香甜氣味，舒緩緊繃的神經，放鬆緊張與焦躁的狀態。不至於讓人昏昏欲睡，但可以得到安撫鎮靜的感受，在忙碌的一天結束之後，得到讓人沉靜的力量。

材料

乾燥薰衣草與檸檬香蜂草
或檸檬馬鞭草 ⋯⋯⋯ 3-4 大匙
水 ⋯⋯⋯⋯⋯⋯⋯ 500ml
煮茶的鍋子 ⋯⋯⋯⋯⋯ 1 個
濾網 ⋯⋯⋯⋯⋯⋯⋯ 1 個

步驟

1 將藥草放入鍋子內，加水後以小火慢慢熬煮25
　分鐘左右，熄火。
2 冬季或夜晚可稍微放涼後過濾掉藥草，直接小
　口啜飲溫熱的茶湯。也可以把藥草茶置放過夜
　以萃取精華，隔日再濾渣裝瓶備用。
3 夏季可另沖泡檸檬蜂蜜汁後，添加置放萃取過
　夜後的藥草茶，調到自己喜歡的口感，攪拌均
　勻，常溫或添加少量冰塊飲用。

TIPS

台灣萃取純露的小農店家越來越蓬勃，如果買得到檸檬香蜂草、檸檬馬鞭草或其他種類的純露，加在
薰衣草花茶裡面一起飲用，也是很好的選擇。

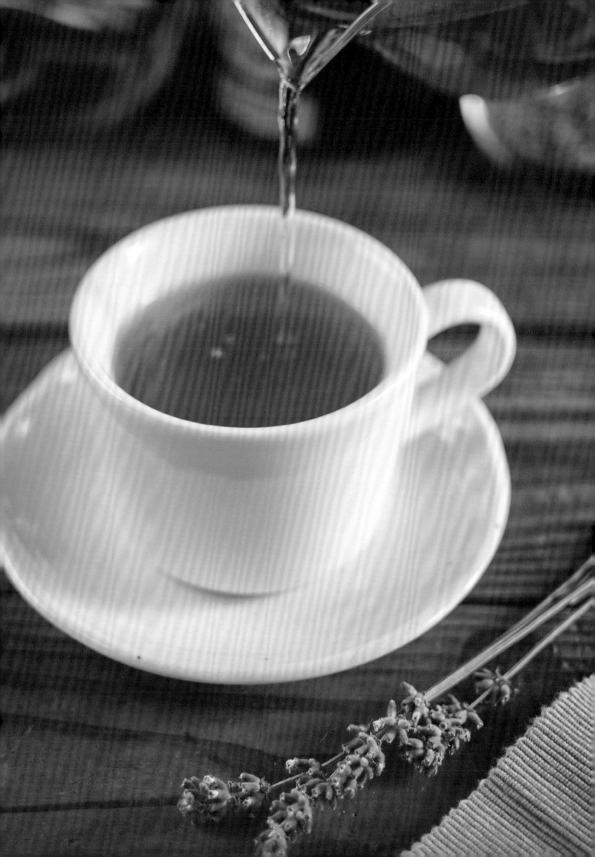

02

迷迭香
Rosemary

Rosmarinus officinalis

具提振效果與抗菌力，
有助於處理風寒、感冒、
支氣管炎、情緒萎靡等狀況。

拉丁學名	*Rosmarinus officinalis*
植物科屬	唇形科迷迭香屬
主要產地	地中海沿岸國家、南非、世界各地都可見
精油萃取部位	花與全株植物
精油萃取方式	蒸餾

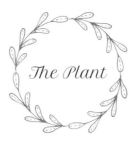

The Plant

迷迭香的英文是 Rosemary，拉丁學名是 *Rosmarinus officinalis*，由露水（*ros*）和海（*marinus*）兩個字構成，意思是來自海洋的露珠，迷迭香原產於地中海，這個拉丁學名似乎意指生長在溫暖、充滿陽光的地中海沿岸山丘上的迷迭香，彷彿露珠一般，也有一說是指迷迭香很耐旱，生長在地中海沿岸，只要有來自海上的水氣就可存活。

迷迭香是多年生的常綠小型灌木，依照植株的形狀可區分為直立型和匍匐型，有的直立型迷迭香可以長到 1.5 公尺高。迷迭香的葉子尖尖的，是對生、針狀的葉子，營養好的葉片可以長到 4 公分長，葉面深綠，葉背偏白色，葉面長有濃密的腺毛，摸起來油油的，就是迷迭香儲存精油的地方。夏季會開花，在枝條末端輪生開花，花朵顏色有白、粉紅、紫色和藍色等。

地中海的氣候溫暖但乾燥，來到台灣的迷迭香，溫度方面適應良好，但過度潮濕的氣候是最主要的威脅。種植的時候宜選擇排水良好的砂質土壤，雨季來臨時最好將迷迭香移到不會整天淋雨又泡在水裡的地方。只要水分管理良好，迷迭香其實是非常

容易種植的入門香草。種香草這些年來，我最常遇到連迷迭香都種不活的「香草殺手」，細問之下多半是被「淹死」的，這一點在許多其他香草的種植也都適用，「水分管理」很重要，切記切記。

很多香草到了台灣都有度夏的問題，但迷迭香只要日照充足，通風良好，不要泡水泡到爛根，可以在暑假裡長得頭好壯壯。春秋兩季都可以進行扦插或壓條，剪下頂芽約 10 公分，去除下方 3-5 公分左右的葉子泡在水裡，等候十來天觀察是否長嫩葉發根，就可以換到盆子裡去栽種了，是少數能夠在台灣長高長壯的地中海香草植物。

迷迭香是我院子裡必備的植物，已種植多年。因為常帶小朋友逛香草園藝店，我家女兒很小就認得迷迭香的植株與香氣，在郊外或香草庭園看到迷迭香，就會靠過去溫柔的抱個滿懷，然後跑過來要我聞她手上的迷迭香氣味。因為迷迭香的香氣來自充滿腺毛的葉片，只要輕輕碰觸，就會聞到那許多強大療效的香氣成分，心理和生理同時都甦醒了過來。

🖤 迷迭香的功效

迷迭香的拉丁學名第二個字是 *officinalis*，這個字指的是「屬於僧道院的儲藏室的」。能夠進到僧道院儲藏室裡面的，除了民生必需品之外，就是具有醫療效果的藥草了。因此，迷迭香在西洋藥草學上的地位不可小覷，雖是常見而貌似平凡的植物，卻是歷史淵遠具有療效的醫用藥草。在西方歷史裡面，常用迷迭香的枝葉來驅逐惡靈，或以薰蒸的方式在病房中燃燒抑菌，防止傳染病的散播。匈牙利皇后伊莉莎白愛用的美容清潔「匈牙利水」，主要成分之一就是迷迭香純露。此外，迷迭香也常被調配在古龍水裡面，除了使身體氣味宜人之外，兼具有減輕頭痛症狀之效。

迷迭香的氣味帶著些辛香，有激勵與提振的效果，是很好的神經刺激劑，所有跟神經作用遲緩的相關症狀都有幫助，從日常的感冒與過敏、嗅覺的失靈、動作的遲緩、情緒的萎靡不振與衰弱，迷迭香都能有很好的效用。用在風濕、痛風以及一般的肌肉痠痛症狀上，也有很好的效果。因為抗菌能力優良，是經常用來處理風寒、感冒、支氣管炎相關病症的精油。古籍裡面甚至記載著以燃燒乾燥迷迭香葉片當作薰香或菸草一樣吸入，可以治療咳嗽、肺結核或孱弱的身體。

在料理上，因迷迭香的清新香氣和抗菌的能力，只要吃過義大利或其他西式餐館，都知道迷迭香是經常用來入菜的香草，剪下一段丟在涼水瓶裡再切片檸檬加入，就能讓開水香氣十足。迷迭香的芳香分子可以去腥抗黴，因此是醃肉料理的好幫手，從早餐香腸、烤雞，到節日的火雞大餐，都有迷迭香的氣味瀰漫其中。此外，一般大眾也聽說過迷迭香對增強記憶有所幫助，除了文學裡面出現在莎士比亞的《哈姆雷特》作品中的文字 "There's rosemary, that's for remembrance. Pray you, love, remember." 之外，清新沁鼻的氣味確實讓人感覺「醒腦」而更能專注，後人也對迷迭香的運用進行了臨床研究，證實迷迭香對增進注意力與記憶力有所幫助。

從迷迭香的芳香分子看來，以氧化物、單帖烯和單帖酮為主，功效在於刺激和溫暖，可刺激動脈的循環、神經系統的反應，也對肌肉張力加以調節。此外，肝功能是另外一個迷迭香可以大大派上用場的領域，尤其是馬鞭草酮含量較高的馬鞭草酮迷迭香。對於身體比較寒冷，循環不佳，而使得月經週期阻塞不順的女性，迷迭香則有暖宮的效果。可以說迷迭香是透過提振與溫暖的方式，使身體機能得到調節，因而恢復原有的平衡。

迷迭香還可以用來治療頭皮的困擾，因為迷迭香的成分同時具有提振與淨化的功效，常被用來處理落髮與頭皮屑的相關症狀，滋補與收斂的功效可以讓毛囊與皮膚細胞恢復健康，頭髮更為亮麗。同樣的道理也適用於日常的肌膚保養，因此迷迭

香可謂是平價而效能強大的回春香草。

　　在處理日常中的呼吸道症狀時，迷迭香是價格友善且溫和好用的一支精油，所有因為呼吸道問題而引起的鼻塞、流鼻涕、咳嗽等症狀，都可以使用迷迭香精油薰香或稀釋成按摩油來處理。不過因為桉油醇（1,8-cineole）成分的關係，請避免在嬰幼兒與小兒身上使用。

🖤 迷迭香精油的化學組成

　　同一品種的迷迭香（都是 *Rosmarinus officinalis*）因著種植地點的氣候不同，化學組成會有所差異，功效也會因此不同。常被萃取成精油的迷迭香包括樟腦迷迭香（台灣種植的迷迭香較接近此種類），可恢復肌肉、皮膚彈性，對骨骼肌肉系統的炎症與痠痛很有幫助；桉油醇迷迭香則非常適合處理呼吸道的問題；還有馬鞭草酮迷迭香，通常適合皮膚護理以及照護肝、膽機能，抗皺與再生能力出色，是回春聖油。有時候芳療圈的朋友閒聊起如果只能買一支精油，你會選哪一支？我常在迷迭香與薰衣草之間擺盪，但最終我想我應該會選擇迷迭香。

化學類型	樟腦迷迭香 成分 Composition	桉油醇迷迭香 成分 Composition	馬鞭草酮迷迭香 成分 Composition
單帖烯類 Monoterpenes	α-pinene（4-22%）， camphene（2-10%）	α-pinene（9-13%）， β-pinene（5-8%）， camphene（3-4%）， limonene（1.5-2%）	α-pinene（2-9%）， limonene（0-7%）， camphene（1-4%）
氧化物 Oxides	1,8-cineole（17-23%）	1,8-cineole（39-58%）	1,8-cineole（0-9%）
酮類 Ketones	camphor（17-27%）	camphor（7-15%）	camphor（11-15%）， verbenone（7-13%）
其他	borneol（2-9%）， bornyl acetate（1-1.5%）， linalool（1-1.5%）	borneol（3-5%）， linalool（0.7-1.7%）， α-terpineol（0-3%）	bornyl acetate（2-8%）， linalool（5-7%）， p-cymene（1-6%）

TIPS

芳療上對香草的化學類型註記，不一定是依成分比例高低，而是相較之下特別突出的化學成分，以馬鞭草酮迷迭香為例，馬鞭草酮（verbenone）不是這株香草的精油成分裡面比例最高的，但其他品種的迷迭香裡面幾乎不可能出現馬鞭草酮，因此馬鞭草酮迷迭香的氣味就大大受到馬鞭草酮影響，跟其他以樟腦或桉油醇為主的迷迭香比起來有很大的差異。另外，樟腦成分比例較高的龍腦迷迭香與樟腦迷迭香等種類，孕婦與蠶豆症、癲癇患者不建議使用。

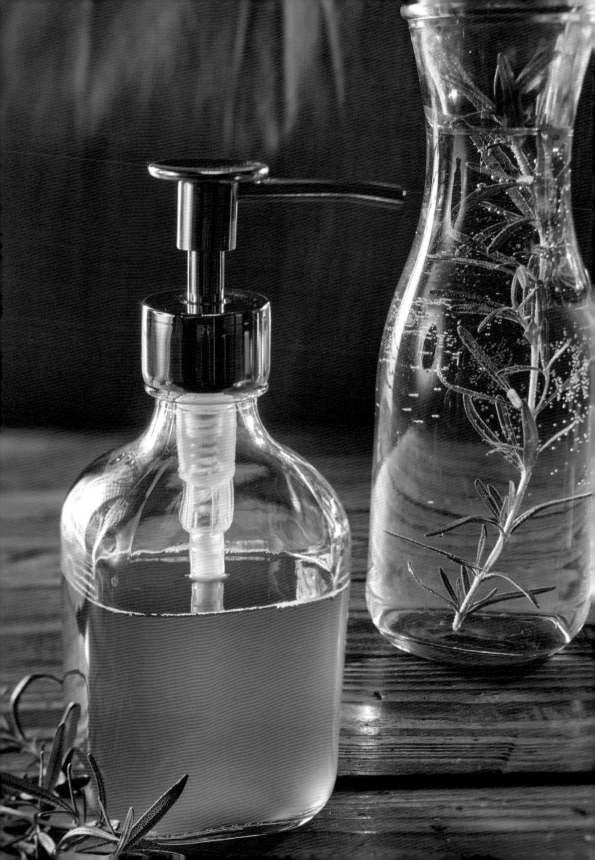

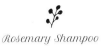

Rosemary Shampoo

迷迭香洗髮精

迷迭香對毛髮與皮膚細胞具有優良的功效，並且可以防腐抗菌，常被運用於髮膚清潔上。製作液體皂的皂糊，在稀釋的時候添加迷迭香純露，或以迷迭香煮成藥草茶來溶解皂糊製作液態洗髮皂，再另外添加迷迭香精油，是充分而完整的利用迷迭香成分來保養頭皮與髮絲的好方法。不方便自己製皂，或習慣使用其他產品洗髮清潔頭皮的朋友，也可以另外利用迷迭香的純露、茶湯進行潤絲，或將精油稀釋於植物油裡面用來按摩頭皮。

材料

蓖麻油	160g
椰子油	240g
橄欖油	240g
氫氧化鉀（KOH）	143g
水	407g
迷迭香純露（或茶湯）	約2.5L
迷迭香精油	7-14g

步驟

1 在不鏽鋼鍋內量好所有油品，混合均勻後，再慢慢加熱到攝氏65-80度左右。

2 量水，秤好氫氧化鉀，慢慢的將氫氧化鉀分多次舀入水中，完全溶解。請留意氫氧化鉀一次倒太多會造成噴濺。溶解後的氫氧化鉀溶液溫度約在攝氏70-80度之間。

3 確認油品溫度與鹼液溫度都在攝氏65-80度之間，慢慢的將鹼溶液倒入油裡面。

4 開始攪拌油脂，剛開始可以用電動攪拌棒，慢慢開始變濃稠沙拉醬狀之後，再換手動的打蛋器持續攪拌，並注意將溫度保持在攝氏65-80度之間，皂化速度較快也較不容易失敗。

5 皂糊會從沙拉醬狀慢慢變濃稠至類似麥芽糖的濃度，繼續持續攪拌直到皂糊越來越稠幾乎無法攪拌、顏色逐漸接近透明。

6 皂糊逐漸呈透明之後，即可以封好，放入保麗龍箱內保溫24小時。隔日取出皂糊，於陰涼處靜置2週熟成。

7 2週後取出熟成的皂糊，撕成小塊後，放入鍋內，加入2倍的水或迷迭香純露，加熱溶解皂糊。院子或陽台有種植迷迭香的話，可剪下新鮮迷迭香枝條煮水，以沸水滾煮半小時萃取出迷迭香的活性成分後，將枝條撈出，再撕皂糊丟入鍋內溶解。

8 溶解完成的皂液靜置至澄澈後，再滴入總皂液重量約1%的迷迭香精油。

TIPS

液體皂製作詳細步驟與配方計算請參考製皂入門書或參與相關課程，配方中的油品可自行替換或加入其他油品，記得重新計算所需氫氧化鉀（KOH）與水量即可。

Focus&Breathe-Easy Roll-On

鼻塞提神滾珠瓶

有不少的臨床研究證實，透過呼吸道與肺部黏膜，可將芳香活性分子吸收進入血液循環系統，而芳香分子多爲極小的脂溶性化合物，可透過血液循環進入到大腦，穿過血腦障壁（blood-brain barrier），對腦神經系統直接產生作用。迷迭香裡面含有大量的桉油醇（1,8-cineole）成分，具有直接的藥理學作用。曾有研究者以桉油醇分子做爲指標，發現透過嗅覺吸收迷迭香精油之後，血漿中的桉油醇濃度越高，相關的認知測驗成績也越好，在速度與正確性的表現上都有所提升。類似的研究結果在以學齡兒童爲測試對象的研究中也得到證實，嗅吸迷迭香的兒童組別，工作記憶的能力顯著提升。日本也有研究指出早晨以迷迭香與檸檬精油擴香，可以改善阿茲海默症與其他類型失智症的症狀，透過迷迭香精油嗅吸的刺激，或可激發嗅覺神經的機能再生，使得與嗅覺神經相連的海馬迴得到活化。

材料

10ml滾珠瓶	1個
甜杏仁油	9.5ml
迷迭香精油	5滴
檸檬精油	5滴
漏斗	1個
燒杯或量杯	1個

步驟

1 在燒杯內滴入5滴迷迭香精油與5滴檸檬精油，倒入甜杏仁油至刻度10ml 處，稍微搖晃混合均勻。

2 把漏斗放在滾珠瓶上，將植物油與精油的混合液體倒入滾珠瓶內，裝上內塞與瓶蓋就完成了。

3 需要提高專注力，或有鼻腔不舒適狀態的時候，擦在鼻子與人中部位即可。

TIPS

① 其他的提振、醒腦精油選擇：薄荷、尤加利、甜橙、甜羅勒精油。同樣的精油組合，因為精油芳香成分的多元療效，也可以用來處理其他症狀。

② 年紀較小的學齡前兒童，不建議直接擦在口鼻附近，年紀太小的孩子也沒有什麼加強專注力的需求，行為的輔助與練習比芳香療法來得有用。

③ 如欲運用滾珠瓶按摩協助兒童的其他症狀，可以擦在胸腔、鼠蹊部、大椎或腳底等處。

其他症狀參考配方

鼻塞：迷迭香＋尤加利＋薄荷
提振：迷迭香＋甜橙
醒神：迷迭香＋薄荷
痠痛：迷迭香＋桉油樟＋薄荷
舒緩緊張：迷迭香＋依蘭依蘭
頭皮護理：迷迭香＋快樂鼠尾草＋雪松

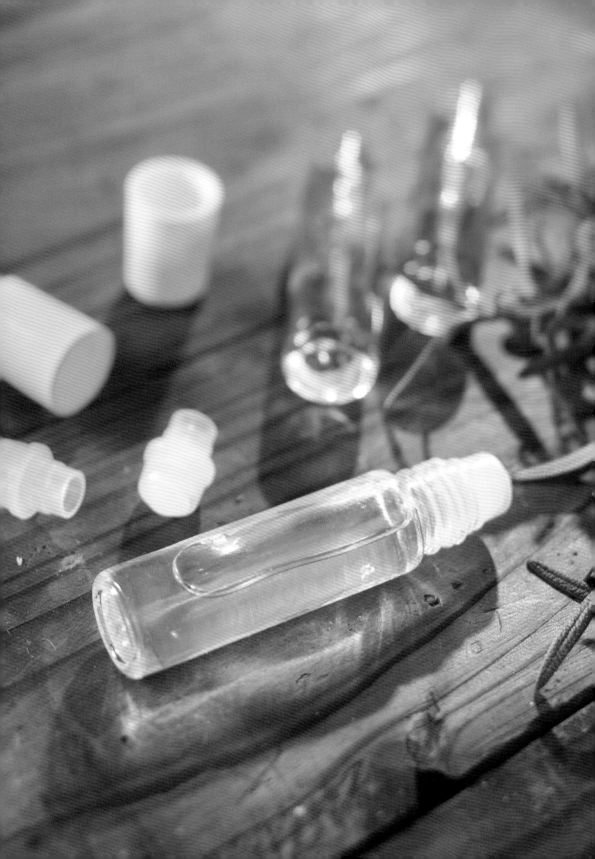

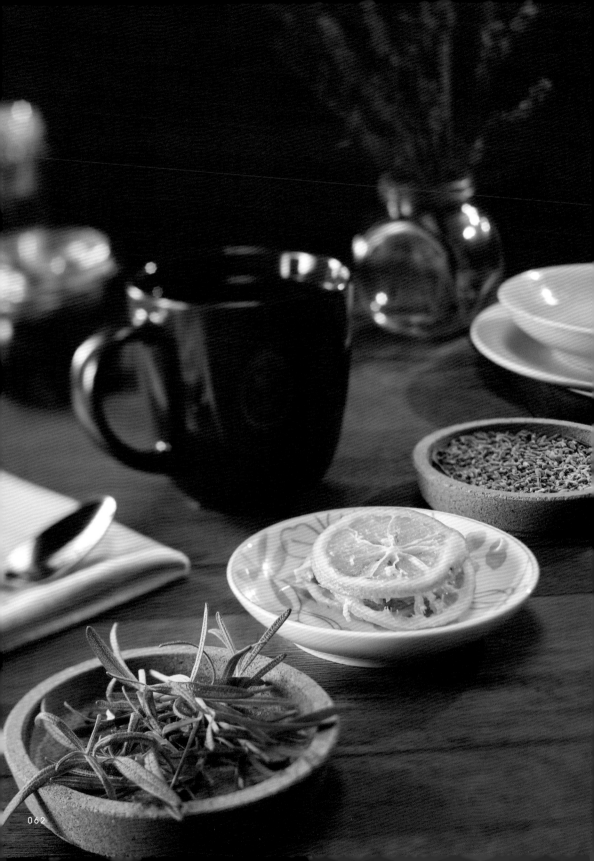

Rosemary Tea

迷迭香調理茶

在西洋藥草學上，迷迭香常被用來做為紓壓與調理腸胃的茶飲，任何消化道的不舒適，都可透過迷迭香茶飲或醃製肉類料理來舒緩。印度醫學上常運用迷迭香來提振膽囊功能，增強膽汁分泌，幫助油脂分解與排毒，並且可以降低肝臟血清轉胺酶ALT（肝功能指數SGPT）。也有臨床研究指出，迷迭香與薰衣草調成複方薰香5分鐘後，受試者的可體松（壓力賀爾蒙）指數降低，可降低自由基活動，保護身體免於氧化與慢性疾病的傷害。除了利用薰香之外，泡製香草茶飲用也是非常好的方式。

材料

迷迭香枝葉 ·················· 少許
紅茶 ·························· 少許
檸檬片（可略）·············· 2片
蜂蜜 ·························· 少許
乾燥或新鮮薰衣草（可略）··· 少許

步驟

1 剪下約5公分長的迷迭香枝條（乾燥或新鮮皆可），放在茶壺內，加入少許的紅茶，倒入滾水，蓋上蓋子避免蒸氣消散，浸泡約5分鐘。

2 過濾掉茶葉與香草，將茶湯倒出，放入檸檬片即可飲用。另可依個人喜好再加入少許蜂蜜調味。

3 依飲用的時間與需求，白天加入新鮮檸檬片；夜晚可改用薰衣草。夏季時，可待茶湯溫涼後再飲用。

其他幫助腸胃消化的搭配

迷迭香＋檸檬＋薑＋黑糖
迷迭香＋檸檬＋茴香＋蜂蜜
迷迭香＋薄荷＋蜂蜜
迷迭香＋鼠尾草＋蜂蜜
迷迭香＋檸檬馬鞭草＋甜菊

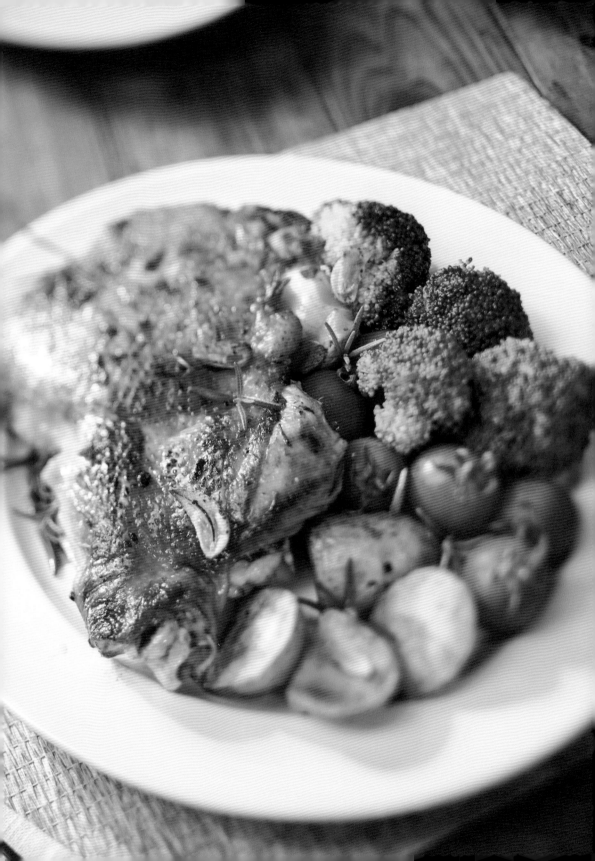

Rosemary Chicken Leg Quarters

迷迭香雞腿排

迷迭香因為種植容易，保存也簡單，很推薦在公寓陽台或自家宅院裡種一盆，只要陽光充足與排水良好，一年四季都可以有迷迭香入菜。隨手從院子、窗台剪下香草入菜，當餐鮮食，是很幸福的事情。把生長茂盛的迷迭香採收起來，陰乾後收到玻璃罐裡面分贈親友，也是可愛又實用的小禮物。除了西式料理的雞腿排、雞胸肉、牛排之外，朋友告訴我滷肉的時候也可加兩支迷迭香一起增添香氣，風味與傳統爌肉不太相同，也很推薦大家試試看。

材料

雞腿排去骨	2片
小番茄	6-8顆
馬鈴薯	2-4顆
青菜（蘆筍、青花菜等）	適量
橄欖油	2湯匙
蒜片	少許
迷迭香	2-4枝
鹽	少許
黑胡椒	少許

步驟

1 雞腿排去骨後洗淨，稍微拍乾。

2 將迷迭香和黑胡椒放在橄欖油裡面混合後，抹到雞肉上面，靜置醃約半小時。

3 小鍋煮水，先將馬鈴薯燙熟（或以電鍋蒸熟）。

4 熱鍋將雞腿排放入，先煎帶皮的這一面，將油脂逼出後，放入蒜片一起煎香，等雞皮逐漸變金黃色，翻面繼續將另一面也煎熟。確認雞肉已熟就可起鍋。

5 同一鍋不熄火，再放入已經燙熟的馬鈴薯，小火慢慢煎酥脆，最後再放小番茄（小番茄不下鍋直接生吃也可以）。

6 另用一小鍋煮水將青菜燙熟，滴入少許橄欖油保持顏色青脆。

7 餐盤先擺上雞腿排，撒上煎過的蒜片，少許黑胡椒，再把煎好的馬鈴薯、小番茄與青菜擺上，就是一道美味的晚餐。

TIPS

迷迭香的氣味濃烈，抗菌功效優異，對各種肉類料理都合用，也可以試著泡一罐海鹽大蒜迷迭香浸泡橄欖油，放在廚房窗邊溫暖處萃取香氣，不管是入菜料理、做沙拉、蘸麵包，都好。

03

到手香
Indian Borage

Plectranthus amboinicus

有消暑解表、化濕健胃、
涼血解毒、消腫止癢之效。
對各類腫痛發炎的症狀都有效果。

拉丁學名 *Plectranthus amboinicus*
植物科屬 唇形科香茶屬
主要產地 巴西、馬來西亞、中國、印度等地；台灣各地常見
精油萃取部位 全株植物
精油萃取方式 蒸餾

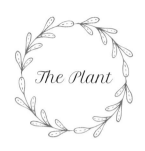

The Plant

　　到手香（或稱左手香）是唇形科半多肉植物，葉緣呈鋸齒狀，全株表面都有細毛。葉片肥厚，氣味強烈，濃烈的味道聞起來像奧勒岡草又像百里香，原生地是南美洲與東非洲，目前世界各地熱帶類型氣候地區都有種植。有些當成藥用，有些當成香料，有些純粹裝飾用，在各地發展出不同的用途。

　　在台灣，到手香是庭院與陽台盆栽常客，走在大城小鎮的巷弄裡面都可以看到它的蹤跡，不管是盆栽或地植都很容易繁殖。到手香肥厚接近多肉的葉片，存活能力非常強大，即使數天沒有澆水，依然可以保持常綠健壯，再次補水後就恢復生機。超強耐旱的枝條，剪下後即使只是丟在地面上，也可以就著薄薄的沙土長出根系

來。台灣民間相傳皮膚外傷可以摘取葉片來搗碎，外敷即可消炎消腫，搗碎榨汁後加入蜂蜜與鹽巴飲用，則可治療咳嗽、感冒與喉嚨痛。近年來手工皂與居家DIY油膏的風氣盛行，網路上也有很多到手香膏的製作方法與示範。

　　到手香的種類包括一般常見的寬葉到手香、小型圓葉到手香、鑲邊到手香、薄荷到手香，還有葉片比較薄一點的粉紅到手香（麝香木）。或許因為種類繁多，以及產地的不同，氣味各擅勝場，使得到手香的「洋名」一下子是印度琉璃苣（Indian Borage），一下子是墨西哥薄荷（Mexican Mint），一下子又換成古巴奧勒岡（Cuban Oregano）和西班牙百里香（Spanish Thyme），一直都不能好好做自己。

台灣常見到手香種類

　　不同類型的到手香在台灣種植都不難，氣味上各自因品種有些許的差異，我個人比較喜歡的是小圓葉和維奇到手香，氣味不若一般到手香那樣嗆鼻，比較清新。

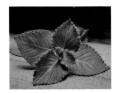

到手香
Plectranthus amboinicus

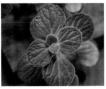

小圓葉到手香
Plectranthus socotranum

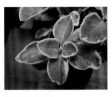

鑲邊到手香
Plectranthus amboinicus
'Variegata'

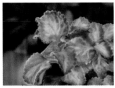

青斑／黃斑到手香
Plectranthus amboinicus
'Well-sweep wedgewood'

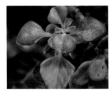

維奇到手香
Plectranthus tomentosa

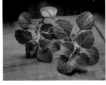

薄荷到手香
（拉丁學名不詳）

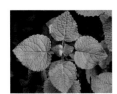

粉紅到手香，又稱麝香木
Plectranthus fruticosus

> 到手香家族品種繁多，已經夠讓人混淆了，下列這三種完全不同的植物，在網路上和部分香草店家的資料上面，也常會被混為一談。三種都是唇型科的植物，但香氣與屬性大不同。
>
> **到手香 *Plectranthus amboinicus***
> 葉片較厚，屬半多肉植物，功能與特色如本篇所述。
> **廣藿香（Patchouli），學名 *Pogostemon cablin***
> 葉片薄，皺縮，呈卵形或橢圓，香氣帶土味與藥味，在芳療與香水、香道領域佔有重要地位，是很好的基調香氣，也常用作定香劑。（功能與特色見本書第154頁）
> **茴藿香（Anise Hyssop），學名 *Agastache fooeniculum***
> 葉片較薄，葉緣呈鋸齒狀，結合了茴香、八角與九層塔的香氣，並帶有甘甜口感，夏季開紫色花，可單獨泡茶，或在各種料理中運用。

 到手香的功效

　　到手香具有抗菌、抗微生物、除寄生蟲等功效，還可以提振食慾，除臭、利尿，對呼吸道系統很有幫助，可以處理咳嗽、喉嚨痛等症狀，也具有祛痰的功效。在台灣鄉野藥用植物的紀錄裡，到手香全草有消暑解表、化濕健胃、涼血解毒、消腫止癢之效。對各類腫痛發炎的症狀都有效果。除了一般到手香的功效，個別品種有時也會另外單獨被提起，例如：「鑲邊到手香可食用、提煉精油、藥用。可消炎、解毒行氣、化濕，可治喉嚨痛、聲音沙啞、水腫、肺積水，外用可治中耳炎。」運用的方例，包括內用取鮮葉搗汁和蜂蜜服用，外用取鮮葉搗渣敷於患處，都是在民間與網路流傳的常見運用方式。但還是要提醒，有身體不適或重大疾病宜先就醫確診，使用藥草處理症狀都必須先做敏感測試，且需留意劑量，並以稀釋使用為上。

到手香精油的化學組成

　　到手香的精油目前仍不是很普遍，但國內國外都有部分小農或實驗室蒸餾生產。有學者透過到手香精油的GC/MS分析，得出到手香的芳香化學成分報告，但或因產地不同，氣候土壤不同，萃取方法、萃取技術等差異，使得到的精油化學組成有相當大的差異。

化學類型	研究一 成分 Composition	研究二 成分 Composition	研究三 成分 Composition
酚類 Phenols	thymol（64.3%）,	thymol（21.66%）, carvacrol（28.65%）, α-terpineol（3.28%）	thymol（41.3%）, carvacrol（13.25%）, 1,8-cineole（5.45%）, eugenol（4.40%）, methyl eugenol（2.10%）
醛類 Aldehyde		undecanal（8.29%）,	
帖烯類 Terpenes	γ-terpinene（9.9%）, β-caryophyllene（2.8%）, p-cymene（10.3%）	α-humulene（9.67%）, γ-terpinene（7.76%）, ρ-cymene（6.46%）, β-selinene（2.01%）	caryophyllene（4.20%）, terpinolene（3.75%）, α-pinene（3.20%）, β-pinene（2.50%）, β-phellandrene（1.90%）
其他		caryophyllene oxide （5.85%）	

　　表中列出三個不同研究得到的化學組成，我們可以看出來到手香含有相當比例的百里香酚（thymol）、香旱芹酚（carvacrol），甚至丁香酚（eugenol）等殺菌抗病毒清潔能力強大的成分，除此之外還有帖品烯（γ-terpinene）、石竹烯（caryophyllene）等抗發炎的分子。儘管研究結果有所差異，但從這些報告中，我們仍可研判出關於到手香成分的概略面貌，以及為什麼不同文化中都有採集到手香進行各種民俗療法的紀錄。

　　成分比例最高的是百里香酚與香旱芹酚（或香荊芥酚，carvacrol），這兩個結構是主要的成分，也因此可以解釋到手香為何香氣如此濃烈，有時候不需摘下葉片，只要澆水就可聞到那種有點接近消毒藥水的氣味，這兩個分子的結構接近，都具有抗黴菌、抗病毒的能力，可以防腐，對免疫系統有優越的激勵效果；可以促進血液循環，也具有筋骨關節止痛的效果。其他的桉油醇、丁香酚、對繖花烴（p-cymene），可以祛痰、消炎、促循環、止痛；其他的帖烯類也有各自的消毒、殺菌、補氣等功效。惟以上分子都容易有皮膚刺激性，也可理解有些人可能會對到手香過敏，再次提醒務必先做過敏測試並斟酌劑量。

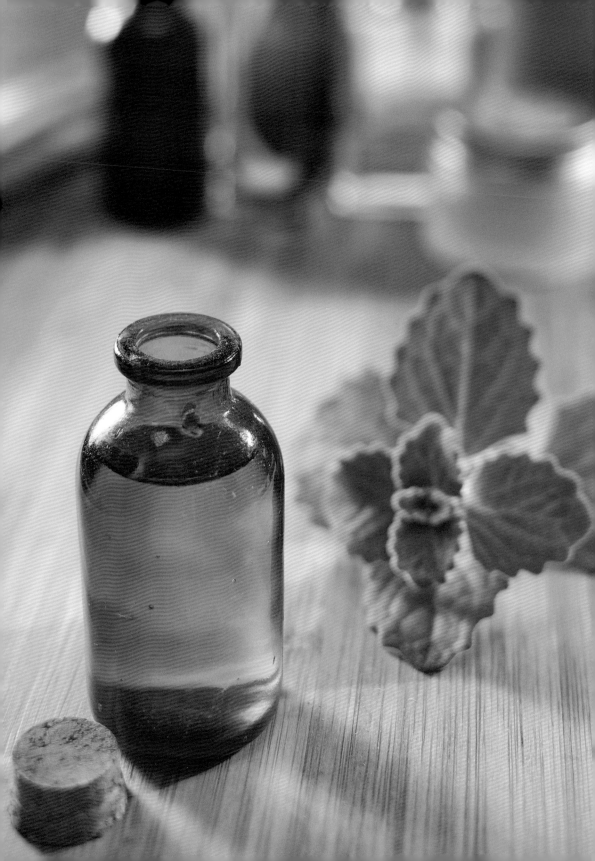

Indian Borage Mouthwash

到手香漱口水

我們的口腔環境溫熱而潮濕，裡面至少有超過700種細菌，口腔衛生做得好的話，牙菌斑不容易生成，也就不容易造成琺瑯質被侵蝕而開始蛀牙。除了注意餐後要漱口，少吃糖類與醣類之外，運用植物含有的抑菌成分，可以避免口腔細菌佔領牙齒表面形成牙菌斑，不失為口腔保健的一種方法。在感冒前期有喉嚨腫痛情形的時候，也可以用到手香純露或茶湯漱口的方式，讓病原不容易在口腔內駐紮，提振免疫力。

 材料

到手香純露或茶湯 ········· 20ml
（另可加薄荷純露、土肉桂純露）
水 ····························· 20ml
50ml玻璃密封罐 ··········· 1個

步驟

1 將純露和水以1:1的比例稀釋後裝瓶。

2 早晚與餐後取20ml漱口水，漱口後吐掉即可。

3 若沒有純露，以新鮮葉片煮水放涼後使用也可以，不需再以水稀釋。

 TIPS

民間流傳皮膚腫痛受傷時可將到手香搗碎後直接膚在傷處，或稱到手香絞碎成青草汁飲用之後，可以預防或治療肝病，這些都是目前未經臨床證實的作法。從前述化學成分分析，我們已知到手香的芳香分子效力強大，從芳療保健的角度看來，這些芳香分子的作用強烈，也比較容易有皮膚刺激性，因此不建議直接原汁飲用或原葉搗爛直接敷在傷口上。曾有民眾長期以到手香搗碎敷蓋腿部，導致皮膚潰瘍幾近蜂窩性組織炎的例子，聽起來就很痛。再次提醒，使用藥草前務必先做過敏測試，確認自身是否對到手香過敏，並衡量開放傷口是否適合以鮮品敷蓋等問題。

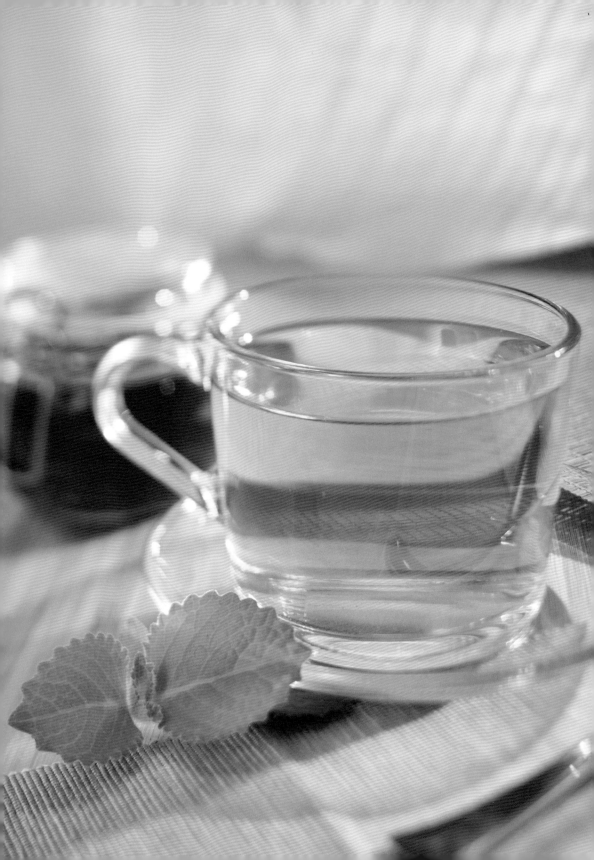

Indian Borage Honey Tea

薄荷到手香蜂蜜茶

台灣鄉間流傳以到手香汁液混合蜂蜜飲用可以治療喉嚨痛、支氣管炎等呼吸道的炎症。西洋藥草學裡面也談到到手香可以祛痰，清理鼻孔、鼻竇與呼吸道裡面堆積在黏膜上的濃稠痰液，避免再次的感染與發炎，並提振免疫系統。我自己實驗過直接打汁後再加蜂蜜，喝起來喉嚨其實不太舒服。搗碎或切碎，再搭配其他藥草一起煮茶，煮好後將藥草渣滓過濾再飲用，比較不會在喉嚨已經發炎的同時，讓到手香的細毛有機會造成喉嚨的搔癢不適。

材料

到手香葉片 ·············· 10g
薄荷葉片 ·············· 10g
甜菊葉片 ·············· 5g
蜂蜜 ·············· 少許
水 ·············· 500ml

步驟

1 將各種香草葉片切碎後放入鍋內。倒入500ml的水，小火煮10分鐘。到手香葉片煮茶的味道偏苦澀，不喜歡的人可以斟酌減量。

2 將茶湯以濾網過濾，倒入茶壺內，趁溫熱倒入杯中，以蜂蜜調味後飲用。

3 可斟酌添加其他適合的香藥草一起煮茶。

TIPS

如同前頁提及將到手香直接敷於傷處可能造成過敏的問題，飲用到手香絞碎的青草汁，除了因為芳香分子作用強烈，屬於容易刺激身體的黏膜與皮膚組織的成分之外，到手香表面被覆有細毛，未經過濾有可能引發皮膚與喉嚨搔癢之疑慮。我自己的「人體實驗」研究結果，覺得煮茶過濾之後再飲用，比較不會造成喉嚨不適，也不會在處理喉嚨痛的同時，反而使喉嚨搔癢而咳嗽不停。

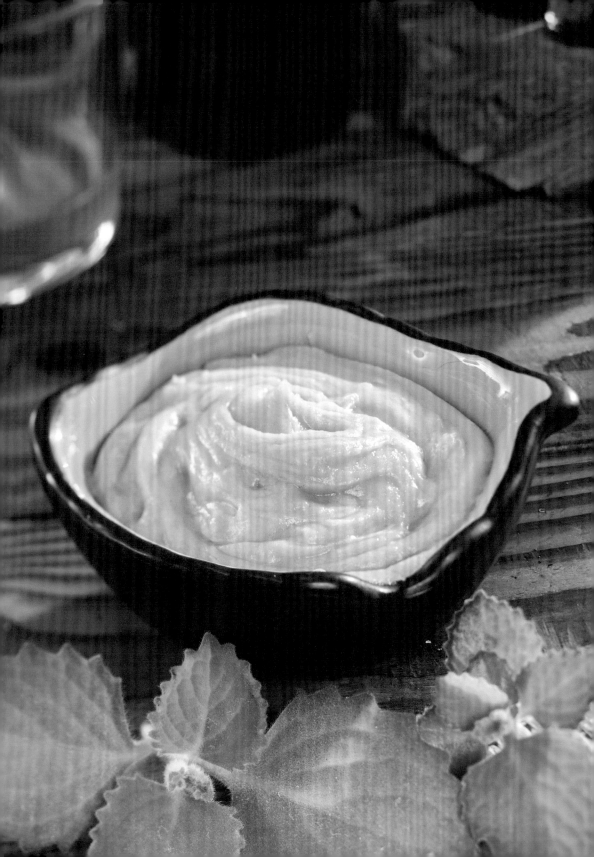

Muscle Ointment

到手香痠痛軟膏

到手香的活性成分裡面有大量的酚類，包括百里香酚（thymol）、香旱芹酚（carvacrol）與丁香酚（eugenol）等。酚類物質在消炎、鎮痛與麻醉的功效上非常好，臨床上已有不少的研究，鄉野藥草上常用到手香來處理風濕、關節的發炎腫痛與外傷。台灣也有人以誘發老鼠關節炎的方式進行研究，發現以到手香的萃取液來治療，可以促進非類固醇消炎止痛藥（NSAID）的藥效，建議或許可以透過到手香萃取物而減少 NSAID 類藥物的使用。雖這仍是動物實驗，但已指出一個向大自然取經的方向。

材料

到手香葉片，取汁液 ···· 10g
甜杏仁油 ················· 20g
瓊崖海棠油 ·············· 5g
乳油木果脂 ·············· 20g
蜂蠟 ····················· 10g
蘆薈膠 ··················· 10g
精油 ····················· 10滴
迷迭香 CO2 萃取物或抑菌劑
········ 依包裝指示比例用量

步驟

1 搗碎或以食物調理機攪拌到手香葉片至出汁，以紗布過濾後，取 10g 的到手香汁。

2 量取甜杏仁油、瓊崖海棠油、乳油木果脂和蜂蠟，放在玻璃量杯或鋼杯內，隔水加熱並攪拌，使油、脂、蠟融化並充分混合。

3 另外拿一個容器把到手香汁液與蘆薈膠攪拌均勻。

4 等待油脂蠟的混合液稍微降溫之後，以電動攪拌棒或叉子開始攪拌，並同時慢慢加入到手香汁液與蘆薈膠。持續攪拌直到成為濃稠的美乃滋狀。

5 再滴入設計好的精油複方與抑菌劑，確實攪拌均勻，裝入適合的面霜盒內就完成了。

筋骨關節痠痛相關精油

月桂、檸檬尤加利、桉油樟、甜馬鬱蘭、樟腦迷迭香、芳香白珠樹等。

TIPS

添加新鮮植物汁液的軟膏，請務必加入精油與抑菌劑，可有效避免黴菌滋生。

Mosquito/Mold-Free Spray

到手香環境噴霧

到手香含大量酚類，酚類屬於帶著苯環的芳香族，氣味強烈而濃郁，且活性很高，容易對皮膚造成刺激。芳療上並不建議直接使用到手香精油，取得也不容易，但萃取到手香純露，或以酒精浸泡的酊劑萃取方式，把到手香的活性成分萃取出來，製作成環境噴霧，用以抑菌、抗黴菌，防止蚊蟲入侵，倒不失為一個便利又不必擔心化學殘留的環境良方。且其中抗黴菌防腐功效優異的百里酚（thymol），源自於百里香這株植物。百里香在台灣濕熱環境中生存不易，到手香卻是耐濕耐旱耐高溫，是再好不過的替代品了。

材料

到手香葉片酊劑 ·················· 60ml
到手香純露 ····················· 60ml
防蚊蟲精油複方(檸檬香茅、綠花白千層、廣藿香、天竺葵等)········ 5ml
250ml 的噴瓶 ····················· 1 個
水 ····························· 120ml

步驟

1 到手香酊劑的製作：摘取新鮮到手香葉片，稍事沖洗後靜置晾乾。切片後放入玻璃罐內，倒入酒精至完全蓋過葉片。放在窗台可以有半日照到陽光的地方，浸泡 2 週後，將到手香葉片過濾掉，留下酊劑。

2 到手香純露，搭配到手香酊劑以 1：1 比例搖晃均勻，再對一倍的水。(純露 1：酊劑 1：水 2)

3 滴入約 3% 的複方精油，搖晃均勻後在空間中噴灑使用即可。

4 外出可做為防蚊噴霧使用。若給小兒使用濃度請調低，約 1-2%，噴灑時請避開臉部。

TIPS

如果沒有到手香純露，可以將到手香葉片切碎煮開，然後過濾渣滓，以茶湯取代純露。

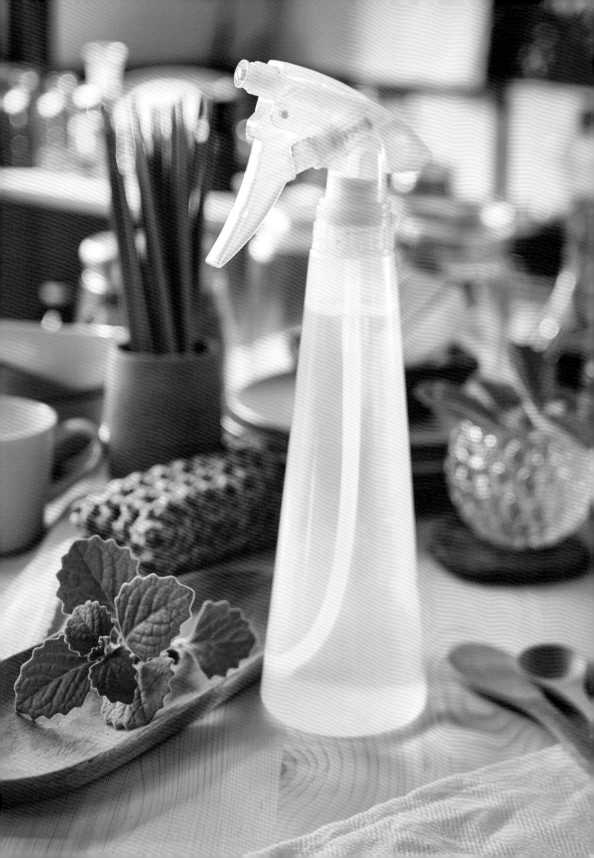

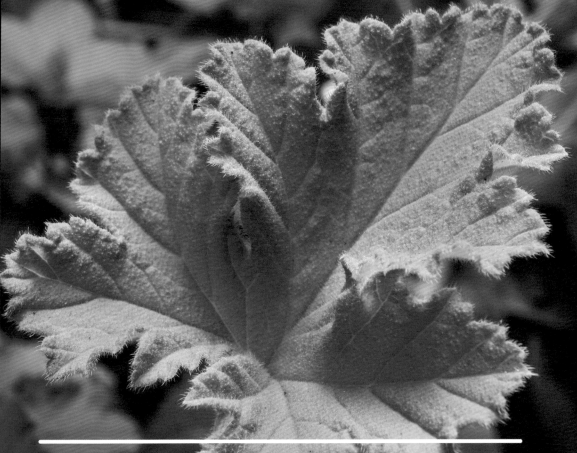

可以調節並平衡體內荷爾蒙，
鎮靜神經系統，
舒緩疼痛與發炎的狀態。

拉丁學名	*Pelargonium graveolens*
植物科屬	牻牛兒苗科天竺葵屬
主要產地	南非、馬達加斯加、留尼旺島、埃及、摩洛哥、中國、印度
精油萃取部位	葉片
精油萃取方式	蒸氣蒸餾

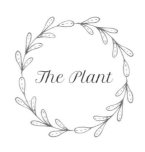

天竺葵原產地是非洲南部，品種類型非常多，有時又被稱為老鸛草或「驅蚊草」，但老鸛草其實是氣味相近，但同屬不同種的植物。玫瑰天竺葵屬於牻牛兒苗科，天竺葵屬，是芳香天竺葵的代表品種，也是提煉天竺葵精油的主要品種，在香水業佔有很重要的地位。在台灣也很容易就可以買到玫瑰天竺葵，栽種十分容易，粉紅色花朵小巧可愛，很適合種植在庭院中，增添香氣與顏色。

天竺葵的葉片互生，翠綠色，葉片形狀是掌狀，有點像楓葉，有裂紋但依品種不同深淺不一，表面有細細的絨毛。莖可直立，基部會木質化。屬多年生草本植物，但是底部老枝木質化後看起來像樹幹，會讓天竺葵看起來像小型灌木。

天竺葵喜歡排水良好的土壤，喜歡全日照，跟其他西洋香草一樣，盡可能在盆土表面快乾的時候再澆水。印度有些栽培天竺葵以萃取精油的農場，會將天竺葵種在有一定高度的山地斜坡上，方便土壤排水，天竺葵會長得更好。台灣夏季濕熱，天竺葵又怕泡水，大雨後的豔陽是很多香草的敵人，天竺葵也不例外，一般而言，建議夏季不需要太多的日照，放在半遮蔭處避免淋雨，並限制給水避免爛根，會比較容易度過仲夏。

天竺葵的香氣柔美，非常的「花香」，尤其是台灣很常見的玫瑰天竺葵，開小小桃紅色的花，很容易被誤會那股玫瑰花香來自那小小的玫瑰色花朵，但只要種過天竺葵就知道，葉片輕輕一摸，手上就都是香氣。它跟迷迭香一樣，精油是儲存在葉片上那些細小的腺毛上。把葉子摘下來陰乾後，收到玻璃空罐裡，就是很好的酊劑、浸泡油、泡澡、煮茶的素材。

🔹 天竺葵種類

除了玫瑰天竺葵之外，台灣的香草店家還可以找到檸檬天竺葵（*Pelargonium crispum*）、椰香天竺葵（*Pelargonium grossularioides*）、蘋果天竺葵（*Pelargonium odoratissimum*）、巧克力天竺葵（*Pelargonium quercifolium* 'Chocolate mint'）、薰衣草天竺葵等，從葉片就可以聞到不同的香氣，葉片深裂的程度不太一樣，也有些葉片較為光滑而少有細毛。有機會在花市或香草店相遇，不妨帶回家種植，體驗香氣的差異。另一個常見的近親防蚊樹（*Pelargonium citrosum*）雖名為防蚊，但必須萃取做成純露後才能利用其中驅蟲成分。

🔹 天竺葵的功效

天竺葵精油的功效特色大概可以用「調節、平衡與舒緩」來總括，溫柔的香氣可以對抗壓力帶來的負面情緒，調節過量的壓力荷爾蒙，對心血管循環不良、荷爾蒙分泌失調，都具有調節的功效。對於神經系統，天竺葵精油同時具有鎮靜與提升的功效，可以處理焦慮症狀，也具有刺激腎上腺皮質分泌的功效，因此可調節並平衡體內性荷爾蒙。對長期的疲倦、哀傷、低能量狀態，女性的週期不協調症狀、靜脈曲張、水腫等循環的問題，都具有一定的效果。運用在皮膚上，則可以治療與淨化受傷紅腫的皮膚，舒緩疼痛與發炎的狀態。

在西洋占星藥草學的典籍中，認為天竺葵受金星的主宰，建議可以使用在消除結石和止血上，可以加速淤傷的復原，對各種潰瘍都具有功效。藥草具有特殊的香氣，可以磨粉和酒服用，以治療創傷，也可以外敷使用。從現代人的角度看待這些紀錄，我們或許不會再使用這些方法來直接處理傷口，但泡製酊劑，或萃取純露、精油後，稀釋調製成噴霧、化妝水或添加在清潔產品裡面使用，同樣可以享受這些保健與保養的功效。

此外，致力於將芳療運用在臨床醫學上的學者們發現，透過在醫院照護的情境中，運用精油可以幫助很多病患康復，例如，住院糖尿病患在皮膚皺摺處有擦傷因而受到念珠菌與金黃葡萄球菌的感染，在使用含有真正薰衣草、天竺葵和花梨木的乳液之後，病灶範圍減少，感染造成的難聞氣味也降低了。乳液芳香的氣味也讓病患心情開朗許多。溫和而舒服的天竺葵精油，在日常的生活中也可以做為溫和的止痛和鎮靜劑，也是很好的促進外傷傷口癒合的止痛與抗菌劑，製作金盞花膏這一類外傷藥膏的時候，可以好好運用搭配。

針對婦科方面的議題，天竺葵跟許多其他藥草／精油一樣具有荷爾蒙作用，可以處理經痛，幫助經前症候群的舒緩，平衡因荷爾蒙失調引起的不適症狀，包括皮膚油脂的過度分泌，臨床上更被運用來幫助產程初期的孕婦放鬆、減輕焦慮。

除此之外，天竺葵因為含有豐富的香茅醇（citronellol）和牻牛兒醇（geraniol）這兩個蚊蟲不愛的氣味，也非常適合用來抗菌、驅蚊蟲。

🌢 天竺葵精油的化學組成

在芳療上，玫瑰天竺葵（*Pelargonium roseum*）、芳香天竺葵（*Pelargonium graveolens*）與波旁天竺葵（*Pelargonium X asperum*）都是常見的天竺葵精油種類，這些精油的化學成分相近，藥用價值也很類似。在所有的天竺葵精油中，馬達斯加的有機波旁種天竺葵精油氣味細緻，抗菌抗病毒效果也最優秀，但因有機栽植艱辛，價格不斐。此外，根據 Tisserand&Yang（2014）的精油安全指南一書，所謂的玫瑰天竺葵 "Rose Geranium" 精油原本是指留尼旺島所產某一特定栽培品種的波旁天竺葵萃取出來的精油，但現今該產地產量極少，已經不在市面上銷售，現在市場上的玫瑰天竺葵是由其他產地的所培育的留尼旺波旁品種天竺葵蒸餾取得，但因品種繁多，辯證困難，拉丁學名與品種相當混亂。

化學類型 Chemical group	留尼旺島 成分 Composition	埃及 成分 Composition	中國 成分 Composition
單帖醇類 Monoterpenols	citronellol（20-47%），geraniol（7%-30%），linalool（3-14%），nerol（0-1.2%）	citronellol（24-28%），geraniol（15%-18%），linalool（0.5-8.6%）	citronellol（36-39.1%），geraniol（8.7%-8.9%），linalool（3.6-3.9%）l
酯類 Esters	citronellyl/geranyl/linalyl formate，以及 citronellyle/geranyle acetate等（8-35%）	citronellyl/geranyl/linalyl formate，以及 citronellyle/geranyle acetate等（14-25%）	citronellyl/geranyl/linalyl formate，以及 citronellyle/geranyle acetate等（15-30%）
酮類 Ketones	menthone, isomenthone, methylheptone, piperitone等（4-15%）	isomenthone（5.7-6.1%）	menthone, isomenthone等（6.8-8.1%）
帖烯類 Terpenes	guaiadiene（0-7%）	guaiadiene（0.3-1.2%）	guaiadiene（6.1-6.8%）
氧化物 Oxides	（z）-rose oxide（0.3-1.4%）	（z）-rose oxide（0.9-1.0%）	（z）-+（e）-rose oxide（1.8-2.0%）

學名、品種與化學成分的辯證其次，從氣味上區分，可以把天竺葵區分為玫瑰天竺葵與天竺葵兩種，玫瑰天竺葵比較容易讓人聯想到玫瑰氣味，而一般或波旁種類的天竺葵則較具「綠色」的青草氣息。兩者的香氣成分類似，芳香分子種類一樣繁多，同樣都含有高比例的妮牛兒醇和香茅醇。

玫瑰天竺葵精油香氣成分種類多，功效當然也十分強大而龐雜，加上氣味相近，很容易讓人聯想到玫瑰。但在兩種植物相較之下，玫瑰天竺葵的萃取運用都比玫瑰價格便宜很多，相對讓人覺得十分親民。有機會取得純露的話，搭配使用可以有更多的用途與變化。在家種植玫瑰天竺葵，自行製作酊劑或煮茶也都是很好的運用方式。

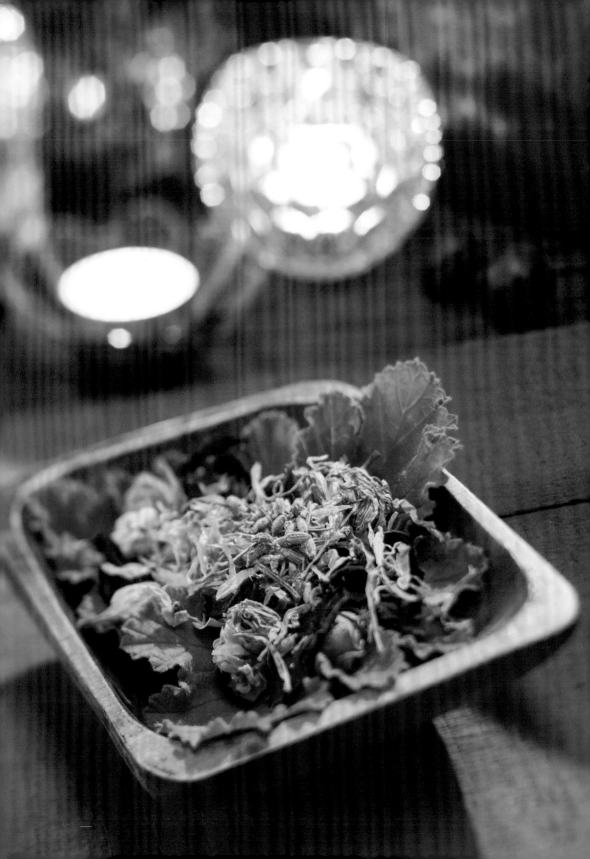

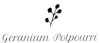

Geranium Potpourri

天竺葵香草包

摘取庭院中具有香氣的各種花草,放在美麗的容器當中,讓香草慢慢乾燥,並散發出自然的香氣,是喜愛種植芳香藥草的「女巫」們常做的事情,如果可以搭配各種花朵的顏色,視覺上也能讓人感覺愉悅,達到安撫與提振的效果。乾燥後的香草也可以放在棉布包或是不織布的濾茶袋裡面,吊掛在衣櫃,抽屜或房間一角。香氣漸散之後還可以滴上精油,持續發揮作用,驅蟲芳香兩相宜。

天竺葵溫穩又香甜的氣味,很適合用來平衡低下的情緒。情緒不佳,易怒,長期的焦慮狀態與悲觀主義者,可以經常嗅聞幫助提振精神與士氣。天竺葵兼具有防黴、驅蚊驅蟲的功效,把乾燥香草填充在碎花棉布或是素面的胚布、紗布包裡,吊在臥室衣櫃中散發淡淡香氣,也是個很好的裝飾品。

 材料

各種乾燥香草
(自家種植或網路購得)………各少許
濾茶袋或棉布包………………1 個

 步驟

1 將採收或購入的香草剪碎。
2 放入袋中,滴入數滴抗黴菌精油,吊掛在衣櫃或居家空間中散發香氣。

 TIPS

① 阿娥常用來製作香草包的花草種類包括:天竺葵、薰衣草、薄荷、左手香、檸檬尤加利、忍冬 (金銀花)、茉莉花、百里香、迷迭香、鼠尾草、甜馬鬱蘭、玫瑰花等等。

② 種植香草的收穫之一,就是隨時可以找找自家院內有哪些花草,組合成喜歡的香氣花草包。不考慮配色與美觀問題的話,曬乾後的香草雖然多半全變成褐色,放入紗布包內綁好繩子,會比較容易搗成碎片,讓香氣充分釋放,效果會更好。

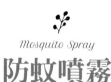

Mosquito Spray

防蚊噴霧

香茅醇（citronellol）是存在多種植物精油及一些水果裡面的一種有機芳香化合物。有兩種異構體，R-（+）-citronellol 存在檸檬香茅這種植物裡；而 S-（-）-citronellol 則存在於薔薇屬植物（如玫瑰），以及天竺葵屬的植物（如玫瑰天竺葵）裡面。香茅醇常被運用在香水和驅蟲噴劑裡面，文獻上指出香茅醇在短距離內是很好的驅蚊劑，保護性能會隨距離大大降低。瞭解這個運作的機制之後，泡製酊劑、純露或精油稀釋後噴在衣物與隨身物件上，是個氣味宜人的防蚊香氣。含有香茅醇與姥牛兒醇的玫瑰天竺葵，也是害怕單純檸檬香茅氣味的阿娥比較喜歡使用的驅蚊精油。

材料

玫瑰天竺葵、防蚊草、檸檬尤加利、
檸檬香茅等防蚊蟲香草 …… 各數片
250ml 玻璃瓶 ………………… 1 個
酒精 …………………………… 200ml
250ml 噴霧瓶 ………………… 1 個
水 ……………………………… 約 200ml
防蚊精油（見下表）……… 約 5ml

步驟

1 新鮮植物葉片摘取後，剪碎放入玻璃瓶內，倒入酒精，蓋過植物葉片。
2 每日輕搖瓶身後，放回繼續靜置。
3 約 2 週後，濾掉植物葉片，留下來的酒精液體即為植物酊劑。
4 取噴霧瓶一個，將植物酊劑與水裝入（酊劑與水的比例約為 1：5），隨身攜帶做為防蚊噴霧即可。
5 可選擇再滴入具有防蚊功效的精油，加強防護效力。

防蚊蟲精油推薦

檸檬香茅、檸檬尤加利、醒目薰衣草、天竺葵、山雞椒（馬告）、薄荷等。

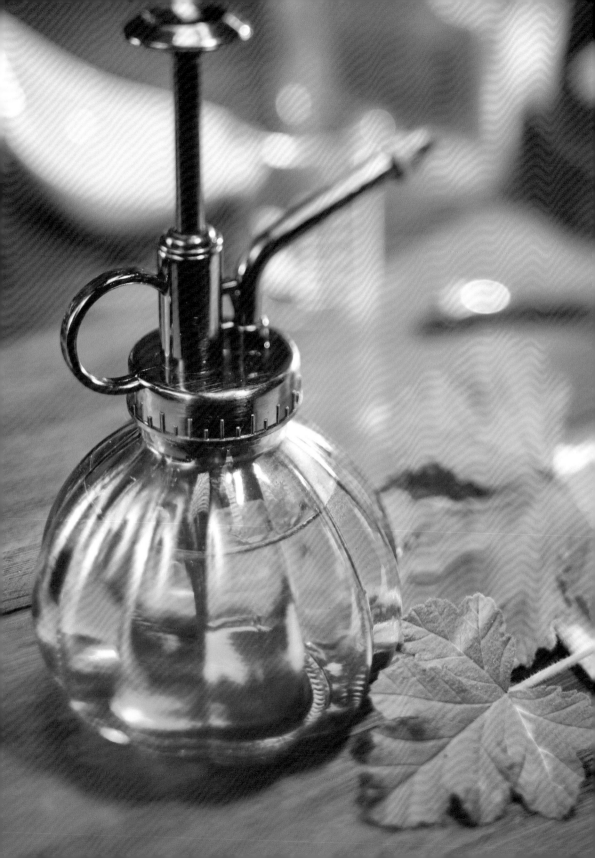

Geranium Toner

玫瑰天竺葵化妝水

運用玫瑰天竺葵芳香宜人的氣味，以及平衡油脂分泌的功效，自己製作化妝水，在每日的保養步驟中，拍上化妝水，柔潤與滋潤肌膚的同時，也可以享受玫瑰香氣。其他能夠滋潤肌膚的植物和藥草，還包括洋甘菊、接骨木、橙花、迷迭香、薰衣草等，如果購買得到這些純露，也可以試著自己設計「複方」的純露化妝水，抓好比例即可。添加少許甘油可以增加滋潤度，酒精則可以抗菌並幫助精油與純露乳化混合，但兩者都可以省略。

材料

天竺葵純露 ……………… 150ml
甘油（可略）…………… 15ml
酒精（可略）…………… 15ml
天竺葵精油 …………… 15滴
噴霧罐 ………………… 1個
或
玻璃罐 ………………… 1個
化妝棉片 ……………… 30片

步驟

1 在罐內倒入純露、甘油、酒精，再滴入天竺葵精油，搖晃均勻，就可以直接做為化妝水使用。

2 或將調好的化妝水裝在廣口玻璃罐內，放入化妝棉片，讓棉片逐漸吸收液體。

3 一罐30片的化妝棉片可以使用一個月，趁新鮮使用完畢剛剛好。

4 添加了精油、酒精等成分的純露化妝水，保存期限比單純的純露長一些，但仍建議盡快使用完畢為佳。

TIPS

同樣的調配方式，可改用其他安撫鎮靜保濕的純露與精油。買不到純露的話，也可以試著自己以煮香草茶的方式，將渣滓過濾後，以茶湯代替純露，比例相同。一樣要記得留意保存期限的問題，盡快使用完畢。

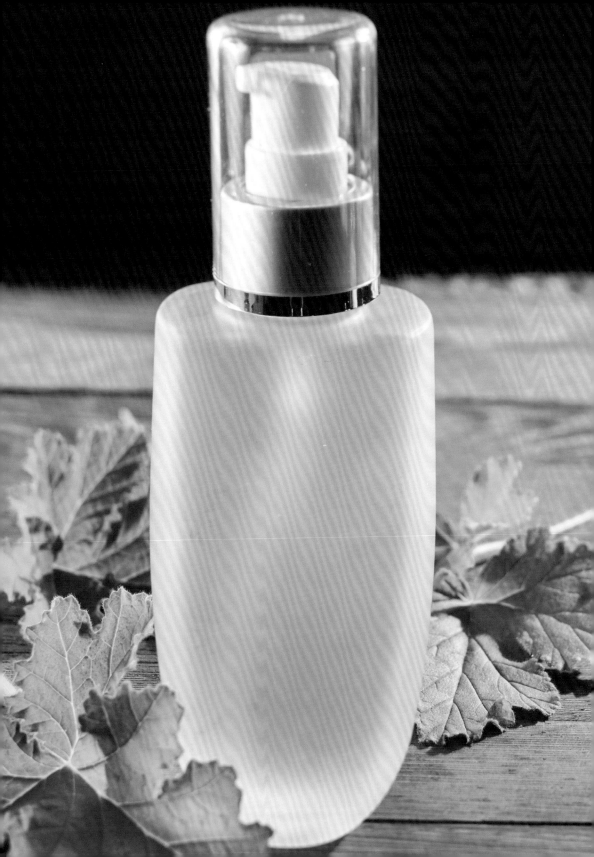

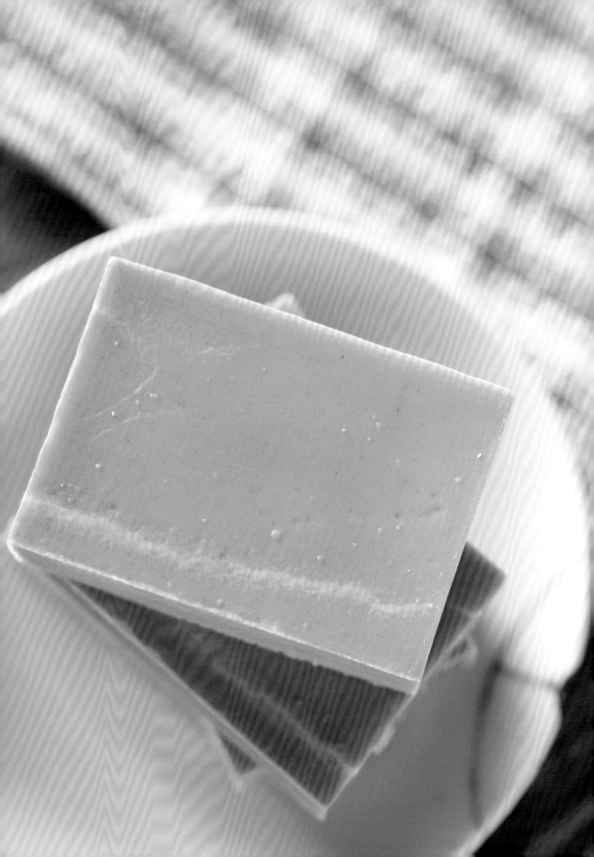

Geranium Face Bar

天竺葵潔顏皂

天竺葵精油具有抗發炎、抗菌、抗憂鬱的功效，對皮脂的平衡效果優異，運用在皮膚上可以安撫、鎮定與淨化受傷紅腫的皮膚，舒緩疼痛與發炎的狀態。對極度乾燥的膚質具有安撫效果，對過度油膩的肌膚則可以緩和旺盛的皮脂腺，非常適合用來添加在洗臉的產品裡面。帶著青草氣息的花香，讓清潔後的肌膚感覺更舒爽，更能呼吸，而有了自我療癒的契機。

材料

橄欖油 ·············· 450g（64%）
椰子油 ·············· 100g（14%）
乳油木果脂 ········· 100g（14%）
蓖麻油 ················· 50g（7%）
氫氧化鈉（NaOH）········ 98.5g
水 ······················· 236g
粉紅礦泥粉 ················ 10g
天竺葵精油 ················· 14g

步驟

1 在鍋內量好所有的油品，在爐上以小火慢慢以隔水加熱的方式將油融化，並攪拌混合均勻。熄火，把鍋子從爐子上移開，將礦泥粉加入油內，攪拌均勻備用。

2 在量杯內量好所需的氫氧化鈉（NaOH）和水，將氫氧化鈉一匙一匙的加入水中，製作鹼液。

3 將製作好的鹼液，一邊慢慢倒入油中，一邊攪拌。

4 鹼液與油充分混合均勻之後，持續攪拌至皂液逐漸濃稠，接近trace（攪拌棒拉高後滴下的皂液會在表面留下痕跡）狀態，加入精油，繼續攪拌至trace狀態後入模。

5 把裝有皂液的皂模放入可保溫的紙箱，或保麗龍箱內蓋上蓋子，讓皂化反應持續完成，1-2天後即可脫膜切皂。晾皂4-6週後使用。

TIPS

① 製皂所需的工具與詳細步驟、配方計算方法等，請參考製皂入門書或本書第34頁。

② 配方中的油品可自行替換或加入其他油品，記得重新計算配方即可。

精油是什麼？
What Are Essential Oils?

● 精油是什麼？ ● 植物的光合作用 ● 植物的生化合成 ● 精油來自植物的哪些部位？
● 精油的萃取 ● 精油的屬性 ● 循序漸進的居家芳療

這本書裡面選擇了20種植物（藥草或香料），可以入料理茶飲，可以泡澡，可以萃取精油。其中還有一個共同點，這些都是芳香療法常見可萃取精油的植物。那，什麼是芳香療法？白話的説，芳香療法就是運用精油來促進健康，預防疾病。運用萃取自植物的完整精油，搭配各種基質或媒介（植物油、脂、膠、鹽、礦泥等等），幫助我們恢復身體與心靈原有的平衡的療癒方式。

因此，我們知道芳香療法裡面包含了各種元素，包括天然的植物精油、天然的基質或媒介，當然，還有準備材料與傳遞療癒能量的人。其中非常重要的元素之一，就是植物精油。

精油是什麼？

精油是植物的有機代謝產物，透過光合作用與生化作用，在植物組織內或表面的油腺生成，儲存在花朵、種籽、果皮、根部、樹脂、樹皮或樹幹中，散發出強烈的氣味。對植物而言，這些帶有氣味的芳香分子，是自體的抗生素，是OK繃，是吸引其他生物體幫助自己繁衍，或是擊退外來侵入力量的防線。

植物的光合作用

光合作用是植物和藻類的生命中一項很神奇的過程。植物可以利用光能把二氧化碳、水變成葡萄糖（碳水化合、能量）。想想看，人類或其他動物，有哪一種可以只靠曬太陽、喝水跟呼吸，就能夠有能量足以存活的嗎？並沒有。因此植物被稱為地球食物鏈中的自營生物（Autotroph，或是生產者 producer），植物可以利用光合作用，把無機物轉換成為有機物，並且儲存為能量。食物鏈中在生產者的上面，是消費者（consumers），也就是動物、某些細菌和黴菌等等。消費者透過吃植物或寄生、腐化的方式，把植物的能量轉移到自己身上。再來會有更高等級的肉食動物們，透過吃其他的草食性消費者的方式，獲取運作的能量。而這些不同等級的草食或肉食的消費者死亡後，分解者與清除者接手將屍體與殘骸分解成為小分子，回歸到自然界，成為植物生長所需的，陽光、空氣和水以外的其他養分。這個世界就透過這樣的循環運作著。The circle of life.

除了透過光合作用產生能量之外，植物的

光合作用示意圖

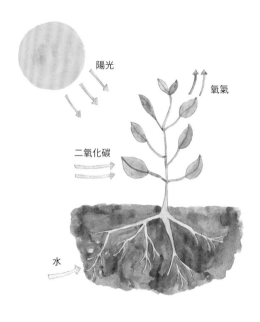

陽光

氧氣

二氧化碳

水

| $6CO_2$
Carbon dioxide | + | $6H_2O$
Water | $\xrightarrow{\text{Light}}$ | $C_6H_{12}O_6$
Sugar | + | $6O_2$
Oxygen |

光合作用這個看似非常基礎的生物化學方程式，到現在科學家仍未能完全釐清光合作用裡面的一些步驟。

生存還需要其他的有機化合物來幫助生長、發育和繁殖。因此，透過光合作用產生能量（葡萄糖）之後，植物會進一步運用這些能量，做出初級代謝物幫助植物生長，接著把這些初級代謝物再次經過轉化，成為幫助植物長得更好、拓展得更遠的次級代謝物。而精油，就是植物的次級代謝物的一種。

精油如何幫助植物長得更好？在植物的世界裡，精油的功能包括：

● 散發香氣，吸引昆蟲授粉。
● 驅趕害蟲，形成防護。
● 抗菌消毒，避免植株受病菌攻擊。

● 驅趕其他植物，鞏固自己的地盤。
● 依照所在環境生成不同化學成分比例，以適應該產地的環境。
● 在受傷的時候自我修復。

也就是說，精油做為植物製造出來的「次級代謝物」，可以幫助植物面對其他生物競爭時，提高生存的機率，例如對抗細菌、黴菌的侵襲，保護自己不被其他動物吃掉；分泌其他植物討厭的精油成分，以確認生長環境不會太過擁擠；或者是吸引昆蟲、鳥類與其他大型動物的喜愛，進而幫助授粉、傳遞、播種。

透過各種萃取的方法，人類將這些植物用來保護與療癒自己的分子收集純化，得到各種原精、萃取物、精油與純露等，依照成分中的化學組成不同，可運用於不同的身、心、靈保健與治療。

ℹ️

什麼是初級代謝物？
初級代謝物（英語：Primary metabolite，或稱為初生代謝物）是一種直接涉及到正常生長、發育與生殖的代謝產物，例如乙醇、乳酸、胺基酸。

什麼是次級代謝物？
次級代謝物（英語：Secondary metabolites，又稱為次生代謝物、二次代謝物）是不直接涉及到生命正常生長、發育或繁殖的有機化合物。不像初級代謝產物，缺少次級代謝產物不會導致立即死亡，但是在長期看來，會損傷生物的生存性、繁殖力或美學性，或者一點也沒有明顯的改變。次級代謝產物常限定在系統發生學群體中的一個小系列裡。次級代謝產物在植物防被食及防衛方面具有重要的作用。人類利用次級代謝產物做為藥物、調味料或消遣類藥物。細菌利用抗生素來和周圍的細菌合作和溝通，次級代謝大都發生在細菌成長期之後的固定期（stationary phase），而人類使用提煉出來的抗生素做藥物。——以上文字引自維基百科

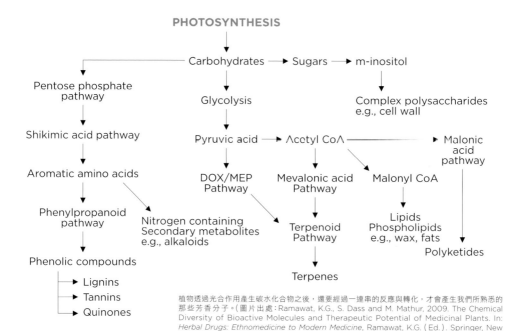

PHOTOSYNTHESIS

Carbohydrates → Sugars → m-inositol

Pentose phosphate pathway

Glycolysis

Complex polysaccharides e.g., cell wall

Shikimic acid pathway

Pyruvic acid → Acetyl CoA → Malonic acid pathway

Aromatic amino acids

DOX/MEP Pathway

Mevalonic acid Pathway

Malonyl CoA

Phenylpropanoid pathway

Nitrogen containing Secondary metabolites e.g., alkaloids

Terpenoid Pathway

Lipids Phospholipids e.g., wax, fats

Polyketides

Phenolic compounds

Terpenes

→ Lignins
→ Tannins
→ Quinones

植物透過光合作用產生碳水化合物之後，還要經過一連串的反應與轉化，才會產生我們所熟悉的那些芳香分子。（圖片出處：Ramawat, K.G., S. Dass and M. Mathur, 2009. The Chemical Diversity of Bioactive Molecules and Therapeutic Potential of Medicinal Plants. In: *Herbal Drugs: Ethnomedicine to Modern Medicine*, Ramawat, K.G.（Ed.）. Springer, New York, ISBN: 978-3-540-79116-4, pp: 7-32.）

精油的生化合成

因為精油擁有這些繁衍與療癒的功能，芳香療法上稱精油為「植物的精華」，是 essence，或 essential oil。而植物在光合作用製作出葡萄糖之後，還需要一連串的代謝轉化，才能夠做出這些帶有香氣的次級代謝物芳香子。

上圖說明了從植物的光合作用產生單醣（葡萄糖）之後，經過不同的路徑與步驟，產生各種中間物質，再轉化為帖類（terpenoids）、芳香族分子（phenyl propanoids）等等。這些分子就是精油中常見的芳香分子類型，並且可以再進一步合成為其他類型的芳香化學結構。

初見這些繁複的路徑、步驟、化學公式，會令人感到有些卻步，但轉個念頭把它們想成像是嬰兒初生時長相看起來不會差太多，隨著生長與環境刺激、文化社會教養的不同，就會造就成一樣米養的百樣人，使得社會多元而豐富，是一樣的道理。

再進一步延伸，植物經過這麼多繁複的步驟，只是為了合成帖烯的前驅物質。後面還要再經過一系列的反應，才能合成各種酶，然後製造出各種的帖烯成分，例如檸檬烯、牻牛兒醇（就是玫瑰天竺葵的香味來源）、薄荷醇、松烯等等。研讀這些圖表與資料，除了對植物精油的生化合成有更進一步的理解之外，也讓我們學會更尊重植物生成這些芳香療癒分子的艱辛，更加珍惜每一滴可貴的精油。

經過各種代謝轉化，各種類型的芳香化學分子，結構上長得不一樣，有不同的碳數，也

有不同的官能基。研讀精油化學的時候，我們會一一認識那些芳香族群，包括帖烯類、酮類、醇類、醛類、酚類、醚類、酯類和酸類（主要出現在純露裡面）等，這些類型主要就是依照官能基的差異分類而來。化學結構上的差異，造就了不同族群芳香分子而有不同的物理與化學的特性，具有不同的療效與作用時間長短。有機會及有興趣的朋友，可以再進一步探究與研讀。

精油來自植物的哪些部位？

　　植物有香氣的部位，會因植物類型而有所差異。許多花朵有花香，有些植物則是葉片就帶有香氣，比花朵還要香。柑橘類的果皮香甜，而許多帶有濃郁香氣的香料都是植物的種籽，也有些植物精油的來源主要是根部。這些可萃取精油的部位，通常都跟植物的科屬有相關。精油的萃取部位大致上可以分類如下：

● **表皮腺毛**：葉片、花、莖、花萼的表皮，例如迷迭香（唇形科）。
● **表皮細胞**：位於植物表皮細胞，例如玫瑰、茉莉（花瓣類）。
● **油囊**：
　　◆ 果皮表面，例如柑橘類（芸香科）。
　　◆ 葉片裡面，例如茶樹（桃金孃科）。
● **分泌導管**：植物體內導管，從根、莖、葉、花；果實都有，例如洋甘菊、松樹類（菊科、松科、繖形科……）。
● **單顆精油細胞**：根部、果實、樹皮都可能，例如薑、樟（薑科、禾本科、胡椒科……）。

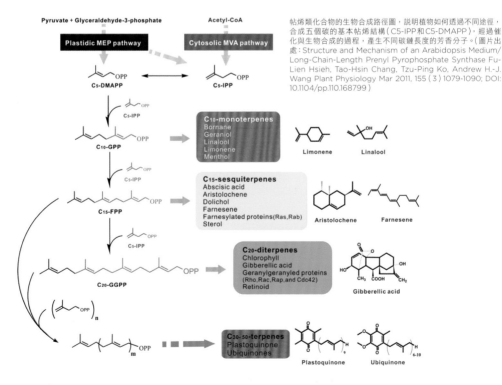

帖烯類化合物的生合成路徑圖，說明植物如何透過不同途徑，合成五個碳的基本帖烯結構（C5-IPP和C5-DMAPP），經過催化與生合成的過程，產生不同碳鏈長度的芳香分子。（圖片出處：Structure and Mechanism of an Arabidopsis Medium/ Long-Chain-Length Prenyl Pyrophosphate Synthase Fu-Lien Hsieh, Tao-Hsin Chang, Tzu-Ping Ko, Andrew H.-J. Wang Plant Physiology Mar 2011, 155（3）1079-1090; DOI: 10.1104/pp.110.168799）

蒸氣蒸餾的流程

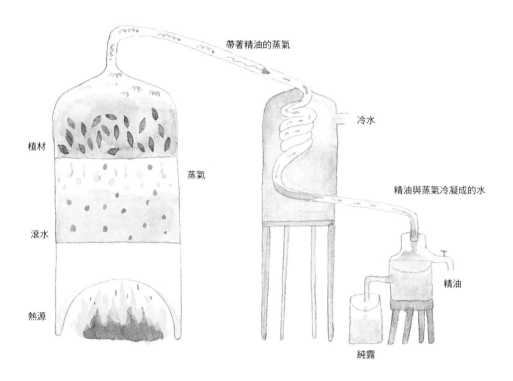

帶著精油的蒸氣

冷水

植材

蒸氣

精油與蒸氣冷凝成的水

滾水

精油

熱源

純露

精油的萃取

　　人類很早就發現了「有香氣的植物」對人類而言不管在宗教上、心靈上或生理上都有所助益，因此很早就以各種方式萃取出植物當中的活性成分。在「精油」這個名詞還沒有被定名、蒸氣蒸餾技術尚未發明、芳香療法未被確立之前，人類就開始以焚燒、煮茶、泡酒的方式，萃取出植物的活性成分。各種蒸餾與萃取技術日漸成熟之後，也陸續發展出各種精油的萃取方法。

● 蒸餾法 Distillation

這是最常見的精油萃取方法，以水蒸氣穿過植物材料，把植物精油萃取出來並帶到冷凝管裡面，經過凝結降溫變成純露與精油。精油的分子小，且比重比水輕，冷凝下來後，上層是精油，下層是純露。蒸氣蒸餾有以下幾種變化：

◆ 蒸氣蒸餾 Steam Distillation：最常見的蒸餾法，利用高溫的蒸氣從下方往上穿過植

材，萃取得到精油。

◆ 水蒸餾法 Hydrodistillation：把植物和水放在一起熬煮，變成帶有香味的水蒸氣，之後再穿過冷凝管，收集純露與精油。通常會用來萃取花朵類的精油。壓力與溫度都比較低，所需萃取時間也比較長。

◆ 循環水蒸餾法 Cohobation：與前面的水蒸餾法流程類似，但會分階段把收集下來的純露再倒回鍋內繼續一起蒸餾，以凝聚更多的芳香分子，提高精油萃取量。多用於萃取不易的昂貴花瓣類。

◆ 滲透蒸餾法 Percolation：與蒸氣蒸餾法的原理相同，但蒸氣是透過加壓的方式從上方向下壓，使蒸氣以較慢的速度由上而下穿過植物材料，帶著精油芳香分子一起往下，再被冷凝、收集。常用於木質類精油萃取。

● 溶濟萃取法 Solvent Extraction
有些植物像是比較細緻的花朵類，不適合以高溫的和高壓的蒸氣來蒸餾萃取，就會改以溶劑萃取的方式，利用液態的己烷把植材中的精油成分萃取出來，經過分離技術把溶劑去除，得到凝香體（concrete），再以酒精萃取除去植物辣與其他雜質，得到原精（absolute）。

● 液態二氧化碳萃取法
Liquid Carbon Dioxide Extraction
這個方法類似溶劑萃取法，但使用的是液態的二氧化碳。二氧化碳在中溫、高壓的狀態下，會進入一個臨界點，成為液態、氣態兼具的一種「超臨界」流體，這個狀態下的二氧化碳有很好的萃取能力，可以萃取出植物裡面的精油活性成分，減壓之後，二氧化碳恢復為氣體，留下來的就是精油。

● 脂吸法 Enfleurage
脂吸法是古老的精油萃取方式，在玻璃或其他平滑的表面上塗上一層油脂，將細緻的新鮮花瓣一片一片鋪在油脂上，讓油脂吸取花瓣的香氣之後，換上新一批的花瓣，直到油脂充滿了植物的香氣為止，這樣取得的就是香脂（concrete）。取出油脂後再用酒精萃取，把油脂與精油分開，就可以得到原精（abolute）。這個方法也是溶劑萃取概念的前身。

● 壓榨法 Expression
最常被運用在柑橘類的植物精油上，精油存放的位置在果皮上，透過壓榨的方式把精油分離出來。除了單純的壓榨方式，現代工廠還搭配了離心分離技術跟針刺法等方式來萃取精油。

植物因為生成精油的部位不同，對應的萃取方法也會有所不同，依照其產生精油器官／結構的特性，從事蒸餾萃取生產精油的小農或工廠也會依照植物特性調整。實際的蒸餾技術與方法，要看精油的產地／來源而定，隨著喜愛芳香療法與自然醫學輔助保健愛好者的人口增加，知識與技術也一直在持續進步中。

精油的屬性

　　植物精油的分子極小，活性極高，透過各種萃取方式得來的精油，依照植物特性不同，會有不同的化學組合，但原則上都有以下的物理與化學特質：

- 揮發性高（因此穩定性低）。
- 觸感因精油種類而異：
  - 水狀（柑橘類）。
  - 半水狀（依蘭依蘭）。
  - 稠液狀（檀香）。
  - 半固態（安息香）。
- 不溶於水，但溶於酒精與油脂。
- 不喜光線與高溫。
- 分子細小，容易為皮膚吸收。
- 為天然濃縮物質，低劑量即有高效果。
- 具有天然且結構複雜的化學成分。
- 比重比水輕。
- 色澤因精油種類而異：
  - 無色。
  - 淡黃色。
  - 橘色。
  - 褐色。
  - 綠色。
  - 藍色。
- 氣味強勁。

循序漸進的居家芳療

　　在一頭栽入精油與芳香療法的世界裡之前，我通常會建議大家先去買一本芳療相關的入門書籍來參考，補充相關背景知識之後，再開始在生活裡面運用精油。這裡也摘要整理一些購買精油的注意事項，以及居家運用精油，調製保養、保健芳香小物的基礎概念。

運用精油調製產品的一些基本概念

- 香氣調性分類：

分類	建議比例
前調 Top Note	20-40%
中調 Middle Note	40-80%
基調 Base Note	10-25%

- 稀釋濃度：
  - 1ml 大約等於 20 滴。
  - 30ml 的全身芳香按摩用油使用 2%濃度：30ml×2%=0.6ml=12 滴精油。
- 特殊族群用油劑量宜低，種類宜慎選：老人、小孩、癌症患者、安寧患者、慢性病、孕婦、寵物等，請多翻閱參考書選油、並調低劑量。也可改用純露。
- 使用精油一定要多喝水促進代謝。使用一段時間後，休息一段時間，讓身體有時間休息，並更換配方。
- 注意特定精油的特殊功效與毒性：
  - 光敏。
  - 肝毒性、腎毒性。
  - 神經毒性。
  - 皮膚刺激性、黏膜刺激性。
- 瓶蓋蓋緊：精油分子小易揮發。
- 遠離火源：精油易燃。
- 儲存於深色玻璃瓶，放在陰涼、陰暗的地方。
- 不要直接塗在上漆、打蠟或塑膠製的家具上。
- 不要儲存於玻璃以外的容器內。
- 直立存放：避免侵蝕塑膠滴頭。
- 注意有效期限，參考以下大原則：
  - 壓榨精油：萃取日起 6-12 個月。
  - 蒸餾精油：蒸餾日起 2-3 年。
    （置於低溫陰暗處保存可到 5 年）。

◆ 木材類精油：蒸餾日起2-3年。
（有些木材類精油越陳越香）。
● 調入基質（植物油、凝膠等）後盡快用完。
（一般建議為3-6個月）。
● 不要用手觸摸滴頭，保持瓶蓋清潔。
● 溶劑萃取類精油盡快用完。放越久越容易聞
到溶劑的味道。

循序進入芳療生活的方法
● 敏感體質者，請先進行貼布測試／敏感測
試，取稀釋於植物油裡的精油配方，擦在上
手臂內側，一天過後如無紅腫不適，再繼續
安心使用。
● 從簡單的、一週一次的芳香時間開始。
● 可以從隨身攜帶芳香小物開始。
● 養成記錄配方的習慣：劑量、基質、稀釋濃
度、使用對象、使用成效等，一一記錄清楚。
● 在公共場合盡可能不要干擾到別人，或選擇
比較私密的擴香方式（聞香棒、聞香罐）。

● 家庭或工作場合的薰香，選擇眾人都可接受
的香氣。
● 每隔一段時間嘗試新的植物、新的精油、新
的方法。
● 藥草茶飲、純露、精油運用，可以多方嘗試
並進。
● 每隔一段時間要休息，即使只是喝茶飲或稀
釋的純露也是一樣。
● 不要強迫親友接受。可以接受的，慢慢建立
關係。

　　最後要提醒的是，無論是芳香療法，藥草
食療或其他民間居家療法配方，請都以漸進的
方式運用於生活中，不要聽到某一個精油或是
身邊的友人分享了某個飲食法或配方，就立刻
大量的使用，驟然改變自己的生活、飲食、保
健方式。突如其來的改變，對身體都會是一種
壓力。在芳香療法上，可以留意以上要點，慢
慢的、漸進的，把芳香保健帶入生活中。

購買精油的注意事項

● 瓶身標示要清楚。確認學名、栽培方式（有機或野生）、萃取部位、萃取方法、產
地、化學類型。
● 應註明有否添加、去除（如光敏成分）或稀釋。
● 選購裝於暗色可遮光玻璃瓶的精油。
●「香精油」、「薰香油」、「薰香精油」、「薰油」不一定都是天然的精油。
● 慢慢去認識不同的植物、產地、精油香氣特色、色澤，與各品牌出品的精油。
● 無論任何種類的精油，價格都相同的品牌或廠商，油品的品質需存疑。
●「芳療等級」、「理療等級」、「沒聽過的認證」多半是行銷話術。

*Salvia
officinalis*

可提振免疫力，
改善肝臟疾病，生殖系統
有強大抗感染特性。

拉丁學名	*Salvia officinalis*
植物科屬	唇形科鼠尾草屬
主要產地	南歐地中海沿岸、西班牙、希臘、義大利、土耳其、法國、中國、美國
精油萃取部位	新鮮葉片與花頂
精油萃取方式	蒸氣蒸餾

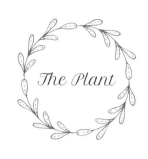
在西洋藥草學裡佔有重要一席之地的鼠尾草，原產於歐洲南部地中海沿岸地區，但現在世界各地都可見到鼠尾草的蹤跡。鼠尾草是唇形科鼠尾草屬的常綠小型亞灌木，葉片是長橢圓形的灰綠色，有網格般的紋路皺摺，帶有絨毛，輕輕搓揉就有濃郁的香氣。鼠尾草的花色是藍紫色、粉紅色或白色。鼠尾草跟迷迭香一樣，學名裡面有 *officinalis* 這個字，代表著它是有歷史且有藥用價值的一種藥草。（*officina 指是中古世紀修道院用來儲存草藥的庫房。）

在台灣種植鼠尾草的人很多，但因為氣候濕熱，鼠尾草常不容易過夏，種植的時候要注意水分和溫度的管理。維持涼爽乾燥，也有助於預防病蟲害的發生。盡可能提供全日照的環境，不要淋雨，土快乾了再澆水以避免爛根。料理用的鼠尾草（common sage）氣味濃郁，不是台灣人一開始就會喜愛的氣味，但用量不需多，就具有強大的療效，可以慢慢的跟它「培養感情」，少量的跟其他的料理／藥用香草一起使用，就有機會體會它的益處。

除了料理用的鼠尾草之外，台灣還可以見到很多不同的鼠尾草品種——巴格旦鼠尾草，氣味比料理鼠尾草還要濃郁；三色鼠尾草比料理鼠尾草更容易栽種一些，也較容易度夏（所有種植地中海香草需要注意的事項都適用）；水果鼠尾草（*Salvia dorisiana*）帶有果香，葉片帶點鋸齒狀，適合泡香草茶；紫紅鼠尾草氣味比料理鼠尾草淡一些，也適合料理和泡茶；葉片偏銀白香氣帶涼感的白色鼠尾草（*Salvia apiana*），是淨化藥草，其他還有黃斑鼠尾草、鳳梨鼠尾草（*Salvia elegans*）等，都是食用與觀賞功效兼具的鼠尾草品種。

在台灣不容易看到植株，但其精油卻常見的則是快樂鼠尾草（Clary Sage），雖然都是鼠尾草，化學成分大不相同，功效自然也都不同，記得不要混為一談。

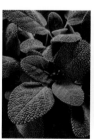 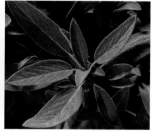

巴格旦鼠尾草　　　　　一般料理鼠尾草

鼠尾草的功效

鼠尾草的強大功效，在西洋藥草學上佔有重要角色，拉丁學名 Salvia 這個字的字根就有「拯救」的意思，從提振免疫力、處理肝臟疾病、記憶力喪失，到幫助神經系統，甚至心靈受創的療癒儀式裡面都少不了鼠尾草，常被稱為香草界的皇后。

但因為功效強大（主要成分為單帖酮類，身體代謝不易），使用時的劑量務必記得要調低一些。鼠尾草精油針對泌尿／生殖系統，具有通經的效果，可以處理更年期症狀，調理經期，可以提振腎臟機能，幫助利尿。但是體質較弱的女生或敏感體質的人，使用上更要特別注意。有子宮肌瘤體質的人和懷孕期間都避免使用。在循環系統的作用上，鼠尾草會讓管腺收縮使血壓升高（＊因此高血壓患者勿用），促進淋巴循環，提升循環系統運作的效率。另外，它也具有很強大的抗菌、抗病毒和抗微生物的特性，對許多感染都很有療效。針對消化系統則具有促進食慾與膽汁分泌的效果，可以調理肝、脾和膽囊的機能，使油脂分解更有效率。

鼠尾草精油的化學組成

鼠尾草精油在藥草醫療保健上具有相當重要的地位，但因為含有高比例的酮類（結構穩定，效果強大，療效快速，但一般而言較具有神經毒性），芳療上雖然都會談到鼠尾草精油，但實際上的應用要留意劑量與使用對象（孕婦、幼兒、癲癇患者皆不宜），也不建議長期單獨使用。

快樂鼠尾草精油則含有較多的酯類，安撫鎮靜效果優良，但最受人注目成分卻是含量沒有那麼高的快樂鼠尾草醇（sclareol），分子結構形狀能與雌激素受體結合，因此具有類雌激素的效果。這個分子也讓人有暈眩與深層放鬆的感受，因此適合在睡前使用，具有引夢的效果，適合心靈深層問題的解放。

化學類型 Chemical group	鼠尾草 Common Sage 成分 Composition	快樂鼠尾草 Clary Sage 成分 Composition
單帖酮類 Monoketones	camphor（7.3%-50.2%），α-thujone（13.1-48.5%），β-thujone（3.9-19.1%）	
倍半帖烯 Sesquiterpenes	β-caryophyllene（0.2-9.7%）	β-caryophyllene（1.1-1.8%）
氧化物 Oxides	1,8-cineole（1.8-21.7%）	
醇類 Terpenols	borneol（1.5-23.9%）	sclareol（0-3.95%）linalool（10-20%）
單帖烯類 Monoterpenes	camphene（0-8.6%），α-pinene（0-8%），β-pinene（0-1.2%）	germacrene d（0.7-2%）
酯類 Esters	bornyl acetate（0.3-5.7%）	linalyl acetate（45-73%），geranyl acetate（0.8-3.8%）

Plus

快樂鼠尾草的功效

快樂鼠尾草的植栽在台灣少見，精油卻很容易購入。快樂鼠尾草精油的香氣宜人，帶著香甜的青草香。含有高量的酯類分子，對神經系統具有高度安撫、抗痙攣、鎮靜的作用。快樂鼠尾草精油會使人進入一種迷醉的舒適狀態，芳療上會建議使用快樂鼠尾草薰香或按摩的同時，不要同時飲酒或使用其他藥物，也最好在使用後就準備休息入眠，避免接著進行重要會議或其他需要專注精神保持安全的工作。因為這種放鬆、抗痙攣的鎮靜效果，讓快樂鼠尾草可以處理肌肉痠痛抽筋的症狀，對緊張、壓力過大而感到驚恐的身心狀態也很適合。快樂鼠尾草含有的快樂鼠尾草醇（sclareol）具有類雌激素的功效，對女性的生殖器官有很好的滋補作用，對經期的疼痛、經期不順，或者是經血量過少等，都具有功效。某些美洲產地的快樂鼠尾草精油裡面的快樂鼠尾草醇含量較高，如果選購快樂鼠尾草的目的在於婦科機能的調理的話，可以特別留意及比較含量。懷孕期間以及低血壓者請慎用。

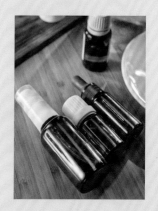

肌肉痙攣按摩油配方 芳香白珠樹 10 滴＋快樂鼠尾草 10 滴＋荷荷芭油 9ml＋甜杏仁油 20ml

白色鼠尾草的用途

白色鼠尾草是女巫的藥草，嫩葉顏色偏綠，長大後的葉片顏色則偏淡，帶著銀灰色，輕輕觸摸就會有種清涼的青草香味。白色鼠尾草原生在海拔較高的溫帶地區，在台灣氣候較涼冷的區域可種植，平地的話則要等秋冬溫度下降之後，植栽才能適應良好。

在西洋女巫藥草學裡面，這是一個具有強大淨化能力的神聖香草。摘取葉片綑綁成束晾乾之後，就是白色女巫的煙燻條（smudge stick），可以搭配其他的藥草一起製作。在需要淨化空間，或進行靜坐、占卜儀式之前，焚燒植物煙燻條，透過藥草煙霧以淨化身心靈空間，消除負能量。

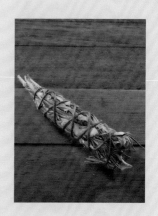

美國有生長白色鼠尾草的區域，登山者在遇到高山症發作的時候，若路邊有白色鼠尾草，就會摘取葉片搓揉後放在掌心嗅聞以舒緩症狀。也有建議在前往醫院探望病者時隨身攜帶白色鼠尾草葉片，並在離開醫院時使用，以便清理病氣與負面情緒，跟台灣人參加喪禮時在口袋裡隨身攜帶抹草葉片有異曲同工之妙。

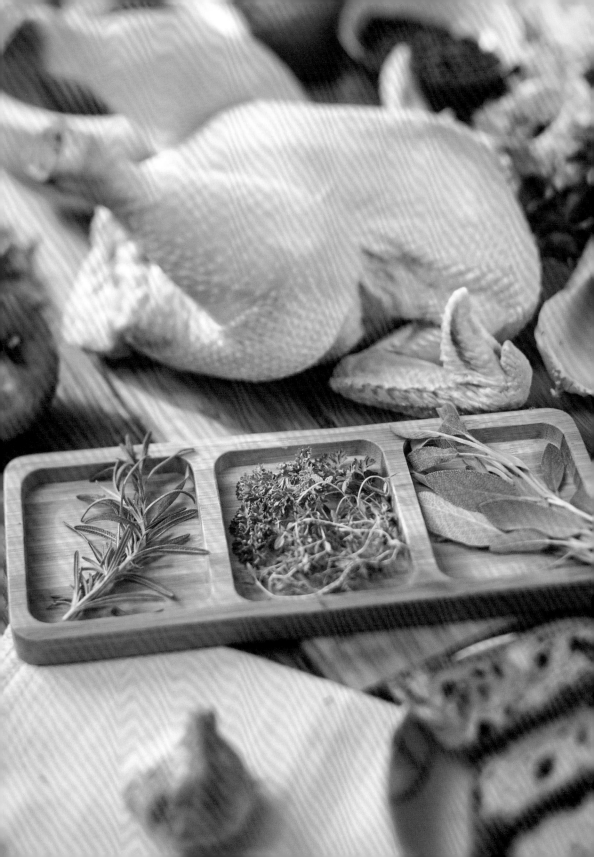

Roast Chicken

香草烤全雞

"Are you going to Scarborough Fair? Parseley, sage, rosemary and thyme." 這首英國傳統民謠是我聽到美國家人提到阿嬤感恩節烤火雞用的香草種類的時候，腦袋裡面立刻哼出的旋律，這四種香草就是西洋肉類料理經常使用到的組合。但屢試不爽的，只要鼠尾草一出現，我家的美國人就會說，"Ah! Smells like Thanksgiving." 這就像我們聞到粽子的味道，就知道一定是端午節到了！這份食譜是我家常用的烤雞／烤火雞食譜，當然每一次烘烤都會依照時令與手上有的香料與香草，做些許的調整。這些香料與香草都具有濃烈香氣與殺菌功效，也正是西洋料理與草本醫學中常利用草本植物來淨化空氣與保存食物的緣故。

材料

全雞 …………………………… 1 隻
奶油 …………………………… 適量
麵粉 …………………………… 適量
浸泡香料鹽：
大蒜、鹽、黑胡椒、肉桂、檸檬皮、
蘋果丁、其他喜歡的香草…… 適量
雞腹內填料：
西洋香菜、鼠尾草、迷迭香、
百里香、西洋芹、整球大蒜、
切瓣的洋蔥 ………………… 適量
刷醬：
橄欖油、檸檬汁、楓糖漿或蜂蜜、
黑胡椒、芥末醬（可略）……… 適量
建議擺盤配菜：
青花菜、蘆筍、胡蘿蔔、番茄、
西洋芹 ………………………… 適量

步驟

1 烤雞前一天或數小時前，將全雞泡在浸泡香料鹽的鹽水溶液裡面，放在桶子裡冰鎮靜置。浸泡過香料鹽水的烤雞，烤好後的肉質軟嫩、不乾柴，且香氣飽滿。如果想要酥皮的烤雞，就不要做成鹽水，直接將調好的香料鹽塗抹在雞的外皮上，放入冰箱靜置即可。

2 烤箱預熱至攝氏180-250度（依照希望酥脆的程度調整溫度）。將全雞從鹽水或冰箱裡取出，在雞腹內塞入香草與西洋芹、洋蔥等蔬菜。（想要雞皮酥脆一點的，洋蔥少量就好，避免水分過多。）在烘烤的過程中，香草的氣味會繼續穿透到雞肉內。

3 在烤盤底鋪上洋蔥、胡蘿蔔、西洋芹等蔬菜，把全雞擺上去，送入烤箱內開始烘烤。視火候與雞隻大小而定，烘烤時間大約2-4小時，在剩下20分鐘左右時，將雞從烤箱內取出，刷上調好的刷醬，送入烤箱繼續烘烤。反覆數次，直到表皮酥脆。

4 從烤箱取出後，烤雞取出另外擺盤。將盤底的蔬菜撈出，把油脂與醬汁瀝出倒到煎鍋上，加入少許奶油與麵粉、黑胡椒，攪拌均勻，小火將湯汁收乾，就是蘸雞肉的醬料。

5 擺盤配菜燙好並淋上奶油，與烤雞一同擺盤上桌，好好享用大餐。

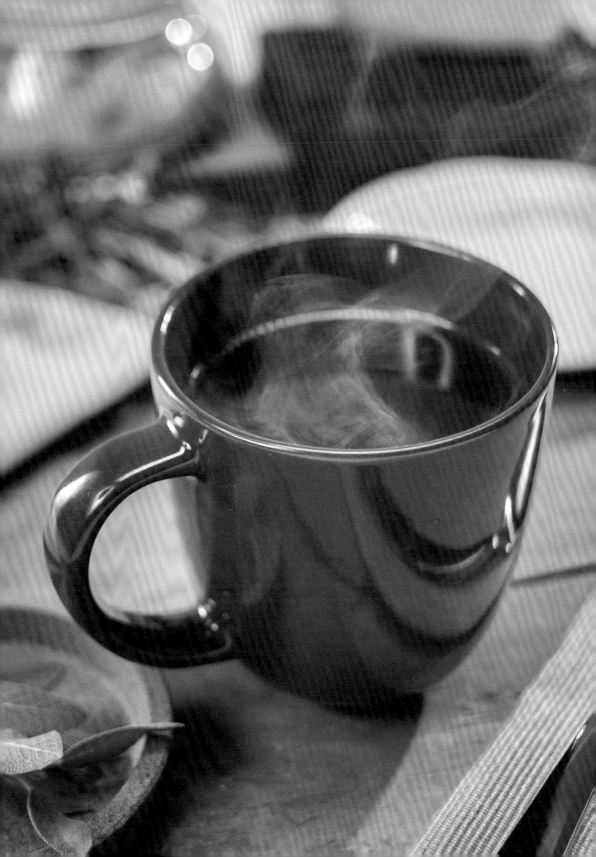

Sage Honey Tea

鼠尾草蜂蜜茶

鼠尾草用在消化系統上，可以促進食慾，幫助身體分解油脂，調理肝臟、脾藏與膽囊的功能。食物分解得好，某種意義上就是具有「排毒」的功能。同時因為它有殺菌消炎的功效，對感冒、喉嚨發炎、扁桃腺發炎的症狀也很有效。但鼠尾草的濃烈氣味與多數台灣人習慣的氣味不同，可以添加少許的檸檬汁與蜂蜜一起喝下，提升口感也提升療效。

材料

鼠尾草 ·························數片
檸檬汁 ·························1 大匙
蜂蜜 ···························酌量

步驟

1 摘取鼠尾草數片，剪碎裝入濾茶袋裡面。
2 沖熱水。
3 浸泡3-5分鐘後取出茶包，再添加少許蜂蜜、檸檬汁或檸檬片。
4 熱飲或放涼後飲用都可。

 TIPS

鼠尾草精油的功效強大，但因為代謝不易且具有神經毒性，即使受過訓練的芳療師也會謹慎使用，但在料理上是直接使用新鮮香草，用量相對少很多，標準則可放寬。在西洋料理上直接使用鼠尾草的食譜非常的多，從節慶(感恩節、耶誕節)的烤雞，到平日餐桌的早餐香腸、湯品增添風味，還有泡茶增加保健功效等，都可以見到鼠尾草。

鼠尾草女人純露飲

如果能取得或自己蒸餾鼠尾草純露,透過飲用主要為親水性成分的純露,也是一個很好的方式。針對女性的生理機能,鼠尾草純露具有類雌激素的功效,常被用來治療更年期相關的症狀,對各種週期的失調,經期前症候群、經期水腫等問題,也可以達到舒緩的功效。

材料

鼠尾草純露 ⋯⋯⋯⋯⋯⋯ 5ml
貞潔樹純露 ⋯⋯⋯⋯⋯⋯ 5ml
飲用水 ⋯⋯⋯⋯⋯⋯ 1000ml

步驟

1 將純露稀釋於飲用水裡面,當成每日補充水分的飲品,於一日內飲用完畢。

2 可以每日飲用,但建議每三週休息一週,以一個月為單位,下個月可以更換飲用的配方,並同時觀察自己身體的感受,做為配方調整的參考。

適合各階段女性純露選擇

玫瑰純露、
永久花純露、
岩玫瑰純露等。

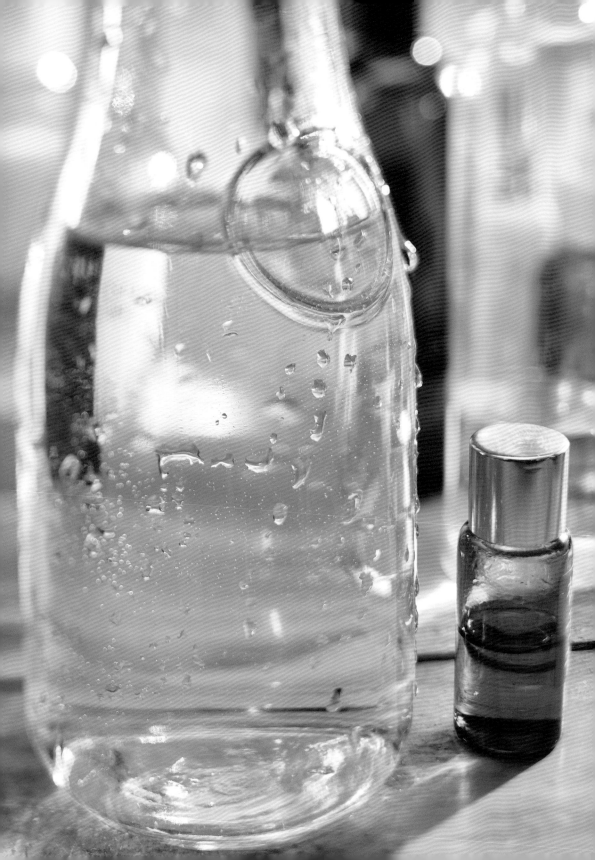

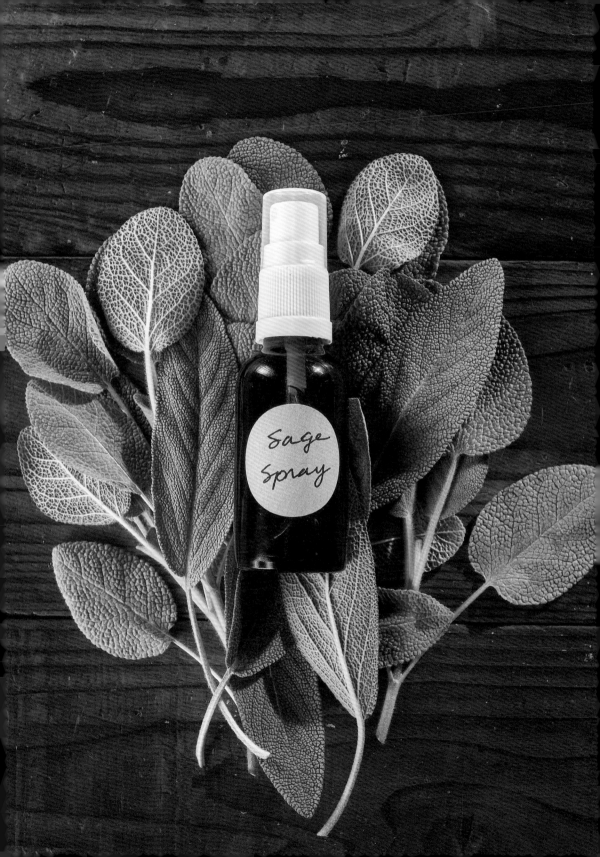

Sage Throat Soothing Spray

鼠尾草爽喉噴霧

鼠尾草具有極佳的殺菌清潔、抗病毒抗微生物的功效，也有非常好的消炎效果，對於一般常見的感冒與流行性感冒非常有效。精油的作用強大，敏感體質者（尤其是婦科方面體質已經偏弱的女性朋友）宜漸進使用。但製作茶湯飲用或做成噴霧的方式則相對安全，搭配消炎抗感冒成效卓著的紫錐花，還有消炎舒緩的甘草，讓口感更爲香甜，製作成喉嚨不適時使用的噴霧。

 材料

紫錐花 …………… 1 茶匙

甘草 ……………… 1 茶匙

鼠尾草 …………… 1 茶匙

水 ………………… 1 杯

茶樹純露 ………… 1 杯

噴霧瓶 …………… 1 個

步驟

1 把各種藥草加到水裡面，煮開，滾一下後熄火。

2 放涼後，過濾藥草渣，將藥草茶湯與茶樹純露混合在一起，裝入噴瓶內。

3 在喉嚨不舒服時，以噴霧往口腔內噴兩下即可。

4 純露的部分也可以薄荷純露、迷迭香純露取代。

TIPS

鼠尾草的藥草茶湯製作完成之後，除了飲用、做成噴霧，也可以用來泡澡，美國的印第安人就常用鼠尾草、茅香（sweetgrass）和雪松等藥草，在枝條蓋成的圓頂屋內，進行汗屋儀式（sweat lodge ceremony）——在園頂屋的地板中央挖洞，把石塊燒得熾熱後，放上藥草，小心地潑水到石塊上釋放出藥草蒸氣，以薰蒸的方式，淨化身體、情緒與精神上的各種問題，得到身心靈的平衡。

06

甜馬鬱蘭
Sweet Marjoram

*Origanum
majorana*

可改善各類型風寒疾病、
腸胃脹氣症狀，
也具有極佳的止痛與抗痙攣效果。

拉丁學名	*Origanum majorana*
植物科屬	唇形科牛至屬
主要產地	地中海地區、埃及、突尼西亞、匈牙利、法國等地
精油萃取部位	藥草全株
精油萃取方式	蒸氣蒸餾

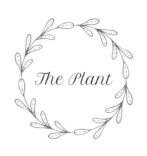

The Plant

甜馬鬱蘭原生於賽普勒斯與南土耳其等地，但在地中海沿岸與南歐洲一帶都很普遍。屬唇形科植物，適合全日照，兩年或多年生草本，枝幹有時木質化可以長到30-60公分高，也有時會鋪地生長。學名中的 *origanum*，源自希臘文的orosganos，oros（山區）和ganos（歡樂）兩個字合起來，大概可以翻譯爲 joy of the mountain，在希臘和羅馬人的文化裡面，甜馬鬱蘭被視爲快樂的象徵。可以想像山坡上好似覆蓋了一整片的甜馬鬱蘭，空氣中散發著甜香氣息，確實讓人非常愉悅。

甜馬鬱蘭屬於奧勒岡家族，跟俗稱披薩草的奧勒岡看起來有些相近，但表面較光滑，細毛不若奧勒岡那般明顯，葉片顏色也沒有奧勒岡那樣深，比較接近粉綠色。甜馬鬱蘭的葉子氣味也比奧勒岡甜一點，但不熟悉的人很容易混淆。甜馬鬱蘭的香甜氣味中帶著木質調，混有一些藥味與輕微的香料味，殺菌功效良好，在西洋料理上常被運用做爲醃肉的香料。跟多數來自地中海沿岸的香草一樣，喜歡曬太陽，排水要良好，土快乾了再澆水，不要過度施肥。甜馬鬱蘭在炎熱的夏季生長比較慢一點，其他季節成長快速，隨時修剪曬乾備用，可以促進生長。

甜馬鬱蘭開花的樣子很有趣，一節一節的開，開成一長條的時候，乍看好似植株上有肥大的綠色毛毛蟲，不小心會嚇一大跳。花苞可以剪除，以減少養分的消耗。定期的花葉修剪，拿來泡茶、泡澡或入料理都很好。種植期間定期摘心，也可促進甜馬鬱蘭長成叢生的灌木，延長壽命。

在希臘神話裡面，甜馬鬱蘭是愛與美的女神阿芙蘿黛蒂（Aphrodite）珍愛的藥草，在羅馬神話裡面則是專門用來貢獻給愛神維納斯的花。相傳甜馬鬱蘭可以爲新婚夫婦帶來幸運，因此在希臘與羅馬時代的傳統婚禮中，甜馬鬱蘭象徵著愛情與繁殖，將甜馬鬱蘭編織成花冠，戴在新郎新娘的頭上；或是撒在床上，以祝福新人幸福長久。除此之外，古時的人也認爲甜馬鬱蘭可以幫助痛苦的靈魂得到解脫。除了儀式上的信仰之外，希臘羅馬時代的醫師就運用甜馬鬱蘭做爲解毒劑，治療腸胃不適等問題。古印度人用它來進行病人痊癒期間的殺菌清潔與防腐，阿拉伯人則用它來處理偏頭痛、支氣管和鼻竇的問題。17世紀的占星藥草學家卡爾培波也指出甜馬鬱蘭可以治療各種呼吸道的相關疾病，是處理氣喘、支氣管炎和感冒的最佳選擇。

甜馬鬱蘭的英文名字是marjoram，學名 *Origanum majorana*，有時會被稱為希臘奧勒岡（Greek Oregano），而奧勒岡家族中最常見的品種奧勒岡 *Origanum vulgare* 則常被稱為野馬鬱蘭，或牛至。如果這樣還不夠亂，另外還有一種叫做西班牙馬鬱蘭（Spanish Majoram）的香草，事實上是百里香家族的瑪斯提其那百里香（*Thymus mastichina*）。香草的俗名經常被混淆，購買新鮮香草、乾燥香草與精油時，最好的方式就是確認拉丁學名，這是植物的身分證，最不會弄錯。

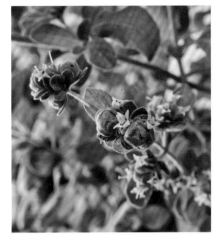

開花的馬鬱蘭

🖤 甜馬鬱蘭的功效

從希臘與羅馬時代開始，甜馬鬱蘭在儀式與醫療上就有其地位。古希臘人把甜馬鬱蘭運用在醫療上，用以治療抽搐和水腫等，也當作香水、保養品使用。西方許多藥草典籍中也記載了甜馬鬱蘭的各種功效，從各類型風寒的疾病到腸胃脹氣的症狀，對僵硬的關節具有暖化和舒緩的效果，僵化緊張的肌肉可得到安撫與放鬆等。因為甜馬鬱蘭具有極佳的止痛與抗痙攣效果，現代芳療師們常用其精油稀釋在植物油裡面，針對肌肉痠痛、各種痙攣與關節炎症，扭傷、拉傷各種運動或外力造成的肌肉骨骼傷害進行按摩。書上也建議可以用甜馬鬱蘭煎煮過喝下，可治療胸腔呼吸道相關的疾病。

甜馬鬱蘭精油的氣味甜美溫暖，帶有木質辛香調性，對促進循環與利尿非常有效，星象藥草學家卡爾培波更描述甜馬鬱蘭可以治療「悲傷」的子宮，對婦科也有相當的療效，這主要是因為甜馬鬱蘭可以使血管擴張的緣故，血流順暢了，就可以讓體內器官感到溫暖而舒適。使血管擴張，意味著具有通經的特性，因此孕期間應避免使用，而高血壓患者則應降低劑量。

甜馬鬱蘭對神經系統具有鎮靜的效果，也可強化副交感神經系統，讓人在感到哀傷與孤單的時候，得到受安慰的感覺。因為過度焦慮或創傷後引起的壓力症狀與失眠頭痛，特別適合使用甜馬鬱蘭幫助身心平衡，藥草學家約翰傑拉德形容甜馬鬱蘭可以用在那些「承受過多嘆息的人」身上。我自己在身心俱疲時，很喜歡走到院子裡抓一把新鮮甜馬鬱蘭，在手心揉捏後深深的吸上一大口，當下的躁、鬱都會得到緩解，家裡有種植甜馬鬱蘭的朋友可以試試看。

在臨床上，有護理師以含有5%甜馬鬱蘭精油的敷料包，協助慢性感染性褥瘡的患者處理

傷口感染，患者使用全身性抗生素沒有效果，但在使用敷料24小時之後，傷口就有很大的改善，5天內傷口就癒合了。另外有研究使用依蘭依蘭、甜馬鬱蘭和橙花精油給新入伍軍人使用，夜晚以擴香石擴香，白天則配戴精油鍊的方式，使平均的血壓與脈搏速度都明顯降低。在失智症的研究上，也有學者開始運用眞正薰衣草、佛手柑、甜馬鬱蘭、依蘭依蘭等精油，協助老人觸發回憶，效果十分值得持續參究。

進階臨床芳香療法的作者 Jane Buckle 也建議利用薰衣草、依蘭依蘭、柑橘、橙花、玫瑰、快樂鼠尾草、羅馬洋甘菊和甜馬鬱蘭等精油，做成貼片或芳香包，來協助醫院病人處理失眠的問題。採用貼片，可以在不打擾房內其他病人的情況下，持續給病人使用，不失爲運用精油的一種好方式。

我一直很喜歡甜馬鬱蘭的氣味，院子經常有甜馬鬱蘭的蹤跡，這兩年我自己也常運用甜馬鬱蘭，在感冒期間搭配其他香草泡茶，或是在多季天冷時以棉布袋裝起乾燥香草，丟入泡腳桶裡面或用來泡澡，都可以讓身體的循環改善，痠痛得到緩解，是夜可以舒適的入眠。這兩年我也請母親在家中菜園旁種植甜馬鬱蘭，在多季的時候，我向父親推銷說這是天然的肌肉鬆弛劑，也成功的說服了雙親採用以新鮮或乾燥藥草泡澡的方式，在精油與純露泡澡之外，又多了一種溫和的選擇。

🌢 甜馬鬱蘭精油的化學組成

甜馬鬱蘭的精油爲全株以蒸氣蒸餾法萃取取得，含有大量具有抗菌功效的成分。因此，可以想像甜馬鬱蘭爲何可以被廣泛運用在烹調料理、美容化妝、芳香療法等範圍裡面。即便只是做成裝飾品，與其他乾燥香草混合在一起做成乾燥花束、花環或香草包，也能爲空間帶來殺菌淨化的效果。

化學類型 Chemical group	成分 Composition
單帖醇類 Monoterpenols	terpinen-4-ol (16.4%-31.6%)，α-terpineol (3.8-8.3%)，linalool (1.7-3.3%)
單帖烯 Monoterpenes	γ-terpinene (7.3-9.8%)，α-terpinene (3.1-5.9%)，sabinene (3.0-5.3)，p-cymene (2.2-5.3%)，terpinolene (2.0-2.8%)
倍半帖烯 Sesquiterpenes	1,8-cineole (1.8-21.7%)
酯類 Esters	(z)-sabinene hydrate (7.1-13.8%)，linalyl acetate (7.4-10.5%)，(e)-sabinene hydrate (2.4-6.7%)，terpinen-r-yl acetate (2.3-5.7%)

從表中看出來主要成分多爲木質帶有「消毒水」氣味的單帖烯與單帖醇等殺菌清潔成分，但同時又有提振、補強的酯類，可以消除疲倦、安撫身心。

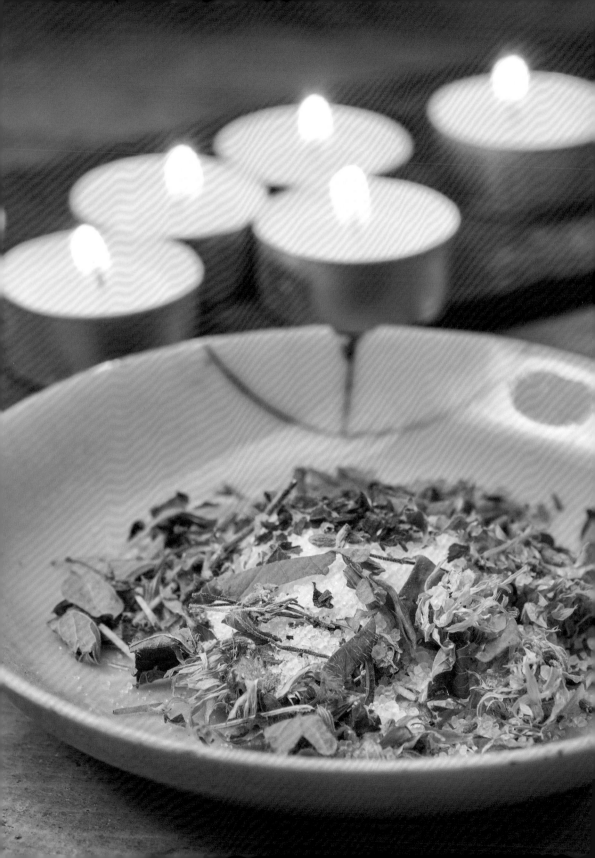

Marjoram Bath Salt

香草沐浴鹽

一天的疲憊時光結束之後，進行全身的浸泡，可促進血液循環，放鬆身心靈，若再添加可以溫暖、防禦的香草與瀉鹽、海鹽或岩鹽，夜間睡眠品質可以大幅提升。運用甜馬鬱蘭對抗自主神經失衡的療效，可以幫助緩解失眠、焦慮、消化不良、心悸、高血壓等等症狀，對於感冒好發的秋冬季節，運用甜馬鬱蘭與其他對上呼吸道有所助益的香草，更可以幫助入眠。身體得到充分的休息，就有機會修復與提振，更能夠有勇氣面對新一天的挑戰。

材料

適合泡澡的香草：甜馬鬱蘭、薰衣草、尤加利葉、迷迭香、檸檬香茅、玫瑰花苞、金盞花、薑片等
⋯⋯⋯⋯⋯⋯⋯⋯⋯⋯各少許
沐浴鹽（岩鹽、海鹽、瀉鹽、黑鹽等都可）⋯⋯⋯⋯⋯⋯⋯2大匙
紗布或胚布（25X25cm）⋯⋯⋯1張
棉繩或緞帶⋯⋯⋯⋯⋯⋯⋯⋯1條

步驟

1 將紗布或胚布裁剪成25公分見方的正方形或圓形。

2 把香草稍微以玻璃杯底碾壓，破壞其結構以釋放有效成分，放在布料中間。

3 加入2大匙沐浴鹽。

4 把香草和沐浴鹽以布包起，用緞帶綁起來。

5 可額外滴入4-5滴香氣與香草種類搭配的精油。

6 泡澡時將香草沐浴鹽布包掛在水龍頭上或直接泡入浴缸裡，享受香草帶來的放鬆香氣。

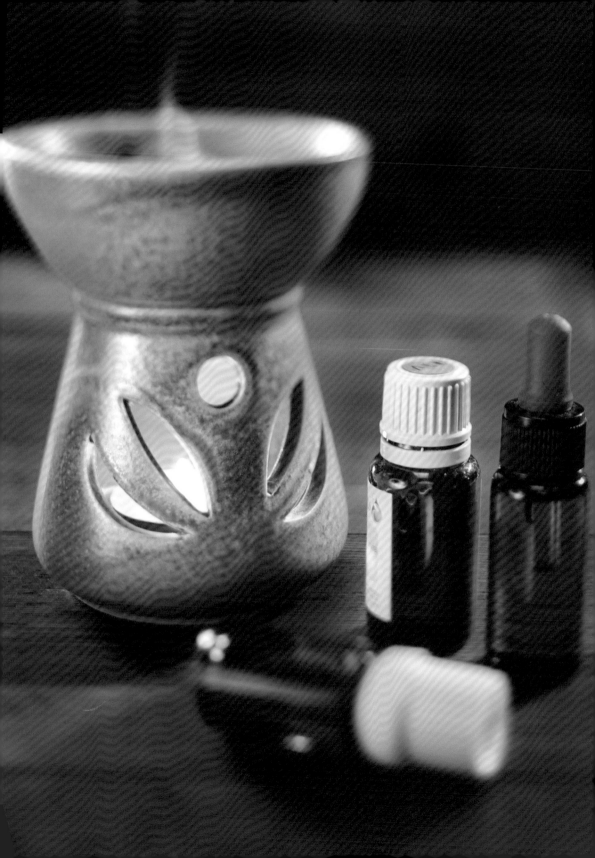

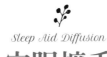

Sleep Aid Diffusion

安眠擴香

處理失眠症狀時，一般都會直接想到薰衣草精油。但其實針對不同原因造成的失眠，可以選擇的植物精油非常的多。甜馬鬱蘭對身、心都具有放鬆的效果，對於各種張力過高的症狀具有療效，從肌肉的緊張與抽筋、疼痛，到神經系統上的緊張壓力都可舒緩。

材料

適合身心症狀的精油複方 ⋯⋯⋯⋯⋯⋯⋯⋯⋯⋯ 5-8滴（依擴香器具選擇劑量）

步驟

1　使用自己喜歡的擴香用具，選擇適合的配方，在睡前擴香幫助睡眠。

2　可諮詢熟識的芳療師，調配其他適合的複方薰香精油。

身心症狀用油

甜馬鬱蘭＋薰衣草：神經與心臟系統鎮靜。

甜馬鬱蘭＋橙花：神經系統的鎮定與修復，抑制交感神經系統、緩解慢性壓力。

甜馬鬱蘭＋快樂鼠尾草：緩解痙攣、疼痛與經期症候群。

甜馬鬱蘭＋羅馬洋甘菊：各種疼痛、焦慮、痙攣與嚴重過度焦慮、緊張的症狀。

甜馬鬱蘭＋依蘭依蘭：高血壓造成的各種緊張、心跳過快。

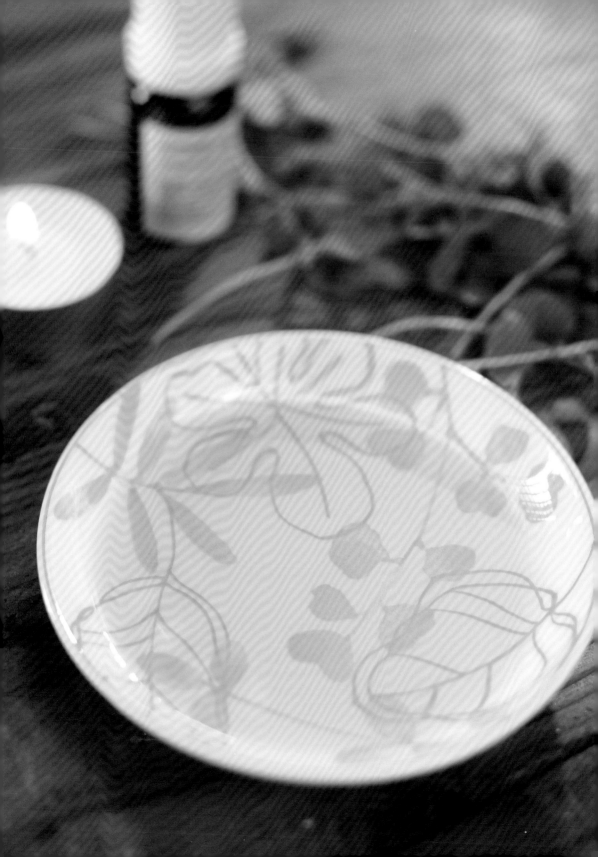

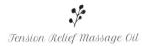

Tension Relief Massage Oil

痠痛按摩油

各種痠痛，不論是咳嗽引起的痙攣，運動造成的肌肉痠痛，外力傷害（例如車禍、跌倒、扭傷等）引起的肌肉疼痛，或是心理與情緒因素引發的頭痛肌肉痠痛，甜馬鬱蘭都很適合用來調配成按摩油，在適當的時間塗抹按摩在需要的部位，幫助緩解急性慢性的症狀。

 材料

痠痛症狀的精油複方 ⋯⋯⋯⋯⋯⋯⋯⋯⋯⋯ 用量見步驟

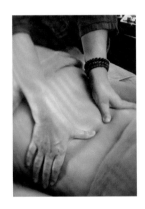

步驟

1 依照按摩對象調配適合的濃度，按摩於痠痛的部位。油品稀釋的比例與調油的方式，請參考「常用基本製劑作法」的G保養油 Dilution in Plant Oils（參見第36頁）。

2 局部的按摩，以一般健康成人來說，可以調配5%濃度的按摩油，任選一配方，假設調成30ml的按摩油的話，需要30滴的精油。可以依照需要，把複方需要的精油分配在這30滴裡面。

 TIPS

務必注意不要誤用香旱芹酚（carvacrol）類型的野生馬鬱蘭（Origanum majorana L.）精油，這個化學類型的馬鬱蘭精油跟奧勒岡精油一樣，含有高劑量的香旱芹酚，具有皮膚刺激性，有服用抗凝血藥物、即將進行重大手術、生產，有腸胃出血或其他血液疾病者不建議使用。

痠痛症狀用油

甜馬鬱蘭+絲柏：止咳，胸腔的疼痛，按摩於胸腔與後背。

甜馬鬱蘭+德國洋甘菊：支氣管炎、氣喘等症狀，按摩於胸腔。

甜馬鬱蘭+胡椒薄荷：壓力引起的腸胃不適與疼痛；運動後的肌肉疼痛，按摩於腹腔與疼痛處。

甜馬鬱蘭+快樂鼠尾草：緩解痙攣、疼痛與經期症候群，按摩於腹腔與後腰。

甜馬鬱蘭+樟腦迷迭香：肌肉、肌腱與筋膜的痠痛，於疼痛處塗抹按摩。

甜馬鬱蘭+玫瑰草+檸檬香茅：減少乳酸堆積，減輕運動後肌肉疼痛。

植物油：甜杏仁油、榛果油、山金車浸泡油、聖約翰草浸泡油、瓊崖海棠油。

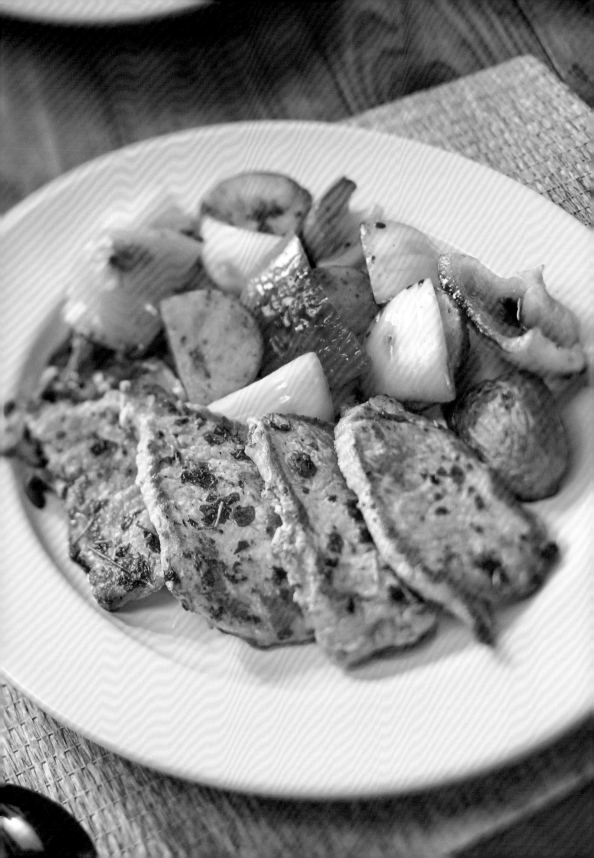

Marjoram Rubbed Pork

甜馬鬱蘭豬排

甜馬鬱蘭充滿了各種抗菌的成分像是帖品烯-4-醇、帖品烯等，對肉類的醃漬與保存功效很好，與奧勒岡葉氣味相近，但氣味較爲柔和，所有使用奧勒岡葉的菜色，都可以試試用甜馬鬱蘭代替看看，唯用量需酌增才能有奧勒岡一樣的香氣。披薩醬汁非得用披薩草奧勒岡不可，但煎豬肉排的時候，我自己很喜歡以甜馬鬱蘭調味。

材料

大蒜	2顆
冷壓初榨橄欖油	2大匙
新鮮甜馬鬱蘭	2大匙
鹽	約1/4匙
黑胡椒	約1/4匙
豬里肌肉排	2片
紅酒醋	3大匙
紅皮小馬鈴薯 (切半)	6顆
紅椒 (切成約5cm塊狀)	1顆
洋蔥 (切成約3cm塊狀)	1顆
Feta 起司與橄欖 (可略)	少許

步驟

1 烤肉爐生火加熱。

2 在小碗內將大蒜、橄欖油、甜馬鬱蘭 (葉片切碎)、鹽巴和黑胡椒等材料混合均勻，調製成香料油。取1茶匙的香料油，抹在里肌肉排上，兩面都要抹，靜置。

3 取1茶匙的香料油，放到另一個料理盆內，把紅酒醋加入，混合均勻。再加入切好的紅椒、洋蔥與馬鈴薯，攪拌至材料都均勻的沾上了香料油醋。

4 取一只鐵鍋，熱鍋後，火轉至中火，先煎馬鈴薯，勤翻面直到馬鈴薯漸漸變鬆軟，約15-20分鐘。

5 把紅椒與洋蔥用竹籤串起，在火上一起烤約10-15分鐘，至軟化。

6 最後烤里肌肉排，約6-8分鐘。

7 把烤好的蔬菜放回料理盆，與鍋內的香料油醋拌勻，加入feta起司和橄欖。最後用新鮮甜馬鬱蘭葉片點綴，與豬排一起擺盤上桌。

TIPS

馬鈴薯可先蒸至八分熟，再下鍋煎至焦黃上色。

07

百里香
Thyme

Thymus vulgaris

具殺菌清潔與抗黴菌功能，
有助於免疫系統的提振、
止咳祛痰、皮膚系統的清潔抗菌等。

拉丁學名	*Thymus vulgaris*
植物科屬	唇形科百里香屬
主要產地	地中海沿岸（法國、西班牙）、南歐
精油萃取部位	葉片
精油萃取方式	蒸氣蒸餾

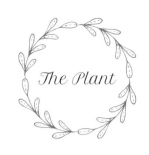

The Plant

百里香在古籍中有很多的記載和運用，古希臘人用它沐浴和在殿堂焚香，認為百里香的香氣是勇氣的來源。羅馬人用它來淨化房舍，也用它來為起司與烈酒增添風味。中世紀的歐洲人用百里香做藥草枕，幫助睡眠排除夢魘，戰士上場時也會帶著百里香賦予勇氣。在料理應用上，百里香被認為是調和的香草，可以把食物裡面的各種味道拉在一起。因為它具有抗菌防腐的功效，是埃及人製作木乃伊的防腐香油成分之一。

唇形科的百里香，是奧勒岡的遠親，屬於多年生灌木狀的草本植物，植株高度在20-50公分都有可能，也有匍匐在地面生長的品種。除了寬葉百里香之外，多數品種的葉片都很小，略帶肉質，有些種類的葉片具有絨毛。小小的葉片沿著細細的莖對生。夏季會開紫紅色、粉紅或白色的唇形花朵。因百里香怕熱怕濕，在台灣多數種植香草的愛好者，光是為了幫助百里香度過梅雨季與酷熱的夏天，就已經焦頭爛額，比較少看到百里香的花朵。植株雖小，老莖也會木質化。只可惜在國外屬多年生灌木的百里香，到了台灣因為夏季過於炎熱，較難存活，可以將它當成一年生植物看待。

一般常見的料理用百里香，入鼻就很明顯的一股藥味，就是百里酚（thymol）的氣味，百里酚又被稱為「麝香酚」，所以也常看到「麝香百里香」或「麝香草」這個名字。全世界的百里香據稱總共有一百多種，在台灣比較常見到的有：

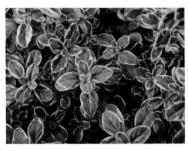

檸檬百里香

· 檸檬百里香（Lemon Thyme, *Thymus x citriodorus*）
· 黃斑檸檬百里香（Golden Lemon Thyme, *Thymus x citriodorus* 'Aureus'）
· 白斑檸檬百里香（Silver Queen Lemon Thyme, *Thymus x citriodorus* 'Silver Queen'）
· 銀葉百里香（Silver Thyme, *Thymus vulgaris* 'Argenteus'）
· 鋪地百里香（Creeping Thyme, *Thymus praecox*）
· 寬葉百里香（Wild Thyme, *Thymus pulegioides*）

百里香適合的生長溫度是攝氏20-25度之間，因此可以理解在台灣栽培需要慎選季節與放置地點。在冷涼的地區沒有問題，平地的話夏日就必須放在陰涼處，秋季或甚至入冬後再改放到日照充足的地方。家庭園藝愛好者可以利用百里香生長良好的冬季與初春，以阡插或壓條的方式繁殖百里香。

我自己在秋季購入百里香時，會一邊進行壓條與阡插，一邊開始慢慢採收，收納在玻璃罐裡陰乾，或是直接冷凍，做為日常料理運用。固定的採收也可以幫助百里香的生長，記得只能剪取向未木質化的部分，且這樣可以促使新長出的枝條長度一致，便利下次的採收。特別注意如果遇到多雨的冬天，或是冬天結束後，春夏

雨季來臨時，記得將百里香移到不會淋到雨的地方。如果苗頭不對，看起來即將爛根，不如趁早將整株剪下儲存。

此外，芳療上購買精油時常會聽到百里香有不同化學類型上的區分，從百里酚百里香、沉香醇百里香、妮牛兒醇百里香、側柏醇百里香到龍腦百里香等等。這些都是同一品種的百里香（*Thymus vulgaris*），但因產地氣溫、海拔、土壤、濕度等因素的不同，使得植物爲了生存而合成出不同的芳香分子，才有不同化學類型的出現。

台灣多在低海拔種植百里香，長出來的也多半以百里酚百里香居多，但各品種的詳細化學分子組合，當然還是得透過研究分析才能確知。

🫧 百里香的功效

百里香是料理上非常常用的藥草，可以生食、煮茶或入菜，美妝衛生以及醫藥產業也常提煉百里香的成分，用來製作衛生沐浴與清潔殺菌的用品。例如，大家都很熟悉的漱口水李施德林（Listerine）就含有百里香酚（thymol）。百里香藥草從化學成分的強大療效看起來，可食用但不建議短時間大量食用，做爲香料點綴就很有功效。

百里香新鮮和乾燥的葉都可使用，稍事乾燥的葉片香氣會更濃郁，可以整支或綁成香草束丟到湯汁裡面，慢慢燉湯，讓它釋放出香味。百里香含有的精油成分，從百里酚、香旱芹酚到對傘花烴、帖品烯、石竹烯等等，都具有優異的殺菌清潔與抗黴菌功能，從免疫系統的提振，呼吸道的止咳祛痰，到皮膚系統的清潔抗菌（要注意劑量）都很有效果。

希臘人會用百里香來淨化與驅蟲，在希臘醫學裡面，百里香是恢復或調理體質的代表植物，尤其是肺部與神經系統。13世紀因爲精油工業在中歐興起，各種百里香都被用來蒸餾做成精油，供醫護人員與大眾使用。當時的人也常以純露與精油混合裝瓶做爲禮物相贈。

漱口藥水 vs. 百里香

李施德林漱口藥水150年來沒有改變過配方，主要成分是四種我們在精油裡常見的化學分子：薄荷醇（menthol）、桉油醇（cineole）、百里香酚（thymol）、還有水楊酸甲酯（methyl salicylate）。

而且在1880年的時候，百里香油跟桉油（尤加利）都被用來做為手術時殺菌的用途。1800年代用桉油處理呼吸道感染也是很常見的作法，精油的抗菌功效在那個年代就開始被醫師與科學家所研究運用，被列入抗菌行列的植物萃取精油還包括：肉桂皮（cinnamon bark）、奧勒岡（oregano）與天竺葵（geranium）。

 百里香精油的化學組成

各種比較常見的化學類型的百里香，大致可從氣味與功效區分如下：

百里酚百里香：氣味濃厚強勁，提振勇氣，主要功效為強力抗菌、抗黴菌，提振免疫力，但會刺激皮膚。

沉香醇百里香：氣味溫和且清新甜美，親膚，適合處理耳、鼻、喉相關問題，或腸胃炎膀胱炎的感染。

側柏醇百里香：加強免疫系統，提振肝功能，療效強大但很溫和。產量少價格高。

姆牛兒醇百里香：帶有花香柔美氣味，可抗菌、抗病毒與消炎，適合處理皮膚問題。

還有較少見的對繖花烴百里香、桉油醇百里香、龍腦百里香，選購時可多留意。

化學類型 Chemical group	百里酚百里香 成分 Composition	側柏醇百里香 成分 Composition	沉香醇百里香 成分 Composition	姆牛兒醇百里香 成分 Composition
酚類 Phenyls	thymol（48-62%），carvacrol（5.5-16.3%）	thymol（1.3%），carvacrol（2.8%）	thymol（1.0-3.8%），carvacrol（1.10-1.1%）	
醇類 Monoterpenols	terpinen-4-ol（2.5%），linalool（1.5-2.7%）	thujanol（39.8-47.3%），terpinen-4-ol（4-15%），myrcenol（7.4%），linalool（6.8%），α-terpineol（3.2%）	linalool（73.6-79.0%），α-terpineol +borneol（1.4-4.8%），geranlol 1.6（%）	geraniol（24.9%），terpinen-4-ol（2.9%），linalool（2.6%），
帖烯類 Terpenes	p-cymene（7.2-18.9%），γ-terpinene（5.2-6.4%），β-caryophyllene（1.3.-3.1%）	β-caryophyllene（1.3.-4.1%），（+）limonene（2.7%），γ-terpinene（1.9%），α-pinene（1.8%），ocimenone（1.3），α-terpinene（1.0%）	p-cymene（1.5-3.3%），β-caryophyllene（0-1.5%），camphene（0.2-2%），β-myrcene（0.3-1.0%）	β-caryophyllene（6.3%），γ-terpinene（1.5%）
其他		myrtenyl acetate（4.0%）	linalyl acetate（3.4-8.6%），	geranyl acetate（36.15%），myrtenyl acetate（2.0%），geranyl propionate（1.6%），geranyl butyrate（1.2%）

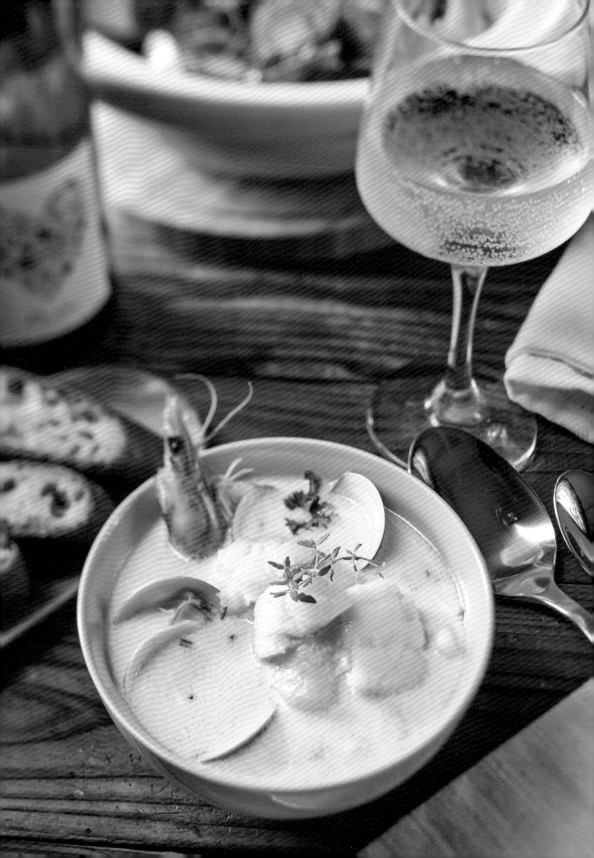

Thyme Seafood Soup

百里香海鮮湯

百里香獨特的氣味，以及殺菌防腐的功效，讓它在法式料理中佔有重要的一席之地。它的葉子與枝葉都可以用來點綴沙拉，還有海鮮類的湯品。可以與其他的香草綁成束一起熬湯，或是在羊、牛、雞禽類料理做為填料一起料理。可以檸檬百里香取代。

材料

蛤蠣或其他貝類海鮮 ………… 600g
鯛魚或其他白肉魚 …………… 800g
干貝 ……………………………… 250g
洋蔥（切小丁）………………… 1-2顆
白酒 …………………………………… 1杯
奶油 ………………………………… 2大匙
鮮奶油 ………………………………… 1杯
蛋黃 ………………………………… 2個
蒜白 ………………………………… 2杯
新鮮百里香枝條 …………… 4-6條
月桂葉 ………………………………… 2片
連莖帶葉的荷蘭芹 ………… 1小把
荷蘭芹葉片切碎 ………………… 約半杯

步驟

1 把蛤蠣等貝類海鮮、1/3的洋蔥、白酒和部分連莖帶葉的荷蘭芹放入一只大鍋內，慢慢加熱至滾開，蓋上蓋子直到貝類海鮮的殼打開，大概5分鐘左右。把貝類海鮮撈出瀝乾後，另外放著備用。把荷蘭芹和洋蔥撈掉，再把湯汁倒入量杯內裝著，如需要可加水補足到約2杯的份量。

2 用同一只大鍋，融化奶油，加入另2/3的洋蔥、蒜白，持續拌炒至軟化，香味傳出後，把煮蛤蠣的湯汁倒入，加入剩下的荷蘭芹、百里香的枝條與月桂葉。小火慢慢熬煮直到加入的蔬菜都已軟化，湯汁也開始變得濃一些。

3 加入鯛魚肉跟干貝，小火煮約5分鐘至剛好熟即可。把魚肉跟干貝撈起來放在碗裡，把荷蘭芹、月桂葉和百里香枝條撈掉。取一中碗把鮮奶油和蛋黃攪拌均勻，從鍋裡面舀出約半杯的湯汁加入蛋奶混合液體繼續攪拌均勻。接著再慢慢將碗內液體加入湯內，一邊攪拌一邊加入。湯汁開始會變得濃稠，持續攪拌，中小火約煮5分鐘，注意不要煮到沸騰。

4 把先前撈起來的魚肉、干貝與蛤蠣加回到鍋子裡面，以小火再煮幾分鐘就完成了，熄火前加入切碎的荷蘭芹葉片。以淺湯碗盛裝即可上桌。

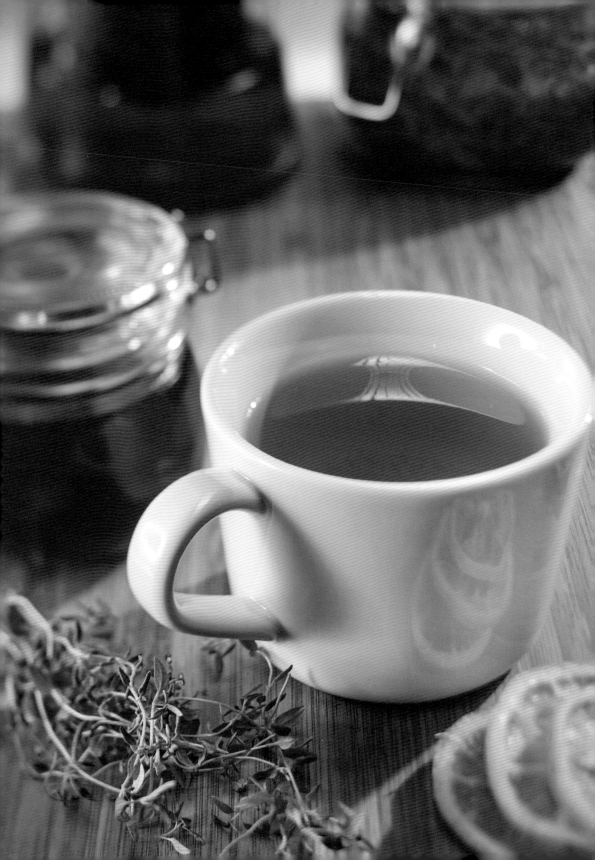

Thyme Honey & Tea

百里香蜂蜜&蜜茶

秋冬或季節交替時節，病毒出沒肆虐，尤其有學齡孩童的家庭，開學後跟同學玩在一起，很容易「中獎」。我自己也常在照顧家裡兩姐妹之後，自己跟著被感染。這時候如果有百里香和蜂蜜，就可以在感冒前兆出現的時候製作茶飲，預防與提振免疫力。製作添加藥草的蜂蜜做為茶飲，或以藥草煮茶之後，再添加蜂蜜，也有同樣的功效。

百里香蜂蜜

 材料 新鮮的百里香 (若無，乾燥香草也可)‥‥‥‥酌量
蜂蜜‥‥‥‥‥‥‥‥‥‥‥‥‥‥‥‥‥‥‥ 1 杯
廣口玻璃瓶‥‥‥‥‥‥‥‥‥‥‥‥‥‥‥‥ 1 個

步驟
1 取一個廣口的玻璃瓶，裡面裝半滿的百里香枝葉。
2 另外以小鍋加熱蜂蜜 (足以蓋過百里香的量就足夠)，加熱溫度不要過高，以免破壞蜂蜜裡面的酵素，約攝氏 45 度。
3 將加熱的蜂蜜倒入廣口瓶內，蓋過香草即可。將廣口瓶放在溫暖的窗邊，靜置約 2 週，萃取百里香的活性成分。蜂蜜聞起來有百里香的香氣時就是完成了。(如果有可以控制在攝氏 40 度上下的慢燉鍋或溫奶器，也可使用，數小時後即可完成)。
4 完成後的蜂蜜，可以把百里香保留在裡面，或者用濾網把百里香篩出 (比較麻煩)。放在陰涼處保存即可，儲存於冰箱內則可延長保存期限至數月。

百里香蜜茶

 材料 新鮮百里香 (乾燥亦可)‥‥‥‥‥ 1 把 (約 50-100g)
蜂蜜‥‥‥‥‥‥‥‥‥‥‥‥‥‥‥‥‥‥‥‥ 1 杯
水‥‥‥‥‥‥‥‥‥‥‥‥‥‥‥‥‥‥‥ 1000ml
玻璃瓶‥‥‥‥‥‥‥‥‥‥‥‥‥‥‥‥‥‥ 1 個

步驟
1 把香草跟水放入鍋內，以小火慢慢加熱，蓋上蓋子只露出小小縫隙，慢慢燉煮直到水分剩下一半，大約 2 杯份量的很濃的百里香茶湯。
2 把百里香撈出來過濾，放涼後可以當作堆肥。
3 把蜂蜜加入茶湯裡，攪拌至蜂蜜完全溶解。
4 將做好的百里香蜂蜜茶裝到玻璃瓶內，收在冰箱裡面，可保存約 3-4 週。

TIPS
① 做好的蜂蜜可以直接吃，可加入茶飲，也可以泡成百里香蜂蜜檸檬汁。愛美的女孩們，可以拿百里香蜂蜜來敷臉，對容易因感染而出狀況的問題肌膚類型很適合，具有鎮靜和復原的功效。
② 有感冒症狀的時候，每幾個鐘頭可以喝一茶匙蜜茶，幫助舒緩，也可以稀釋加入其他的藥草茶一起飲用。

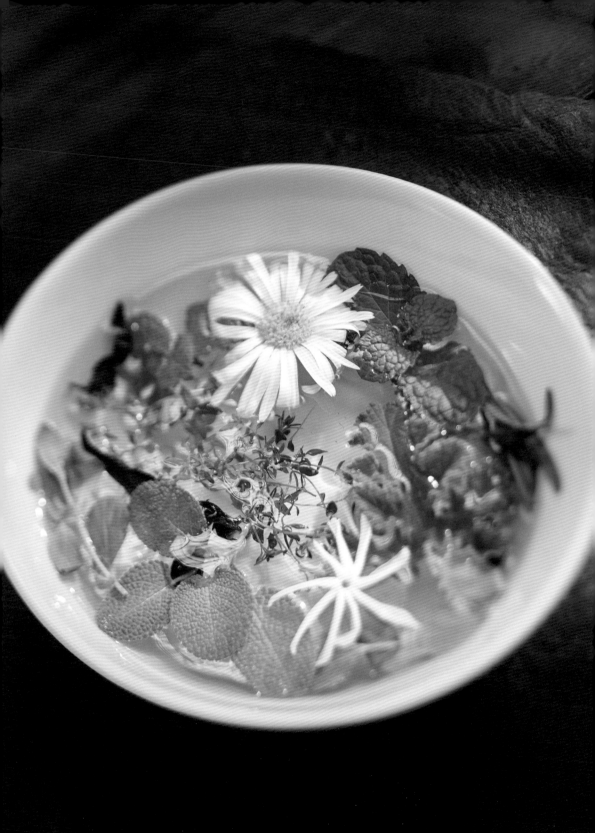

Thyme Facial Cleanser

百里香薄荷蒸臉清潔液

香草煮成茶湯,再加入可以調理皮膚的精油,透過蒸氣讓皮膚上的毛孔張開,讓皮膚流汗,幫助皮膚排出堆積在毛孔裡的污垢,並達到抗菌的效果。對痘痘肌、問題肌的朋友來說,是可以定期保養與調理的好方法。

 材料

百里香葉片、薄荷葉 ⋯⋯⋯⋯⋯⋯ 各少許
(檸檬皮、玫瑰花瓣、玫瑰草、迷迭香、
廣藿香等也可)
過濾水 ⋯⋯⋯⋯⋯⋯⋯⋯⋯⋯⋯ 600ml
皮膚調理的精油 ⋯⋯⋯⋯⋯⋯⋯ 1-2滴
(如天竺葵、大西洋雪松、姓牛兒醇百里香、
玫瑰草、廣藿香、薰衣草等)
大毛巾 ⋯⋯⋯⋯⋯⋯⋯⋯⋯⋯⋯ 1條

步驟

1 取一平底鍋,將香草與過濾水加入,煮沸。

2 把鍋子從爐子上移下來,稍微冷卻後,倒入大碗中,滴入精油(可不加),臉部朝向碗,以蒸氣蒸臉。

3 可同時以厚毛巾覆蓋頭部與碗的四周,確定溫度不會燙到皮膚的前提下,讓蒸氣接觸到自己臉部的皮膚,就可同時排汗。蒸完臉後,再以其他的面膜保養,效果加倍。

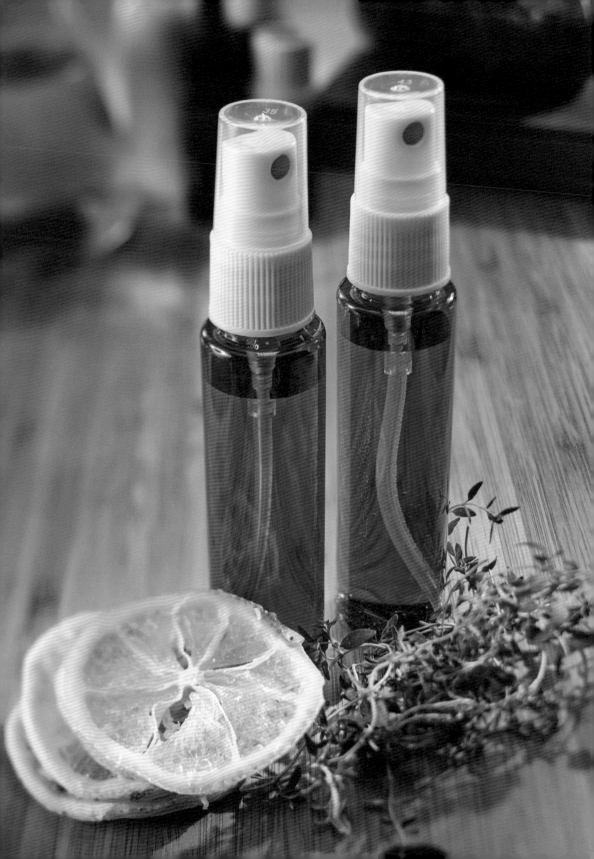

Mold-Free Spray

浴廁防黴噴霧

古希臘時代常以焚燒百里香薰香的方式，淨化人與空間的能量，同時也有驅趕蚊蟲與疾病的意味。

 材料

百里香葉片 ……………………… 一大把
（檸檬百里香、檸檬皮、以及天竺葵、
茶樹、玫瑰草、迷迭香、肉桂葉等亦可）
酒精 ……………………………… 500ml
抗菌防黴的精油複方 ………… 容器的3%
（百里酚百里香、白千層、茶樹、天竺葵、
玫瑰草、迷迭香等）
過濾水 ………………………… 容器的50%
玻璃瓶 …………………………………1個
噴霧瓶 …………………………………1個

步驟

1　香草酊劑製作：取玻璃瓶一個，把香草放入至八分滿，倒入酒精，確定酒精淹過香草。放在溫熱的窗邊，每日拿起來搖晃一下。約2週後，打開瓶蓋，將香草過濾掉，即完成香草酊劑。

2　把酊劑與水以1：1的比例裝入噴霧瓶內，再滴入噴霧瓶總容量約3%的精油，使用前搖晃均勻即可。可噴灑在廚房浴廁等容易滋生蚊蠅與黴菌的地方，還有鞋櫃附近，消除異味、避免黴菌增生。

TIPS

製作百里香、薄荷的酊劑，除了可以做為環境用的防黴清新噴霧之外，也可以稀釋做成漱口水。

精油如何作用？
How Does Essential Oil Work?

● 大腦與嗅覺　● 為什麼聞精油可以止痛？　● 精油透過呼吸吸收的路徑　● 精油與皮膚
● 精油透過皮膚吸收的路徑　● 按摩的功效　● 精油可以口服嗎？　● 口腔、黏膜吸收路徑

從植物中萃取得到的產物，不管是精油、純露、酊劑這些原料，或是調製成塗抹在身上的按摩油、乳霜和香水香膏，添加到手工皂、液體皂等清潔產品裡面，大多數人拿到這些物品的第一個反應就是拿起來聞聞看，這個味道我喜不喜歡。想到精油，很多人會想到的就是SPA按摩，那充滿著香氣的按摩油，除了聞起來愉悅，會透過皮膚進入身體嗎？我也在上課的時候認識了從小就沒有嗅覺的朋友來學習芳香療法，聞不到味道的人，精油對他們也有幫助嗎？在這個專欄裡我們來談談，精油裡的這些芳香分子到底是怎麼樣進入身體的呢？

大腦與嗅覺

人類的嗅覺是一個很奇妙的感官。大概沒有哪個感官比起嗅覺更容易讓人喚起記憶。突然飄過的香氣，會讓人在瞬息之間記起童年阿嬤家的五斗櫃紅眠床，初戀那個人身上的肥皂香味，或是離家求學時最愛吃的那家餐館。當下儘管身邊帶著稚齡的女兒，或已經來到不惑之年，仍會瞬間變成那個坐在阿嬤膝上的五歲女孩，情竇初開的少女，或是迪斯可跳不停的青春大學生。氣味好像威力強大的炸彈似的，一直都存在人的情緒腦裡面，在你不設防的時候，突然的在腦海裡炸開來。

走進花園裡把迷迭香抱個滿懷，或是打開一罐精油，芳香分子就會透過鼻腔，碰到鼻孔的黏膜，接著刺激到嗅覺神經的纖毛，產生一連串的訊息，送到鼻孔上端的兩個嗅球（olfactory bulbs）。從嗅球延伸到鼻腔黏膜的嗅覺細胞屬於第一對腦神經——嗅覺神經的延伸，負責把接收進來的各種氣味感覺傳遞給嗅球，送到大腦的幾個不同的部位，其中最主要的是位於大腦顳葉（temporal lobe）中的嗅覺皮質，還有邊緣系統（limbic system）裡面的杏仁核（amygdala）。

顳葉裡面主管嗅覺的部分，會將從鼻腔傳來的神經脈衝翻譯成氣味感受，判定自己聞到了什麼氣味。這裡也負責區分各種不同的味道，例如茉莉花與玫瑰的香氣的差異，也可以分辨出不同品種的茉莉或玫瑰之間的香氣的不同。

杏仁核位於邊緣系統中，主管各種情緒，包括憤怒、爭鬥、瞬間爆發的行為與情緒反應、自我保護、慾望、飢餓感等等。因為杏仁核主管了這些與本能與情緒相關的功能，我們可以理解為什麼嗅覺這麼容易就可以引發我們的情緒反應。事實上，因為嗅覺神經直接將訊

息傳到邊緣系統裡面，在邊緣系統下方的幾個腺體，除了杏仁核之外，包括海馬迴、下視丘、腦下垂體等控制著人類原始本能行為的這幾個部位，都受到嗅覺的影響。我們的憂傷、憤怒、愉悅、興奮、滿足等反應，都會受到氣味的影響。

從嬰兒一出生，眼睛都還沒有張開就可以透過氣味的定位，把臉轉向母親乳頭的位置尋找食物，出生不久之後就能夠分辨出父母或照顧者的氣味。嗅覺讓我們可以分辨食物與環境中的氣味，什麼是新鮮美味的食物可以大快朵頤，什麼是腐敗不佳的氣味最好要避開。進入青少年期之後，我們對異性散發出來的氣味也會變得敏感。生命中的重大事件發生的當下如果有特殊氣味，這些氣味也會跟當下的情緒做連結。嗅覺這個本能，是人類生存重要的能力之一，是重要的防禦機制，對維護生命具有相當的重要性。

只是，我們常常無法描述或精確的命名某

嗅覺與大腦圖解

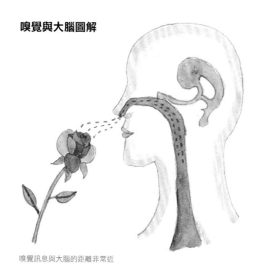

嗅覺訊息與大腦的距離非常近

個氣味，只好透過描述感受來形容，例如聞起來讓人覺得「很噁心」、「很舒服」、「感覺很奔放」、「很紓壓放鬆」等等。或者在彼此共同的氣味資料庫裡面搜尋類比，例如「有點像薰衣草與茉莉加在一起」，或者是「帶點檸檬香，但是再更甜一點」，嗅覺雖然可以如此精準的左右人類的情緒、學習、生存本能，但要向沒有聞過某種氣味的人以語言文字描述氣味，幾乎是不可能。

為什麼聞精油可以止痛？

嗅覺神經把氣味的訊息傳到邊緣系統這個又被稱為情緒腦的地方之後，香氣會刺激下丘腦，使腦下垂體前葉分泌出一種神經胜肽（荷爾蒙），也就是腦內啡（endorphin）。腦內啡的釋放可以產生令人愉悅的感覺，能夠克服或減低疼痛的感覺。腦內啡是人體內最早被發現的神經胜肽之一，腦內啡的分泌，給人體的感受，跟鴉片和嗎啡有類似的效果。這些具有天然鎮靜效果的神經胜肽，除了透過腦下垂體分泌之外，身體的其他組織也會釋放腦內啡分子，透過血液循環與神經傳導的途徑，送到全身，找到適合的受體部位，就可以與之結合，把這些愉悅的訊息送到細胞裡面。

回到精油的作用原理，因為精油的芳香分子能夠透過嗅覺神經的訊息，刺激引發這些神經胜肽釋放，胜肽分子接著旅行到身體各部位，影響各種機能的協調，使疼痛的感覺中止或舒緩。這也是為什麼我們在臨床上看到，使用精油薰香在急診室與安寧病房可以讓疼痛指數下降的緣故。在健康的一般人身上，透過芳香分子刺激腦下垂體，則可以使人在情緒上感到愉快，把原本高張的情緒，例如憤怒、恐懼或焦慮都安撫下來，讓身體得到放鬆。

情緒腦圖解

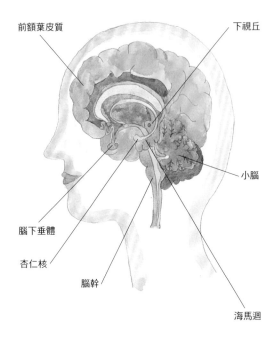

前額葉皮質

下視丘

小腦

腦下垂體

杏仁核

腦幹

海馬迴

與嗅覺有直接連結的邊緣系統（limbic system），又稱為情緒腦，裡面包括視丘、下視丘、海馬迴、杏仁核等這些與情緒、記憶攸關的構造。

自我保護的嗅覺經驗

在二二八事件中，在嘉義噴水池前遭到槍決的潘木枝醫師，他的兒子潘信行和潘英仁先生近幾年因記錄二二八事件受訪而談起往事，發現兩人一直以來都不喜歡百合花的氣味，但不知道為什麼。受訪時回憶起當年，才發現原來當年為了出門救父親而遭槍決的二哥，屍體暫放在父親的診所，希望等候父親潘木枝醫師回來見最後一面再下葬，為了掩蓋停棺的不佳氣味，買了很多的百合花，卻沒想到那時父親也已經天人永隔。當下年紀小不記得，但百合花的氣味卻因此與那肅殺的悲傷情緒連線，從此成為討厭的味道。生命中的重大經驗一旦與嗅覺連結，日後再次聞到相同氣味的時候，與當次經驗相關的感覺都會下意識的被召喚出來，這是人類保護自己趨吉避凶的重要能力。

嗅覺不僅會跟經驗連結，科學家在2014年利用氣味證明了心靈創傷會透過遺傳因子傳遞給後代子孫。研究者在實驗室裡面利用很濃的苯乙酮（帶著杏仁氣味的果香）結合電擊，讓實驗組的老鼠對這個氣味與電擊的創傷連結。結果實驗組老鼠的下一代與下下、再下下下一代接觸到苯乙酮的氣味的時候，都會產生焦慮的行為，而且創傷反應還會隨著代數增加而放大。（香氣濃度降低，仍然會引起焦慮。）

精油透過呼吸吸收的路徑

精油是高濃度的活性芳香分子。透過嗅聞可以進到身體裡面，也會有排出身體外的路徑。從芳香分子接觸到鼻腔黏膜，到排出身體外面，大致上是這樣的路線：

路線1
精油分子 ➝ 鼻黏膜 ➝ 接收器（嗅神經）➝ 嗅球 ➝ 邊緣系統（大腦）➝ 產生各種生理／心理的效果

路線2
精油分子 ➝ 鼻黏膜 ➝ 氣管 ➝ 肺泡（肺）➝ 肺靜脈 ➝ 心臟 ➝ 動脈 ➝（分成a、b兩條路徑）

a 微血管 ➝ 細胞 ➝ 靜脈 ➝ 心臟 ➝ 肺動脈 ➝ 肺泡 ➝ 氣管 ➝ 呼氣排出

b 微血管 ➝ 進入血液循環系統送往全身 ➝ 從汗、尿、糞便和排出體外

精油與皮膚

　　在 Column A 裡面我們提到了植物精油的分子極小，活性極高，容易為皮膚吸收。精油最常被運用的方式，除了薰香之外，就是透過按摩。

　　要瞭解這個吸收與代謝的路徑，我們先瞭解皮膚的結構。

　　皮膚是人體面積最大的器官，而且皮膚與其緊緊相連的組織裡面皆有分布密切的神經、血管和淋巴管，這些都會連到身體其他內部的組織與器官，循環產生影響，交換訊息。

　　皮膚是人類免疫系統最外面的一道防線。因為表皮角質細胞蛋白與汗水、皮脂結合之後，會形成一層弱酸性的薄膜，稱為皮脂膜，這個弱酸性的環境不利於環境中的各種微生物存活。因此，當病菌接觸我們的皮膚表面的時候，皮膚的環境就直接有效的抑制了病菌的活性。

　　皮膚乍看之下是把人體的內部與外界隔絕的一層「皮囊」，但我們的皮膚其實是可以允許小分子通過的。水溶性的分子能從汗腺進入人體。脂溶性的分子則會以皮脂腺做為通道，進入毛囊底部，然後進入血液與淋巴循環裡面。

　　精油分子非常細小，因此可以被皮膚吸收而進入人體。可以透過皮膚被吸收的，還包括植物基底油，也還可以溶解在油性物質裡面的其他成分。天然植物精油的酸鹼度通常落在中性到弱酸性，使用在皮膚表面的時候，就能夠幫忙抑菌。

　　已有實證研究指出，多數精油透過皮膚這個路徑，吸收的速度非常快，塗抹精油數分鐘之後，在血液中就可以找到精油分子的蹤跡。經過 50 分鐘到 2 小時之後，呼出的氣體裡面也會有芳香分子的存在。我們常常會用精油與植物油來調配按摩油，把精油滴在植物油裡面做臉部或身體其他的局部護理，也可能會在泡澡桶裡面滴入精油，在泡澡的時候同時透過呼吸與皮膚接觸吸收精油的成分。這些都是芳香療法上面很常見的，透過皮膚吸收精油的方式。

精油透過皮膚吸收的路徑

　　那麼精油是怎麼穿過皮膚進到血液循環裡面的呢？

　　我們的皮膚的結構分成三層，表皮、真皮、皮下組織。皮膚的結構裡面，還有一些皮膚附屬器，像是指甲、毛囊、汗腺和皮脂腺，分佈在真皮層和皮下組織裡面。皮膚這個器官透過三種密集的網路和身體的其他部位連結，這三個網絡分別是淋巴系統、血液系統，以及表皮神經。

皮膚結構圖解

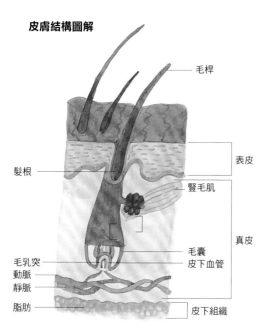

毛桿

表皮

髮根

豎毛肌

真皮

毛乳突
動脈
靜脈
脂肪

毛囊
皮下血管

皮下組織

我們在體表塗抹摻有精油的植物按摩油之後，這些細小的活性分子，就會透過皮膚表面的皮脂膜，沿著毛桿進入皮脂腺，再往下進入血液和淋巴循環之中。

皮膚 ⟶ 毛桿（皮脂腺）⟶ 進入皮下組織的微血管 ⟶ 進入血液循環 ⟶ 隨著血液送往全身 ⟶ 從汗、尿、糞便、呼氣排出體外

按摩的功效

在許多大眾的眼裡，講到精油，就想到SPA按摩，把精油按摩到皮膚上，到底有什麼用？除了前面說的這些精油可以透過皮膚進入身體循環，去到身體需要的部位產生作用之外，皮膚按摩可以促進循環，加速新陳代謝的速度，讓身體末梢血液循環加快，提高精油的滲透與吸收效率。這也是為什麼英系芳療非常重視按摩療程的緣故。

此外，人類在母體受孕懷胎的胚胎發展初期，會先發展成三個不同的胚層，分別為外胚層、中胚層與內胚層。這三個胚層在孕期中會持續發展成各種細胞、組織、再形成人體的各個系統。神經系統和皮膚、感覺受器都是由外胚層發展而來，在某個演化的意義上，兩者根源相同，也因此有著對應的部位，也有人會說皮膚就是外顯的腦部。許多按摩與指壓、足部按摩的原理等也由此發展而來，透過按摩對應的部位，對身心、情緒同時產生作用。

另外值得一提的是，從消化吸收的角度來看，透過嗅吸和皮膚吸收而進入人體的精油，都不像飲食攝取的營養素（或口服精油）一樣，得先經過肝臟，把脂溶性物質轉化變成小分子或其他水溶性的物質，才會再透過循環系統散佈到身體他處，再被身體各處吸收和排泄出去。也就是說，吃進來的精油成分，經過消化吸收之後，活性分子某種程度上被肝臟分解大半，作用也削弱大半。但是透過呼吸或是皮膚吸收，精油分子卻可以更完整的狀態，旅行到身體各處，透過血液和淋巴的循環，在身體內臟與各種組織器官裡面，展現療效。

ⓘ

除了鼻子有嗅覺上皮細胞之外，事實上，近年來科學家也開始發現，嗅覺受體不僅存在於鼻子之中，也存在人的皮膚上面。2014年，德國魯爾大學的研究者發現，利用檀香的芳香分子可以啟動位於皮膚上的嗅覺受體，促進傷口癒合。除了皮膚之外，嗅覺受體也存在身體其他的器官與組織裡面，例如肝臟、前列腺和腸道等處。2016年，這幾位德國研究者進一步在 Cell Death Discovery 期刊上發表了一篇關於白血球細胞上也具有嗅覺受體 OR2AT4 的研究報告。他們從白血病患者身上取出白血病細胞，鑑定出OR2AT4這個受體，並且發現運用檀香分子 sandalore 可以啟動這個受體，進而抑制白血病細胞的生長。這些研究開啟了我們理解嗅覺與香氣分子在身體作用方式的新方向。

精油可以口服嗎？

這是近年來在芳療社團裡面的熱門話題。有人大力倡議口服精油的神效，有人自始反對口服精油，認定「禍從口入」。事實上，先把芳療上使用的一瓶瓶單方精油擺在一邊，我們的

生活中有許多藥品、清潔產品裡面都有添加精油，或是在製作的過程中，就會有植物精油的存在。例如，使用了薄荷精油的牙膏，添加有尤加利、薄荷成分的漱口水，或是乾燥的柑橘類果皮果乾裡面也會有柑橘類精油的存在。

我旅行到美國的時候，會特地購買把精油稀釋在植物油裡面的膠囊，做為隨身保健品，還有添加了精油，以各種藥草、樹皮細粉揉製而成的喉糖、消脹氣的口含錠等等。這些都是西方藥草學上常用的各種居家保健方式。在這本書裡面，有些感冒糖漿的製作，也會提到在一鍋的糖漿裡面滴上精油幾滴，增強療效。

法式芳療的教學裡面，也會指導植物油膠囊的製作，依照個案的身體狀況，選擇適合的精油，依據質與症狀，稀釋在一定比例的植物油裡面，做成膠囊，針對症狀在短期內口服使用，處理當下的問題。

所以口服精油並不是完全不可的，只要品質可以信賴（種植、採收到蒸餾過程都安全），精油不但可以入菜，也可以添加到糖漿之中。或者，在有經驗、可信賴、或接受過法式芳療訓練的芳療師的指導下，適量的口服，在有需要的時候處理身體的症狀。

我希望大家注意到大部分的「口服」方法，都不是刻意的吃精油，也不建議以純油的型態入口；而是以少量添加在大量的基質裡面，濃度很低的方式進入身體內。沒有對精油藥理學的理解，也沒有對生理學有基本概念，對自己的身體沒有相當程度的覺察的朋友們，不小心過量的口服精油，對身體反而產生危害，不僅口腔黏膜有受傷之虞，若肝腎負擔過重，長期更是容易造成負擔，這也是多數受過訓練的芳療師大力呼籲不要輕易口服精油的緣故。

口腔、黏膜吸收路徑

添加到食物裡面，製作成植物油膠囊的精油，或是透過口腔產品微量吸收的精油，從嘴巴吃進來之後，大致上會經過這樣路徑被身體所吸收與代謝：

口腔 ⟶ 食道 ⟶ 消化器官 ⟶ 肝門靜脈 ⟶ 肝臟 ⟶ 心臟 ⟶ 進入血液循環 ⟶ 隨著血液送往全身 ⟶ 從汗、尿、糞便、呼氣排出體外

回到安全性的問題，因為口服進來的精油，從口腔進入食道一路到消化器官，都是黏膜組織，濃縮且強效的精油分子很容易造成傷害，所以在使用精油口服之前，可以先思考一下，如果是要運用精油在料理上，是否可以用新鮮或乾燥的香草取代，是否可以用煮茶湯的方式，是否可以用純露或是香草乾燥的細粉，這些都是微量且比較安全的料理方法。因為精油是油溶性的，也可特別留意料理中是否有大量的油脂可以溶解並分散所滴入的精油。如果是調製膠囊，是否經過稀釋，濃度是否在身體可接受的適當範圍之內。這些相關的問題，都需要進一步推敲，並且對精油的作用以及人體的生理學有進一步的瞭解把這些功課都做好了再來口服，才是比較審慎安全且不傷身體的方式。

回到一開始我們問的問題，所以按摩油除了香香的之外，透過按摩的方式可以進到皮膚裡面，再透過淋巴與血液的循環，送到全身。因此即使是失去嗅覺的人，也可以透過塗抹精油而受益。你答對了嗎？

08

奧勒岡
Oregano

Origanum vulgare

具有提振免疫系統的功效，
殺菌清潔與抗感染能力優異，
對各系統的感染症都有效果。

拉丁學名 *Origanum vulgare*
植物科屬 唇形科牛至屬
主要產地 原生於地中海沿岸
精油萃取部位 全株藥草
精油萃取方式 蒸氣蒸餾

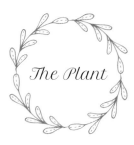

The Plant

　　奧勒岡屬於唇形科牛至屬的植物，跟迷迭香、鼠尾草、甜馬鬱蘭等香草都是同時在料理與醫藥上佔有一席之地的香草，人類在醫療和料理上運用這些香草都有數千年的歷史。

　　奧勒岡的拉丁學名中的*origanum*，源自希臘文的orosganos，oros（山區）和ganos（歡樂）兩個字合起來，大概可以翻譯為joy/delight of the mountains，另外有相同學名的還有甜馬鬱蘭以及其他種類的野馬鬱蘭，例如摩洛哥馬鬱蘭、希臘野馬鬱蘭等。奧勒岡屬於多年生草本植物，高度可以長到50-60公分，葉片對生呈卵形或接近心形，全株被有細毛。夏季會開白色跟紫色相間的花朵，在台灣若種植於平地，因為低溫的時間太短，很少看到花。莖具有匍匐性，種植在花盆裡會向下延伸垂長，所以很適合吊掛在牆邊或陽台上，露地種植則會匍匐攀爬拓展版圖，長成一大片。

　　跟很多西洋料理上常見的香草一樣，奧勒岡原生於歐洲地中海沿岸，喜歡排水良好的土壤、充足的日照。在乾燥的大陸型氣候下，可以在山坡草地、道路兩旁長得很好，在台灣則需要注意水分的管理。我自己的種植經驗是只要水分管理良好，即使只有半日照，不管是在花盆或是花園土裡，水分控制得好，定期採收刺激生長，奧勒岡都可以讓自認灰手指的人也得到很好的回報。遇到夏季豔陽時節則記得補充水分並移到不會全日直曬的地方即可。採收後的奧勒岡葉片可以即刻入料理，也可以乾燥備用。

　　可以在初入夏季天氣剛開始炎熱的時節，將茂盛的奧勒岡葉採收後乾燥保存。乾燥過的奧勒岡葉片香氣比鮮葉更為濃郁，記得確實乾燥後密封保存就可以。入夏時如果進行這樣的大修剪，夏季會再茂盛的生長出一大叢，大約到了接近入秋的時節，又可以再採收乾燥一批。喜愛義大利麵與披薩等料理的朋友，可以考慮種植一盆奧勒岡。

　　因為奧勒岡的氣味濃厚，即使在台灣潮濕氣候中也少有病蟲害，記得多雨季節期間幫忙多修剪枝葉，保持通風就可以。

　　除了常見的料理奧勒岡之外，台灣也可以買到黃金奧勒岡（*Origanum vulgare* 'Aureum'），葉片顏色較淺，呈黃綠色，表面光滑沒有絨毛，香氣與奧勒岡相近。還有義大利奧勒岡（*Origanum x majoricum*，也有人稱它為義大利馬鬱蘭），葉片較小，氣味介於奧勒岡與馬鬱蘭之間，一樣可以運用在各式料理、泡茶、泡澡等用途上。義大利奧勒岡相對之下比較耐高溫與耐濕，也是很建議平地香草愛好者栽植的品種。

奧勒岡的功效

很多人聞到奧勒岡的氣味，應該都會立刻聯想到義大利麵紅醬跟披薩。其實在義大利和希臘料理中，從魚類、雞蛋、起司、番茄和各種蔬菜料理（像是豆子和櫛瓜等）裡面，都有奧勒岡的蹤跡。鮮葉可以用來點綴生菜沙拉增添香氣，乾燥葉片壓碎後可以運用在各種需要燉煮的醬料湯品裡面。乾燥的枝條有時也會被運用到花束或花環的製作裡面，除了造型美麗以外，奧勒岡濃郁的香氣具有抗菌防黴的效果，還可以延長乾燥花束及花環的壽命。

從強勁的辛辣氣味我們就可以猜到，奧勒岡的抗菌、消毒、補氣的功效，比同屬不同種的甜馬鬱蘭要強效很多。奧勒岡主要的化學成分類型是以酚類為主，跟百里香和左手香一樣，對頑劣的病菌有很強大的抵抗功效，幾乎可以說奧勒岡精油是抗菌力最強的精油。但同時也因為它是以強效的酚類為主要成分，所以在芳療上使用奧勒岡精油的時候要很謹慎，濃度要盡可能調低，一來比較不會刺激皮膚，二來也比較不會造成肝腎的負擔。

但瞭解使用的界線之後，在安全範圍內運用奧勒岡精油為健康把關，少量就可以收到極大功效。在呼吸系統上，針對急性的呼吸道感染、黏膜炎，喉嚨發炎、肺炎等，只要以擴香方式，或稀釋以低濃度塗抹按摩胸腔、鼠蹊部與上背部，可以讓急性的呼吸道症狀很快得到緩解。消化系統也是一樣，因為奧勒岡強大的抗菌力，除了細菌感染，對寄生蟲感染也很有效，特別是大腸桿菌引起的腸道發炎，因為大腸桿菌引起的腹瀉症狀，還有腸內寄生蟲的問題，也都可以透過腹部按摩，或服用奧勒岡油的膠囊來處理。國外健康食品店有販售稀釋在卵磷脂或植物油中的低劑量奧勒岡油膠囊（Oil of Oregano），可以選購做為腸道保健之用。除了針對這兩大系統的感染之外，奧勒岡的成分具有提振免疫系統的功效，殺菌清潔與抗感染能力優異，對各系統的感染症也都具有效果。

因為料理時使用的是新鮮或乾燥後的香草，劑量不似精油那樣的濃縮，可以安心的使用奧勒岡入菜。奧勒岡含有的濃烈氣味來自於香旱芹酚與百里酚，抗菌抗黴的功效優異，從古希臘時代就開始被運用在醫學上。希波克拉底（c. 460 - c. 370 BC，希臘醫學創建者）用它來抑菌，醫療史上還有記載著運用奧勒岡治療呼吸道疾病、消化道感染與不適、月經週期間的腹部痙攣與尿道發炎感染等。局部使用的話，則可以處理臉部的青春痘與頭皮屑的問題。（再次強調，若使用精油，務必以低劑量稀釋後再塗抹。）

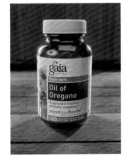

奧勒岡油膠囊

奧勒岡精油的化學組成

奧勒岡精油最主要的成分是酚類（香旱芹酚與百里酚），和少量就具有關鍵功效的一些單帖烯。

香旱芹酚（carvacrol）具有很強大的抗微生物效用。有研究學者指出，奧勒岡精油可以有效的對抗 41 種不同的李斯特桿菌（以食物爲主要傳染媒介的一種病原體）。也有英國學者研究指出使用喜馬拉雅產地的奧勒岡，具有強大的抗細菌功效，可以對抗近年來在醫療院所讓人驚慌的超級細菌 MRSA。這些都只是初步的研究，還需要更多的研究探討與證實，但可以理解從古至今運用奧勒岡葉來調製醬料，長時間燉湯，或是醃製肉類料理，除了增添風味之外，抗菌與延長保存期限的優點，也是奧勒岡成爲餐桌常見藥草的原因之一。

而奧勒岡精油成分中的 β-石竹烯（β-caryophyllene），則有研究指出具有非常良好的消炎效果，可能有助於治療骨質疏鬆和動脈硬化等疾病。也有學者指出奧勒岡具有抗癌的功效，能減緩或阻止癌細胞的發展，可用於預防乳癌。在日常生活的應用上，奧勒岡精油可以協助處理指甲的真菌感染。搭配乳化劑滴入泡腳桶中進行足浴，或是以低劑量稀釋於植物油之後塗抹在患處。也可以利用擴香或蒸氣浴的方式，幫助處理鼻竇炎和感冒的症狀。

化學類型 Chemical group	成分 Composition
酚類 Phenols	carvacrol（62-84%），thymol（0-4.4%）
單帖烯 Monoterpenes	γ-terpinene（3.8-8.2%），p-cymene（4.9-9.7%），β-caryophyllene（1.4-2.5%），α-pinene（0.5-2.2%），α-terpinene（0.8-1.4%）

TIPS

奧勒岡精油若未經稀釋直接使用的話，臨床研究報告指出在老鼠的皮膚上會導致嚴重的刺激反應，對兔子的皮膚也有中等程度的傷害。但以2%濃度稀釋使用在人類身上，則並未引起任何皮膚的不適或致敏反應。另外，奧勒岡精油含有高比例的香旱芹酚（carvacrol），可能造成對胎兒的傷害，孕婦請避免使用。

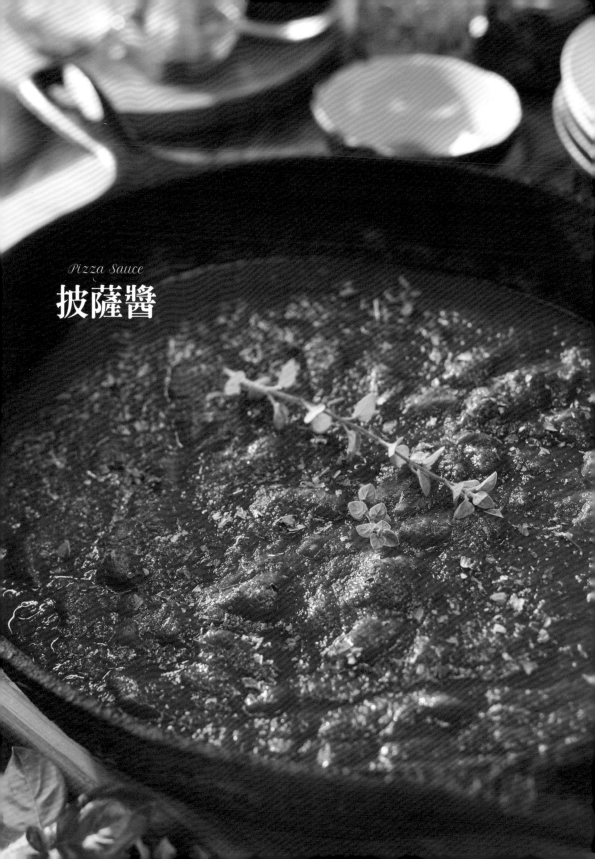

Pizza Sauce

披薩醬

Make Your Own Pizza

自製披薩

近年在家烘焙盛行，網路上也找得到各式各樣的食譜，我們自從搬回台灣定居之後，總覺得在外面吃到的披薩不道地或是價錢不美麗（笑），慢慢就學會自己做麵團烤披薩，一開始蕃茄醬買現成的番茄罐頭，後來慢慢進化到利用自家種植的番茄、奧勒岡與羅勒來熬醬，美味更上層樓。同樣的番茄醬可以用在義大利麵還有常見的法式燉蔬菜（Ratatouille）上，一次做一大鍋，裝在玻璃罐裡面冷藏保存，比市售義大利麵醬要便宜，卻更加美味。披薩是很美味的食物，但發酵的麵團與起司都容易使人脹氣，所以適量添加可以整腸助消化的奧勒岡與羅勒，飽餐之後也比較不會不舒服。

材料

橄欖油 ⋯⋯⋯⋯⋯⋯⋯⋯⋯2大匙
洋蔥（切碎）⋯⋯⋯⋯⋯⋯⋯1顆
大蒜（切片）⋯⋯⋯⋯⋯⋯⋯3瓣
水或雞湯 ⋯⋯⋯⋯⋯⋯⋯⋯半杯
番茄（切丁）⋯⋯⋯ 1-1.2公斤左右
（用罐頭亦可，請選擇切塊或整顆
番茄的罐頭）
糖 ⋯⋯⋯⋯⋯⋯⋯⋯⋯⋯1/4茶匙
鹽與胡椒 ⋯⋯⋯⋯⋯⋯⋯⋯少許
乾燥奧勒岡葉片 ⋯⋯⋯⋯⋯1茶匙
新鮮羅勒（切碎）⋯⋯⋯⋯8-10片

步驟

1 在平底鍋中加入2大匙橄欖油，以中火慢慢加熱。

2 放入大蒜片跟切碎的洋蔥，輕輕拌炒釋放出香氣之後，加入水或雞湯，持續攪拌，將黏在鍋底的材料鬆動，慢慢把洋蔥煮軟，水分約揮發掉一半之後，加入番茄丁。

3 加入少許的鹽與胡椒，還有1/4茶匙左右的糖調味。持續攪拌。

4 把奧勒岡葉片和新鮮的羅勒也加入鍋中一起燉煮，攪拌均勻之後轉小火，燉煮約半小時，直到變成濃稠的番茄糊即可。

TIPS

奧勒岡葉片切得越細碎，氣味越容易被釋放出來。乾燥過的奧勒岡氣味較為濃郁，1小匙的乾燥葉片可抵1大匙新鮮奧勒岡葉，熬醬時可以參考。奧勒岡味道濃郁，可以一開始放少量，熬醬過程慢慢品嚐氣味再酌量加入，以免使得醬料偏苦。

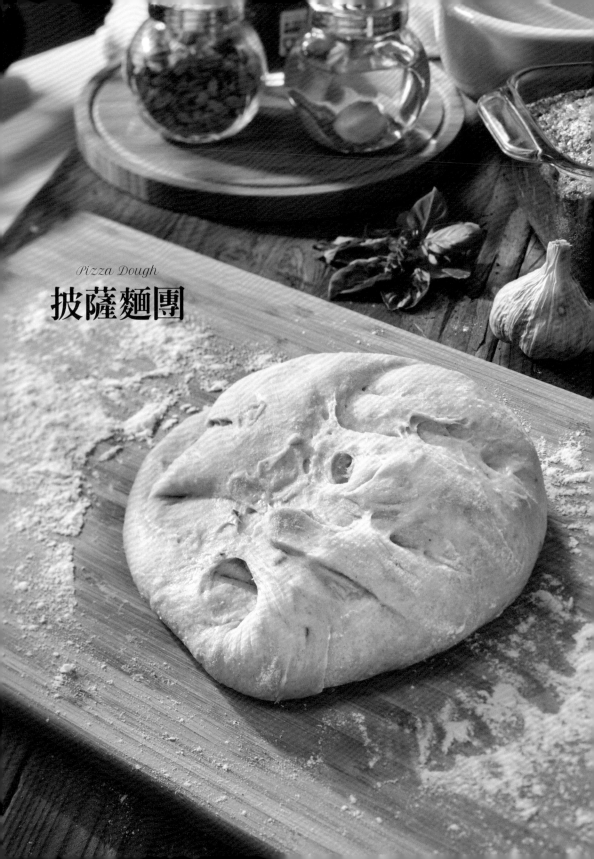

Pizza Dough

披薩麵團

開始做麵包、烤披薩之後，我嘗試過很多披薩麵團的食譜，最後停留在英國名廚 Jamie Oliver 的披薩麵團版本上，一試就愛上，稍加修改後成為我家慣用的家常披薩麵團配方。這個麵團配方不僅製作容易，發酵時間短，也很容易操作整形，做成喜歡的披薩形狀。發酵靜置過的麵團，大人容易用手整出圓形麵皮，連我家的孩子在年紀還很小的時候都可以輕鬆的桿皮做披薩。同樣的配方也很適合做成佛卡夏（focaccia）麵包，在麵團裡面揉入迷迭香、羅勒等其他香草，或是在麵團整形完成之後，在麵包表面灑上香草、番茄與海鹽等都可以。

材料

中筋或高筋麵粉 ····· 1000g
乾燥奧勒岡葉片 ····· 1茶匙
溫開水 ·················· 650g
冷壓初榨橄欖油 ····· 4大匙
砂糖 ···················· 1大匙
酵母粉 ···················· 14g
鹽巴 ···················· 1茶匙

步驟

1　拿一個中型的攪拌盆，量取650g左右的溫開水，加入橄欖油和砂糖，把酵母粉灑上去，靜置數分鐘，啟動酵母的活性。

2　把麵粉、乾燥的奧勒岡葉片和鹽巴混合均勻後，倒在乾淨的桌面上，在麵粉中間做出一個山谷凹洞。把酵母混合液慢慢的倒入山谷裡面。

3　以叉子慢慢的攪拌，把麵粉和酵母水混合，先在中心畫圈混合，再換成把麵粉由外向內漸漸推入，直到水分與麵粉都慢慢混合均勻之後，改成用手揉麵團。持續揉麵團，一直到麵團變得光滑，有彈性且不黏手。

4　把揉好的麵團放回灑上薄薄一層麵粉的拌盆裡面，蓋上濕布，放在溫暖的空間中發酵約1小時，或是麵團已經漲大成2倍。

5　將麵團拿出來，乾淨的工作檯面灑上麵粉，揉壓麵團將空氣擠出，就可以開始切割均分麵團。這個食譜的份量約可做8個中型披薩，一個一家四口的小家庭，一餐大約做4個中型披薩就很足夠。通常我會將麵團先切割成4大份，其中2份以塑膠袋裝起放冷藏，待下餐使用。冷藏的麵團可以保存1-2週，冷凍可以放1個月，但建議還是趁新鮮食用。

TIPS

① 這裡提供了披薩醬料與麵團的食譜，在家做披薩吃，還需要準備莫札瑞拉起司，跟撒在披薩上面的其他材料，以下是我家做過的運用香草與蔬菜或肉品結合的不同口味，你也可以發揮創意做出更適合你家的口味。
　羅勒番茄雙份起司披薩、義式香料雞肉披薩、墨西哥香腸披薩、迷迭香烤雞披薩

② 製作披薩的基本步驟：
　預熱烤箱（攝氏250度）→ 桿麵皮 → 塗披薩醬 → 鋪材料 → 撒起司 → 送入烤箱

Gut Health Tea

腸道調理茶

文獻上指出奧勒岡精油可以透過增加消化液分泌的方式促進消化，並且增加營養素的可吸收度，提高吸收食物營養的酶。也就是說，在食物中添加奧勒岡，可以增加身體從食物中吸收營養素的能力。在自然醫學中，也常看到建議對腸道不適的個案建議服用牛至油（奧勒岡的別名）膠囊，可以幫助解決低下的消化功能，一來放鬆腸道肌肉，減輕腹痛與痙攣的症狀，二來可消除脹氣。對於眞菌（黴菌）引起的腸道感染不適，奧勒岡更是天然的抗菌劑，透過茶飲調理的方式，可以慢慢的讓腸道恢復功能。

材料

奧勒岡 ···················· 2茶匙
薄荷 ······················· 2茶匙
檸檬馬鞭草 ············· 1茶匙
熱水 ······················· 500ml
蜂蜜 ······················· 1大匙
濾茶袋 ···················· 1個

步驟

1 將乾燥的香草裝入濾茶袋，放入茶杯中，沖入熱水，浸泡約10分鐘。

2 將濾茶袋取出，加入蜂蜜攪拌均勻即可飲用。

TIPS

在感冒的時候飲用也很好。在感染感冒或腸胃炎的時候，很容易脫水，以抗病毒的茶飲提振精神、抑制病毒，順便補充水分。經常有腸道不適狀況的人，夏季時也可以煮成較淡的茶水，靜置片刻後溫溫的喝或放涼至常溫飲用。

適合調理腸道的藥草與香料

薄荷：抑制平滑肌的過度收縮。
芫荽籽：抗痙攣。
薑：消脹氣，止吐。
肉桂：消脹氣助消化，抗痙攣。
檸檬：幫助消化。

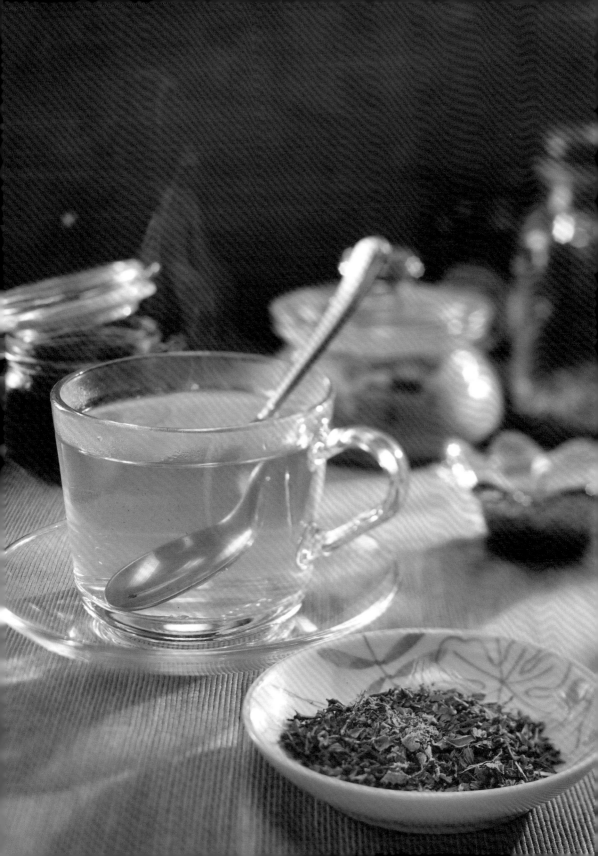

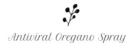

Antiviral Oregano Spray

強效抗病毒噴霧

這幾年各種病毒細菌進化的速度，似乎將我們兒時對疾病預防的瞭解遠遠甩到後頭，許多猛烈的病毒或細菌都是我們兒時不曾聽過的種類。拜人口增加與交通便利之賜，病菌傳染也跟著便利了許多，常常聽到有整班小學生連續因腸病毒而停班停課。除了腸病毒之外，也有些腸胃型感冒的新病毒株，一旦中獎，不管大人小孩都上吐下瀉苦不堪言。在這種風聲鶴唳的時節，準備超強力的抗病毒抗菌噴霧，保護自己也可以消毒周邊的空間環境。

材料

奧勒岡精油、檸檬精油、玫瑰草精油
‥‥‥‥‥‥‥‥‥‥‥‥‥‥ 各20滴
酒精或伏特加‥‥‥‥‥‥‥‥‥ 70 ml
水‥‥‥‥‥‥‥‥‥‥‥‥‥‥‥‥ 20ml
100ml 噴霧瓶‥‥‥‥‥‥‥‥‥‥ 1 個

步驟

1 將水、酒精、與精油裝入噴霧瓶內就完成了。

2 因為精油比重較輕，置放一段時間後可能會浮到罐子最上方，每次使用前搖晃瓶身，使液體混合均勻後，再噴灑於空間中、門把、鍵盤等，手經常接觸的表面。外出可以噴在手上當作乾洗手液。

 TIPS

酒精製作的抗病毒噴霧，在外出時可以當作乾洗手液，可以添加少許蘆薈膠或甘油一起搖晃混合均勻，避免手部過度乾燥。另因強力抗病毒抗菌的精油通常也比較容易具有皮膚刺激性，如有需要，可降低精油滴數（降低劑量），並先測試噴灑使用，經皮膚測試無礙之後，再攜帶外出使用。

其他抗病毒抗菌的參考配方

奧勒岡＋檸檬＋檸檬香茅
奧勒岡＋茶樹＋醒目薰衣草
奧勒岡＋百里酚百里香＋佛手柑

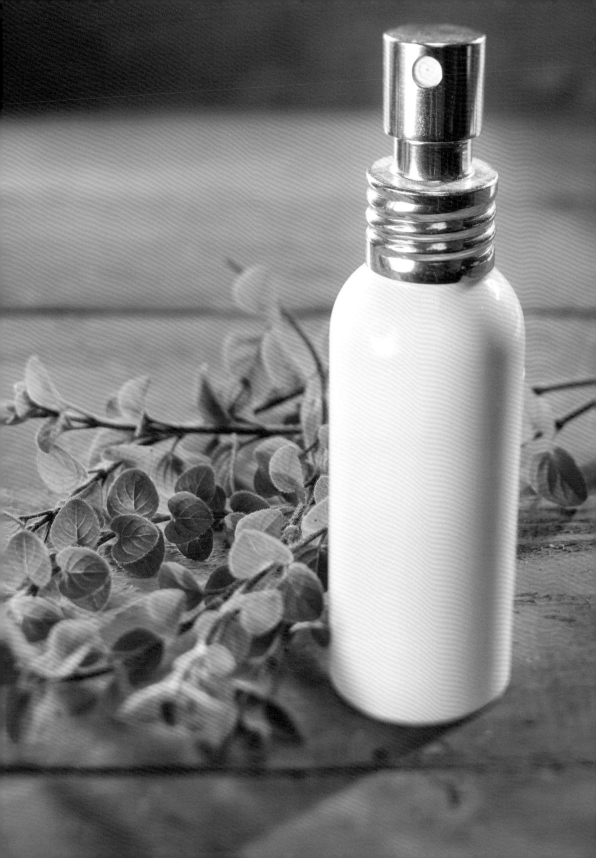

09

廣藿香
Patchouli

Pogostemon cablin

對皮膚有極好的功效，
可以抗菌，消腫；
氣味有安撫神經、穩定情緒的效果。

拉丁學名 *Pogostemon cablin*
植物科屬 唇形科刺蕊草屬
主要產地 亞洲的熱帶區域、南美洲、馬達加斯加
精油萃取部位 莖葉
精油萃取方式 蒸氣蒸餾

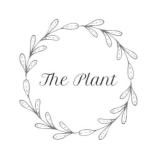

The Plant

　廣藿香是唇形科多年生的草本植物，原生長於亞洲的熱帶地區，像是印度與南亞等地，現在在中國、柬埔寨、東南亞各國、馬達加斯加、南美洲與加勒比海等地都可見。喜歡潮濕、炎熱的氣候，可以長到75公分至1公尺高，開粉紅或淡紫色小花。生長狀況良好的時候，很容易就長成一大片灌木叢。

　廣藿香的莖與葉片帶著一種特殊的，有泥土味的綠色香氣。全株都含有精油成分，乾燥磨粉或萃取成精油之後，常被運用在製香、防蚊、防蟲、香水工業，以及另類醫療上。廣藿香的英文稱為 patchouli，這個字源於印度塔米爾語（Tamil）的 patchai 與 ellai，意思是綠色的葉子。台灣的平地氣候多半炎熱，很適合種植廣藿香。我自己的種植經驗是，即便只有盆土，只要日照適當、水分充足，葉片也可以長到手掌那麼大，深綠色葉片看起來很有生命力，完全可以瞭解字根的綠色葉片的意義。

　廣藿香喜歡長在溫暖的熱帶氣候，喜歡濕熱天氣，但不一定需要陽光直曬。比較關鍵的是水分的補充，一缺水就會垂頭喪氣，不過只要下雨或盡快補充水分，很快就又會抬頭。開花的季節是秋天，花開完後可以收集種籽留他日種植。插枝繁殖非常的容易，我比較推薦隨時剪下插枝繁殖，不需太久就有很多的廣藿香可運用。盆栽種植者，遇冬季濕冷型的寒流來襲的話，留意不要讓盆栽內積水，低溫與過度潮濕的環境，不利廣藿香生長。

　廣藿香精油是從葉片萃取得來，葉片需經過發酵之後再進行萃取。也有不經發酵，但在採收後置放於陰涼處幾天，枯萎乾燥之後，再行蒸餾。蒸餾過程的溫度控制也有相當的深度，不同的工廠有不同的獨門技術，餾得的廣藿香精油氣味也不太相同。初蒸餾好的廣藿香精油，多少還是帶著綠色的年輕氣息，不若陳年廣藿香精油那般沉穩，經過置放之後，芳香分子重新整合，青綠微「衝」的氣息慢慢收斂下來，變得更加沉穩而安定，顏色也會慢慢變深，屬於可長期收藏且氣味越陳越好的少數精油之一。帶著大地泥土氣息的廣藿香精油，有一種將重心向下定錨的安定感，對鎮定神經、緩解肌膚搔癢以及油性痘痘肌膚，非常有效。沉穩的氣味，更是香水工業愛用的基調精油之一。

🖤 廣藿香的功效

廣藿香對皮膚有極好的功效，常被用於處理皮膚的各種搔癢、傷痕，可以抗菌，消腫，也被運用在抗皺回春的配方裡面。氣味低沉聞起來讓人靜心安定，有安撫神經、穩定情緒的效果，因此對因心神焦躁、憂慮導致失眠的人會有所幫助，可以酌量添加在睡前的按摩油或皮膚保養面油裡面，護膚兼顧睡眠。

廣藿香的氣味也可以用來驅蟲與抗黴菌。在18-19世紀，東方的絲綢羊毛要出口到西方的時候，會在布料之間夾入廣藿香的葉片，避免蟲害。因此有歷史學家推測歐洲人因為常在東方的布匹裡面聞到廣藿香的味道，而把這個香氣視為東方香調的代表。

廣藿香精油具有消除充血的功效，芳療上常運用它來處理靜脈曲張與痔瘡的問題。此外，也有促進皮膚細胞組織再生的功效，可以運用在皮膚創傷、發炎、龜裂的症狀的療癒上。對乾癬、濕疹的皮膚也有一定的效果。我自己在調配各種止癢或創傷藥膏的時候，經常使用到廣藿香，對於異位性皮膚炎和濕疹的朋友，除了消炎與促進皮膚細胞再生的生理療效之外，更因為廣藿香安定的氣味，能幫助個案心神安定，不再瘋狂搔癢，讓皮膚有機會可以得到喘息。同理，運用於調配給小朋友使用的蚊蟲咬傷止癢油膏也非常適合。

廣藿香的沉穩氣味，也讓這個植物被運用在製香工業上。曬乾磨成細粉，或以精油

易和廣藿香混淆的香草

網路上有很多人將到手香與廣藿香混為一談，事實上兩者是完全不同科屬的植物（可參考本書第68頁到手香）。另外還有一個名稱上很容易混淆的植物叫做「茴藿香」，葉片跟廣藿香有些類似，但搓揉葉片就會聞到八角的氣味，與廣藿香的味道相去甚遠。

廣藿香的氣味故事

沉穩而安定的廣藿香氣味，常被運用在製香工業上。一開始多在東亞（日本、中國、印度）的香道與製香工業上被運用，到了1960-70年代，嬉皮運動興起，崇尚自然的人們也認定了廣藿香代表自然和平，從燃點線香到直接運用廣藿香精油做為體香劑，在當時大受歡迎。前幾年我到美國北加州度假的時候，在山上認識了嬉皮時代就搬到山上遠離人群、「天人合一」的阿伯，聊起了精油。他很開心的跟我分享了一罐他珍藏了40年的廣藿香精油。只不過因為據說嬉皮青年崇尚自然不沐浴，以廣藿香精油塗在腋下遮掩體味，狐臭與廣藿香揉在一起之後，氣味相當的「微妙」。或許是這個用法給人的觀感不佳，並不是所有人都喜歡這個味道。

不知道是不是這個緣故，儘管廣藿香被廣泛運用在香水工業與清潔、空氣清淨的相關產品裡面，理應是被認為屬於「香」的氣味，但在1985年玩具大廠 Mattel 做了一個有味道的玩具叫臭鼬人（Stinkor），在塑膠裡面揉合了廣藿香精油，不僅造成那個年代的媽媽們的困擾，讓許多媽媽們偷偷把臭鼬人拿到後院埋起來，還曾經入圍最爛玩具模型角色。

的型態融入製香的流程裡面。香水工業則用來做為基調的香氣，或是定香之用，其他常用於定香的精油還有檀香、岩蘭草、沒藥、安息香、香草（vanilla）等。添加了廣藿香精油的香水配方，聞起來多少就會帶有東方神祕的色彩，甚至帶點宗教氣息。

廣藿香精油的化學組成

　　琥珀色或深橘色的廣藿香精油，帶著一種濃郁的大地藥草與些微辛香氣息。成分裡面比例最多的就是倍半帖醇類的廣藿香醇（patchoulol），還有倍半帖烯類。不管是倍半帖醇或是倍半帖烯，都具有安定與不容易造成皮膚刺激的特性，也通常可以久放不易變質，甚至越陳越香（當然前提是保存得當。）倍半帖烯類的分子包括了癒創烯、各種的廣藿香烯（patchoulene），以及 α-布藜烯（α-bulnesene）。研究指出廣藿香之所以能夠表現出強力的抑制血小板凝結的活性，其中最主要的活性成分就是 α-布藜烯，極具有開發為抗炎芳香精油配方的潛力。廣藿香醇這個成分在臨床上也有研究指出對流感病毒具有抗病毒的能力。

　　另外一提，含倍半帖烯類比例高的精油，通常具有安定、鎮靜的功效，因為分子較大，所以油的比重也來得重一些，調香的時候這類精油比較容易被歸類在基調上也是這個原因，分子大、安定，揮發不易，因此香氣比較持久。

　　倍半帖烯類的分子，研究指出可以穿過血腦屏障（blood-brain barrier），進到大腦組織內，透過嗅覺上皮細胞，旅行穿過血管進入情緒腦，增加松果體和腦下垂體附近的氧氣，從而達到放鬆的效果。

化學類型 Chemical group	成分 Composition
倍半帖烯類 Sesquiterpenes	α-bulnesene（15.8-18.8%），α-gualene（13.5-14.6%）， seychellene（0-9%），γ-patchoulene（0-7%）， α-patchoulene（4-6%）， β-caryophyllene（3-4.2%），β-patchoulene（2-3.4%），
倍半帖醇類 Sesquiterpenols	patchoulol（28.2-33%），pogostol（tr-2.4%）
酮類 Ketones	pogostone（0-3.8%）

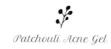

Patchouli Acne Gel

廣藿香戰痘凝膠、面膜

油性肌膚、痘痘肌膚，很多時候是因為油脂分泌旺盛造成，加上遇到天氣熱的時節，皮脂腺的分泌隨著氣溫的增加而更旺盛，搭配人體的汗水與空氣中的污染物，如果沒能夠適時做好清潔，或是因為工作或愛美因素必須上妝，很容易使年輕的油性肌膚進入一種惡性循環。廣藿香具有收斂、消炎與乾燥的特性，很適合運用來製作油性肌膚的臉部產品。對曬傷或是敏感性皮膚的紅腫、裂傷都有一定的效果。

戰痘凝膠

材料

廣藿香純露 ·············· 10ml
蘆薈膠 ·················· 18ml
玫瑰果油 ················ 1ml
荷荷芭油 ················ 1ml
廣藿香精油 ·············· 4滴
天竺葵精油 ·············· 4滴
真正薰衣草精油 ·········· 4滴
玻璃面霜盒 ·············· 1個

步驟

1 量取廣藿香純露、蘆薈膠、玫瑰果油、荷荷芭油，在燒杯或小碗裡面以叉子或攪拌棒攪拌均勻。
2 滴入所有精油，持續攪拌。
3 所有材料都混合均勻，凝膠質地均質化後，就可以裝入玻璃面霜盒，全臉使用或局部處理皮膚問題都可。

戰痘礦泥面膜

材料

與戰痘凝膠相同，但把蘆薈膠改成礦泥粉，並省略油脂。
礦泥粉與純露（或過濾水）的比例，以能調成糊為原則，並沒有固定公式。

步驟

1 把礦泥粉與廣藿香純露調和攪拌均勻。
2 滴入精油後持續攪拌，直到精油與礦泥面膜完全混合。
3 把調勻的面膜裝入玻璃面霜盒內，每次只取需要的份量出來敷臉即可。
4 敷完臉後，以溫和的潔顏皂清潔即可。

TIPS

① 沒有廣藿香純露的話，可以用其他適合的純露取代，或直接使用28ml的蘆薈膠，不添加水分。另因添加了純露，建議放冰箱保存，並盡快使用完畢。

② 適合搔癢、紅腫肌膚的其他純露選擇：真正薰衣草、玫瑰天竺葵、金縷梅、馬鞭草酮迷迭香等。

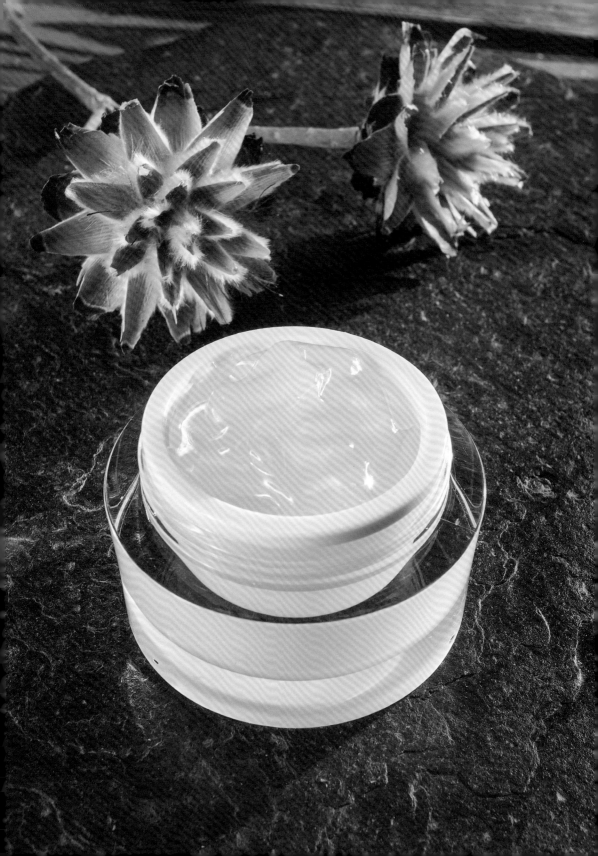

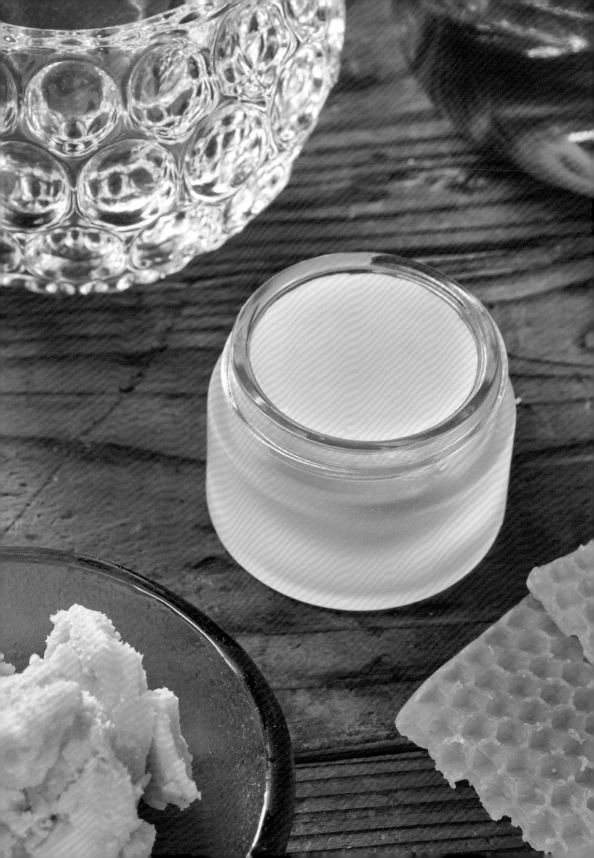

Patchouli Calming Salve

廣藿香修復霜

廣藿香具有安定、鎮靜的效果，生理上可以促進傷口皮膚細胞的修復再生，心理上可以處理焦慮和沮喪。製作成油膏，在蚊蟲咬傷、濕疹或皮膚炎發作的時候，皮膚症狀與焦躁情緒、搔癢感受，可以一併處理。廣藿香跟沒藥一樣，具有收斂與消炎、止血的特質，兩種可以合用，針對紅腫的蚊蟲咬傷或是開放傷口都可以處理。我自己在生活中經常運用廣藿香精油或純露，協助小朋友的異位性皮膚炎和大人的濕疹症狀，都很有幫助。

材料

荷荷芭油 ……………… 15g
甜杏仁油 ……………… 20g
乳油木果脂 …………… 15g
蜂蠟 …………………… 8g
廣藿香精油 …………… 12滴
沒藥精油 ……………… 6滴
真正薰衣草精油 …… 20滴
德國洋甘菊精油 …… 20滴
100ml容量的燒杯 …… 1個
10g的面霜盒 ……… 6-7個

步驟

1 準備好面霜盒，以酒精噴霧消毒擦乾或晾乾備用。
2 在玻璃燒杯裡面，量取荷荷芭油、甜杏仁油、乳油木果脂和蜂蠟，以微波爐小火加熱，或以隔水加熱的方式融化油脂，並將融化的油、脂、蠟攪拌均勻。
3 讓油脂蠟混合液稍微降溫，但還沒有凝固的狀態之下，滴入所有精油，並攪拌均勻。
4 將混合好的液體趁溫熱倒入面霜盒內，凝固後蓋上並做好標示。

青黛膏配方

乾癬是另一個讓人困擾的皮膚症狀，青黛膏的配方裡也會用到廣藿香，可以幫助個案鎮靜舒緩。

乳油木果脂 …… 45g		沙棘果油 ………… 2g	
荷荷芭油 ……… 24g		蜂蠟 …………… 12g	
玫瑰果油 ……… 5g		老青黛粉 ……… 5g	

TIPS

其他皮膚外傷常用的精油選擇：德國洋甘菊、羅馬洋甘菊、真正薰衣草、茶樹、沒藥、天竺葵等。

精油複方：

岩玫瑰 ………… 6滴——止血、安撫肌膚；平衡、強化。
胡蘿蔔籽 ……… 4滴——消炎、促進皮膚細胞再生；平衡、強化。
松紅梅 ………… 4滴——強效促皮膚再生，消炎；安神、強化與保護神經。
穗甘松 ………… 4滴——消炎、促進皮膚再生；紓壓、鼓舞情緒、鎮靜。
廣藿香 ………… 6滴——鎮靜、舒緩、平衡、抗焦慮、保養皮膚。
真正薰衣草 …… 6滴——細胞再生、傷口癒合、親膚，香氣優雅。

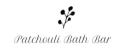

Patchouli Bath Bar

廣藿香沐浴皂

前面已經談到廣藿香對皮膚的各種益處，除此之外，廣藿香精油可以用來處理水腫，對鬆弛的皮膚也有所幫助。在心理層面上，針對焦慮和沮喪的症狀，廣藿香安穩的氣息，會產生一種溫和的鎮定效果，讓混亂的思緒安靜下來，意念可以集中而幫助我們釐清頭緒。很建議運用廣藿香純露（或廣藿香煮成藥草茶湯）和廣藿香精油入皂，製作洗臉和沐浴用的肥皂。

材料

橄欖油 ………… 400g（57%）
椰子油 ………… 140g（20%）
乳油木果脂 ……… 70g（10%）
酪梨油 …………… 90g（13%）
氫氧化鈉（NaOH）…… 101g
廣藿香純露 …………… 242g
（或以廣藿香藥草煮茶湯，
濾渣冷卻後使用）
廣藿香精油 …………… 14g

步驟

1 在鍋內量好所有的油品，在爐上以小火慢慢以隔水加熱的方式將油融化，並攪拌混合均勻。熄火，把鍋子從爐子上移開，攪拌均勻備用。

2 在量杯內量好所需的氫氧化鈉（NaOH）和廣藿香純露（或茶湯），將氫氧化鈉一匙一匙的加入純露（或茶湯）中，製作鹼液。

3 將製作好的鹼液，一邊慢慢倒入油中，一邊攪拌。

4 鹼液與油充分混合均勻之後，持續攪拌至皂液逐漸濃稠，接近 trace（攪拌棒拉高後滴下的皂液會在表面留下痕跡）的狀態，加入精油，繼續攪拌至 trace 入模。

5 把裝有皂液的皂模放入可保溫的紙箱或保麗龍箱內蓋上蓋子，讓皂化反應持續完成，1-2 天後即可脫膜切皂。晾皂 4-6 週後使用。

TIPS

① 製皂所需的工具與詳細步驟、配方計算方法等，請參考製皂入門書籍，或本書第34頁。

② 配方中的油品可自行替換或加入其他油品，記得重新計算配方即可。

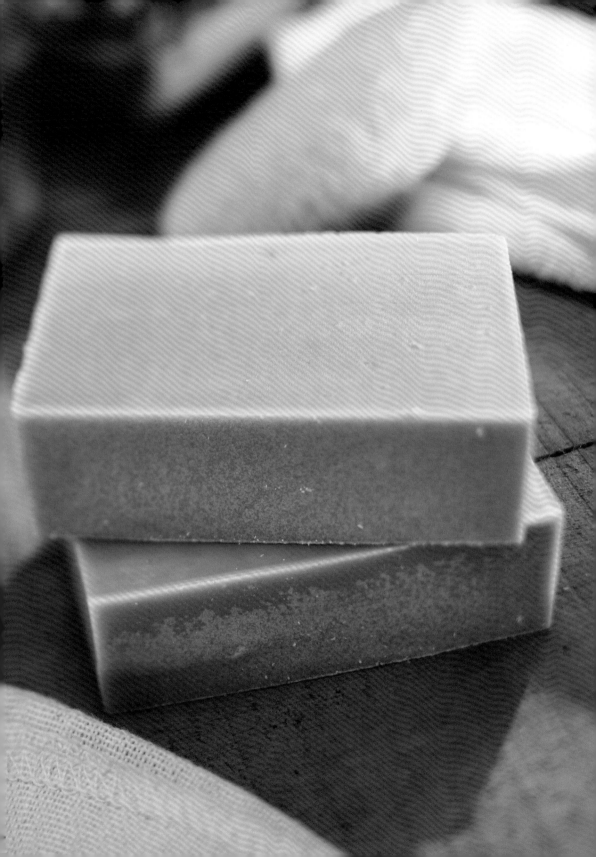

Patchouli Herbal Bath

廣藿香泡澡露

運用藥草泡腳或入浴，是西洋藥草學裡面很常見的方法，在疲勞的一天結束之後，或者每週給自己一個「充電時間」，運用自己種植、採收、曬乾的香草壓碎熬製藥草茶湯，或壓碎直接以棉布袋包起來，放入泡澡桶或泡腳桶裡面一起泡。藥草的香氣可以放鬆身心，舒緩緊繃的頸肩，放鬆肌肉，或同時處理皮膚表面的一些感染相關問題。有痔瘡困擾的人，還有產後的婦女，也可運用香藥草浴幫助傷口的消炎、修復與舒緩，是國外早期助產士常運用來協助產後媽媽療癒身、心的方法。

材料

乾燥廣藿香葉片 …………50g
乾燥天竺葵葉片 …………50g
乾燥迷迭香 ………………50g
乾燥甜馬鬱蘭 ……………50g
乾燥聚合草 ………………50g
密封玻璃罐 ………………1個

步驟

1 將所有藥草混合在一起之後，放在玻璃罐裡面備用。

2 沐浴前，每次用手抓一把起來，放到鍋子裡，倒入1公升的水，煮開後以小火滾煮10分鐘。

3 將茶湯過濾後，倒入澡盆裡面，另外添加泡澡用水，溫度請控制在體溫到攝氏42度之間即可。過濾的藥草茶渣用紗布包起來，在泡澡的時候可以用來溫柔的按摩皮膚以去角質。泡澡請勿超過20分鐘。

其他適合藥草浴的乾燥香草

鼠尾草葉片
金盞花花瓣
西洋蓍草的花
迷迭香

TIPS

有黴菌感染或其他足部症狀的人，可以在泡腳桶裡面加入1杯小蘇打粉，跟香草與抗黴菌、殺菌清潔的精油一起搭配運用，讓足部不再有異味，感染症狀也可以改善。亦可搭配瀉鹽或岩鹽泡澡。

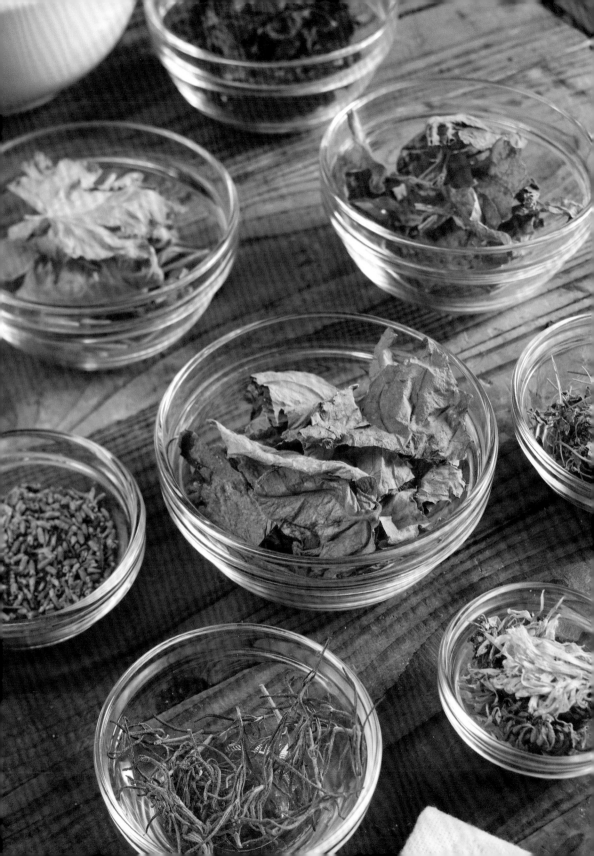

10

胡椒薄荷
Peppermint

Mentha X Piperita

氣味清涼沁鼻，
有降溫的功效，可以止癢、
抗發炎、止痛、收縮血管等。

拉丁學名	*Mentha X Piperita*
植物科屬	唇形科薄荷屬
主要產地	美國、英國、法國、義大利、埃及、匈牙利、烏克蘭、印度等
精油萃取部位	全株
精油萃取方式	蒸氣蒸餾

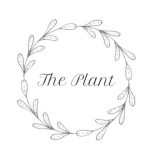

薄荷是許多人家的院子與陽台上常見的植物，是很適合初學者栽種的香草。在台灣可以見到的品種繁多，選擇自己喜歡的品種，秋季可購入小苗開始種植，適應家中環境後就可以換盆，春、秋季都可以扦插、壓條或分株繁殖。很容易就種滿一整盆，或在地面長成一大片，是香草種植入門者建立信心的好選擇。

去逛過花市的人多少都會發現，薄荷品種非常的多，令人眼花撩亂。因為在18世紀時薄荷就在歐洲開始大量被栽培，19世紀輾轉傳到美洲地區與世界各地。原生品種的薄荷據說就有600多種，而薄荷是非常容易雜交變種的植物，衍生品種高達2000多種。例如，綠薄荷與水薄荷雜交的產物是胡椒薄荷，胡椒薄荷和蘋果薄荷雜交則成為葡萄柚薄荷。雜交出來的品種帶有各式各樣的香氣。

薄荷大部分屬多年生植物，有橢圓的葉片，揉一揉就有清涼的香味，植株具有匍匐性。選擇排水良好而肥沃的土壤，以種籽播種、分株、扦插，或地下莖、地上莖繁殖都很輕鬆。因為雜交性很強，如因為特別喜愛某個品種薄荷的香氣而購入，記得避免將不同品種的薄荷種在一起，以免開花後雜交。且薄荷會走地下莖，不建議與其他香草植物合併種植，地盤很容易被搶走，薄荷也因為這個擅長開疆拓土的特性，有時被視為入侵物種。

多數薄荷品種都喜歡潮濕但涼爽的地方，陽光充足的時候，葉片的氣味會比較濃厚，但過熱時則生長不佳。耐濕不耐旱。日照不足則會徒長。台灣的四季多半適合種植，嚴夏時稍提供遮蔭即可。

如果院子裡的薄荷生長茂盛，可以摘下來，曬乾後保存在密封罐內。或是採收新鮮葉片，放在保鮮盒內，保存在冰箱內大約可放3-5天。若薄荷的產量夠大，家中也有簡易的純露蒸餾設備的話，可以採集薄荷葉片萃取純露，可以存放更久，也便利進行各種家中清潔、保健、保養品製作。

綠薄荷 Spearmint

拉丁學名	*Mentha spicata*
植物科屬	唇形科薄荷屬
主要產地	北美、中國、南美、日本、北非
精油萃取部位	全株
精油萃取方式	蒸氣蒸餾

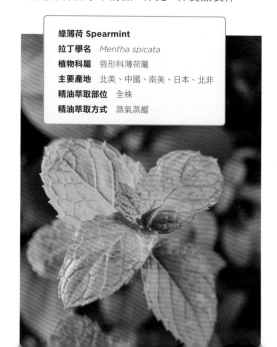

薄荷的功效

聽到薄荷，大家通常會直接聯想到那一股清涼的氣味。薄荷的涼感主要來自於薄荷醇（薄荷腦 menthol）、薄荷酮等成分。不同種類的薄荷裡面，除了帶來清涼氣味的薄荷化學分子之外，還有其他的芳香分子，讓該類型的薄荷具有本身獨特的香氣。

薄荷的醫療用途很廣，在生活用品中也經常出現，像是添加在糖果、口香糖裡面增加涼感有助口氣芬芳，也添加在牙膏，痠痛貼布裡面。這些成分多半是萃取薄荷的薄荷腦成分。老一輩的人常使用的薄荷條，主要的成分就是胡椒薄荷精油，或從中萃取得到的薄荷腦，再搭配尤加利精油、樟腦和冰片等複方調製而成。大部分的人應該都聽過綠油精，主成分也是從薄荷植物萃取得來的薄荷精油，再搭配樟腦油、尤加利精油、丁香油等成分。另外還有德國的百靈油，其實是胡椒薄荷經過多次萃取分餾的成品。

芳香療法上比較常見的薄荷精油，包括胡椒薄荷（又稱歐薄荷）和綠薄荷（又稱茅薄荷）。

胡椒薄荷（peppermint）的精油主要成分為薄荷腦（menthol，就是薄荷醇）、薄荷酮（menthone）、異薄荷酮（isomenthone）等。這些成分可使中樞神經系統興奮，使皮膚的微血管擴張，促進汗腺的分泌、散熱，而達到中醫裡面所說的發汗解熱的效果。

薄荷腦的氣味非常清涼沁鼻，有降溫的功效，可以止癢、抗發炎、止痛，收縮血管，因此常用來抑制皮膚的發癢反應。冷冽的香氣讓人冷靜，也因此使思緒清楚，情緒清明不再混沌。不過薄荷腦造成的涼感，會刺激皮膚上的溫感受體，涼涼的感受之後接著而來的通常是發熱的感覺，讓胡椒薄荷成為少數冷、暖兼具的精油。

胡椒薄荷具有極佳的抗菌消毒效果，而清涼醒神的特性可以提振免疫機能，對感冒症狀、發燒、肌肉疼痛與各種疲勞症狀都具有效果。對消化系統則具有非常優異的止痛與抗痙攣功效，對腸胃道的抽搐、疼痛痙攣不適、翻攪的腹痛，都有一定的療效。此外，胡椒薄荷也具有促進血管收縮的效果，會使血壓上升，促進發汗。因為它會促進血管收縮，使血壓升高，可因此促進局部的血液循環效率，針對肌肉與關節骨骼的疼痛、抽筋的症狀，有很好的止痛與抗痙攣的效果。

仔細想想，我們在治療腸胃問題的胃乳中，肌肉痠痛的貼布，提神醒腦兼消脹氣的薄荷條、綠油精，還有消除口臭、幫助消化的薄荷糖等居家常備藥品與保健品裡面，是不是經常有薄荷氣味的出沒。

綠薄荷（spearmint）不含薄荷腦，主要成分其實是左旋香芹酮（(-)-carvone），結構與薄荷腦非常類似，但味道卻截然不同。有薄荷口香糖的香氣，但是沒有涼味。

很適合用來消除異味，維持口氣清新，清涼氣味可以提神醒腦，也具有助消化的功效。跟胡椒薄荷比起來，綠薄荷帶著一點甜味，更適合做糖果或口香糖的添加劑，知名的青箭口香糖，英文就叫做spearmint，也就是添加綠薄荷（或萃取物）做出涼涼的香氣。

綠薄荷具有極好的消炎與分解黏液、祛痰的功效，很適合處理呼吸道感染的症狀。有極好的止癢效果，並且具有抗菌清潔與促進皮膚再生的作用，對油性皮膚、粉刺、皮膚發炎的狀況很有效。綠薄荷的清香除了可以提神醒腦，帶著甜甜的氣味，也會被用來提振情緒、抗憂鬱。對局部的疼痛和痙攣，也具有麻醉和緩和、止痛的效果。

綜合來說，薄荷具有提神、舒緩感冒、解熱發汗、抗痙攣的作用；還能止咳、健胃，對頭痛、喉嚨痛具有舒緩的功效；可以安撫低落的情緒，振奮精神，能使緊張的情緒冷靜下來，真的是家庭必備良藥。

薄荷精油的化學組成

薄荷精油的蒸餾方法，是將全株植物以蒸氣蒸餾方式取得精油。不同品種的薄荷，萃取得到的芳香分子成分也有所不同。

化學類型 Chemical group	胡椒薄荷 Peppermint 成分 Composition	綠薄荷 Spearmint 成分 Composition
單帖醇類 Monoterpenols	(-)-menthol (19-54.2%), neomenthol (2.6-10.0%), terpinen-4-ol (0-5.0%), (e)-sabinene hydrate (0.2-2.4%), isomenthol (0.2-1.2%)	
酮類 Ketones	menthone (8.0-31.6%), isomenthone (2.0-8.7%), (1r)-(+)-β-pulegone (0.3-4.7%), piperitone (0-1.3%)	(-)-carvone (60.9-71.6%), (z)-dihydrocarvone (1.0-4.9%), 3-octanol (1.3-2.6%), menthone (0.4-1.7%)
帖稀類 Terpenes	(+)-limonene (0.8-4.5%), germacrene d (tr-4.4%), β-caryophyllene (0.1-2.8%), β-pinene (0.6-2.0%)	(+)-limonene (11.4-21.2%), β-myrcene (0.5-1.5%)
酯類 Esters	(-)-menthyl acetate (2.1-10.6%)	
氧化物 Oxides	1, 8-cineole (2.9-9.7%)	1, 8-cineole (0.8-1.5%)
呋喃香豆素 Furan	(6r)-(+)-menthofuran (tr-9.4%),	

Tooth Powder

清涼刷牙粉

刷牙的時候有清涼感，是大家都很熟悉的牙膏氣味，早晨睡眼惺忪起床，只要一把沾了牙膏的牙刷放到嘴裡，聞到薄荷這涼涼的氣味，整個人就醒過來了。牙膏配方裡面的薄荷，可以保持口氣清新，也具有抗菌消炎的功效。自己製作刷牙粉的時候，可以運用薄荷細粉與薄荷精油達到清涼的效果，另外添加少許甜菊粉，讓牙膏帶一點點甜味，口感比較舒服一些。

牙粉

 材料

高嶺土 ………… 4大匙
小蘇打粉 ……… 1大匙
細海鹽 ………… 1大匙
薄荷細粉 ……… 1大匙
甜菊細粉 ……… 1小匙
薄荷精油 …… 10-15滴

步驟

在攪拌盆或大碗裡面把所有粉類材料量好倒入，滴入精油，再將所有材料攪拌均勻，裝入玻璃罐內就完成了。

牙膏

 材料

椰子油 ………… 4大匙
高嶺土 ………… 1大匙
小蘇打粉 ……… 1大匙
薄荷細粉 ……… 1大匙
甜菊細粉 ……… 1大匙
甘油 …………… 1大匙
薄荷精油 ……… 15滴

步驟

1 以微波爐或隔水加熱的方式，將椰子油融化。

2 加入甘油和其他的粉類成分，攪拌均勻後，再滴入精油。全部的材料都確實攪拌均勻之後，裝入玻璃罐內就完成了。

 TIPS

利用烤箱乾燥薄荷

台灣的天氣潮濕，想避免在倒掛乾燥的期間因植株本身仍有濕氣而發霉，盡可能利用大太陽的日子曬乾香草。如有空間限制只能在室內陰乾的話，請務必保持室內乾燥。除此之外，利用烤箱快速乾燥薄荷葉片，是便利速成的好方式，尤其是如果要製作薄荷細粉，這樣的方式是最能確保乾燥無虞的。

1 把烤箱預熱到攝氏80度上下。

2 摘取新鮮的薄荷枝條，鬆散的擺放在烤盤上面，以慢火烤約2小時。

3 打開烤箱，檢查確認薄荷葉片是否完全乾燥，還沒好的話就再烤15分鐘。

4 薄荷葉片一捏即碎的話就是代表乾燥完成，把葉片收藏到玻璃罐內密封即可。乾燥的薄荷葉片可以沖泡香草茶、製作入浴香草包，或是磨成細粉做自製香草刷牙粉。

5 如要製作薄荷細粉，僅摘取葉片的部分，放入研磨香草的磨豆機或食物調理機裡面，打成細粉即可。

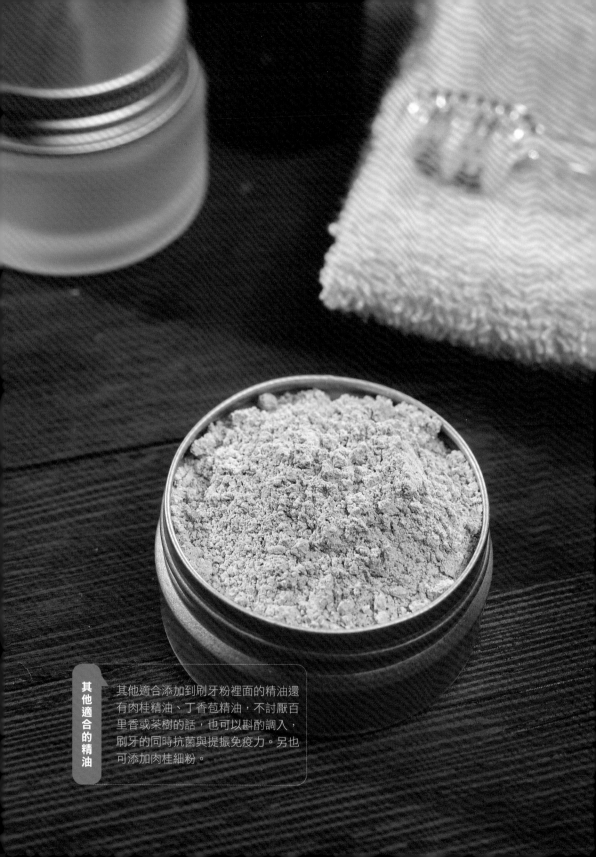

其他適合的精油

其他適合添加到刷牙粉裡面的精油還
有肉桂精油、丁香苞精油，不討厭百
里香或茶樹的話，也可以斟酌調入，
刷牙的同時抗菌與提振免疫力。另也
可添加肉桂細粉。

Minty Lemon Verbena Tea

薄荷馬鞭草茶

文獻上，不管西洋藥草學或是中醫藥草書裡面，都提到薄荷具有非常好的驅風效果，可以減輕腸胃脹氣引起的頭痛，有研究針對腸躁症患者使用胡椒薄荷的效果，似乎可以緩解脹氣情形。研究者推論胡椒薄荷可能是透過這兩種方式產生作用，一是抗微生物作用，因為腸道內微生物產生過多氣體，另一個則是解痙、放鬆肌肉的效果，腸道肌肉放鬆，使得氣體可以順利排出。喝完薄荷茶後打嗝或放屁，把腹腔內的氣體排出的經驗，相信很多人都有過。臨床觀察也證實胡椒薄荷可以緩解體內不隨意肌的痙攣抽搐，這類的抽搐就是讓我們感覺腹部絞痛、有鼓脹感的原因。

材料

檸檬馬鞭草 ····················· 2g
胡椒薄荷或綠薄荷 ········· 3-6g
水 ···························· 500ml
蜂蜜（可自行斟酌甜度）·· 1 茶匙

步驟

1 摘取新鮮的檸檬馬鞭草與薄荷，洗淨。也可以用乾燥的香草取代，用量可酌減。

2 以熱水沖泡新鮮或乾燥的葉子 10 分鐘後，過濾。沖泡時間比一般香草茶久一些，因為要將最多的薄荷腦和薄荷酮從葉片中萃取出來。

3 酌量加入蜂蜜 1 茶匙後，攪拌均勻即可。

4 有脹氣症狀時，一天可飲用 3-4 次。體質虛寒容易發汗者，則不宜飲用。

 TIPS

有研究者發現綠薄荷的萃取物會降低男性的性慾，因薄荷的成分會降低男性荷爾蒙的濃度，因此而失去「性致」。由此研究推論，土耳其的研究者進行了研究，讓體內因男性荷爾蒙濃度過高而有多毛症（hirsutism）困擾的女性，每日飲用薄荷茶（5g 乾燥薄荷葉，250ml 熱水，浸泡 5-10 分鐘的濃度），結果發現可以降低女性體內的睪固酮濃度，有可能因此改善多毛、皮膚粗糙等症狀。不過這仍只是初步的研究，也不建議內分泌上有嚴重不平衡現象的女性自行採取藥草治療。但輕微症狀者，在使用薄荷茶飲的同時，不妨觀察一下身體毛髮與皮膚的變化。

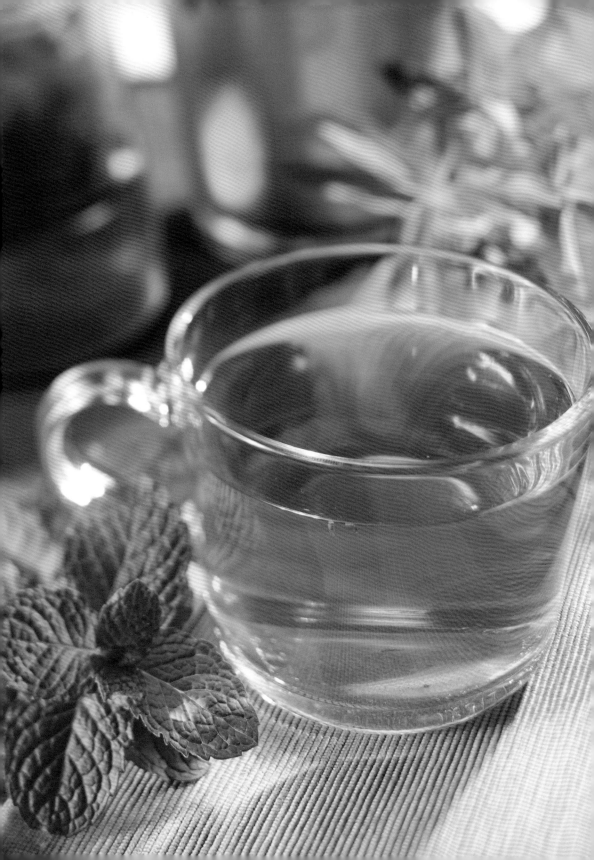

Minty Shampoo Bar

薄荷洗髮皂

薄荷可以減輕各種類型的皮膚過敏與搔癢，具有抗菌抗微生物的功效，讓薄荷很適合處理容易發癢的頭皮與皮膚症狀，也可以處理因為發炎或青春痘等皮膚狀況導致的紅腫、搔癢、紅疹等。清涼的氣味，具有冷卻、抗菌的功效，在白日工作腦力消耗過多，天氣熱得頭昏腦脹的時候，薄荷精油可以幫你冷卻下來，抑制頭皮出油發癢，並且具有穩定心神的效果。情緒稍覺委靡的時候，也可運用薄荷洗髮皂，在清潔的過程，幫助心緒振奮，也消除疲勞。

材料

篦麻油 ………… 270g（39%）
橄欖油 ………… 200g（29%）
椰子油 ………… 130g（19%）
酪梨油 ………… 80g（11%）
荷荷芭油 ………… 20g（3%）
竹炭細粉（可略）………… 14g
氫氧化鈉（NaOH）……… 98g
水 ………………………… 236g
薄荷精油 ……………… 14g

步驟

1 量好所有的油品，將竹炭細粉加入後，攪拌均勻，備用。

2 量取所需的氫氧化鈉（NaOH）與水，將氫氧化鈉一匙一匙的加入水中，製作鹼液。

3 一邊攪拌油鍋，一邊將製作好的鹼液慢慢倒入油中，將油與鹼液混合。持續攪拌至皂液逐漸濃稠，接近trace（攪拌棒拉高後滴下的皂液會在表面留下痕跡）的狀態，加入薄荷精油，繼續攪拌至trace入模。

4 把裝有皂液的皂模放入可保溫的紙箱或保麗龍箱內，蓋上蓋子，讓皂化反應持續完成。本配方篦麻油含量較高，可放置一週後再脫膜，等一天之後再切皂。

5 在陰暗乾燥的空間中晾皂4-6週後即可使用。

TIPS

① 製皂所需的工具與詳細步驟、配方計算方法等，請參考製皂入門書或本書第34頁。

② 配方中的油品可自行替換或加入其他油品，記得重新計算配方即可。

③ 可以利用薄荷葉煮汁濾渣後，取代水來溶鹼。精油部分，可以用中藥房購買的薄荷腦或冰片取代。薄荷腦需先以荷荷芭油加熱溶解，在trace之後當作精油添加。

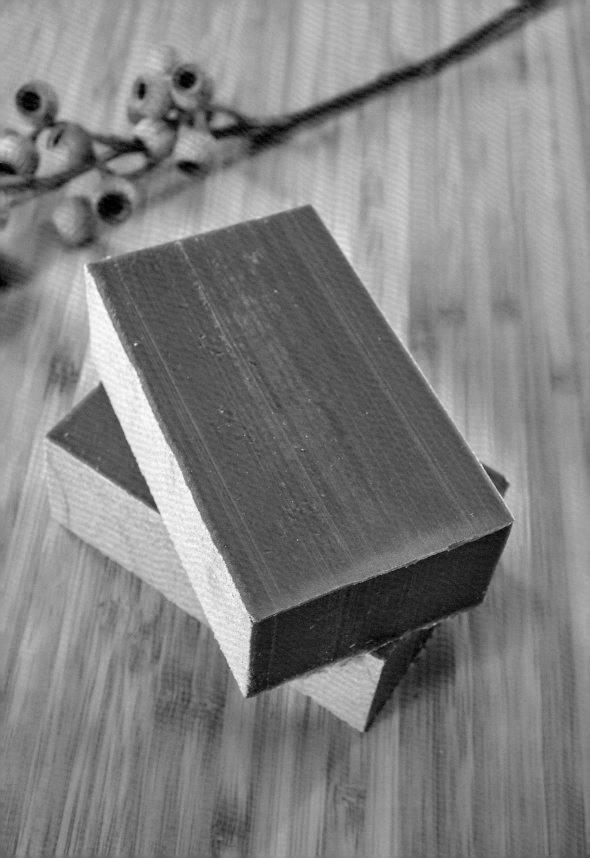

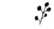

Mint Rescue Cream

清涼萬用膏

皮膚發炎或紅腫時，適合用低劑量的薄荷精油來冷卻，使毛孔收縮。若肌肉關節有痠痛發炎的情形，胡椒薄荷精油可以穿透皮膚，直達下方的神經和肌肉組織，有局部麻醉止痛的功效，也很適合用來處理肌肉關節的疼痛，且清涼鎮定，對發炎的狀況很有效。針對頭痛或是消化不良、脹氣的症狀，胡椒薄荷也是經常被選中的一支精油。把薄荷精油稀釋後調入油膏內隨身攜帶，可以處理出門在外的各種大小問題。劑量調低，再搭配其他外傷適用精油的話，就是可以處理各種狀況的萬用膏。依照自己出門較常有的困擾，可以選擇適合的配方。

材料

蜂蠟 ⋯⋯⋯⋯⋯⋯⋯⋯⋯5g
荷荷芭油 ⋯⋯⋯⋯⋯⋯24g
胡椒薄荷精油複方 ⋯⋯約 20 滴
小燒杯 ⋯⋯⋯⋯⋯⋯⋯1 個
30g 的面霜盒 ⋯⋯⋯⋯⋯1 個

胡椒薄荷精油複方：
防止暈眩嘔吐——胡椒薄荷＋薑＋檸檬
止痛化瘀——胡椒薄荷＋岩玫瑰
孕吐——胡椒薄荷＋葡萄柚＋橙花＋桉油醇迷迭香
皮膚與指甲炎症——胡椒薄荷＋德國洋甘菊＋玫瑰草＋月桂
頭痛——胡椒薄荷＋佛手柑
感冒鼻炎咳嗽——胡椒薄荷＋白千層＋香桃木＋澳洲尤加利
提神醒腦——胡椒薄荷＋檸檬＋桉油醇迷迭香
燒燙傷與曬傷——胡椒薄荷＋真正薰衣草
肌肉腫脹發炎——胡椒薄荷＋永久花＋樟腦迷迭香

步驟

1 量好需要的蠟與油，隔水加熱融化蜂蠟，或在小燒杯內量入蜂蠟與荷荷芭油，放入微波爐內，以最小的火力，每次10秒鐘的方式，慢慢融化蜂蠟。
2 確認蜂蠟完全融化之後，移離開火源，搖晃均勻。
3 在燒杯內滴入精油，再次搖晃均勻，倒入面霜盒內，待降溫凝固後就完成了。

TIPS

① 基礎的油膏配方大約是荷荷芭油：蜂蠟＝6：1，可依照自己所在地點氣候與季節調整蜂蠟的比例，避免油膏過軟或過硬。配方比例可參考本書第38頁 <l 油膏霜製作 >。
② 若單獨將蜂蠟送入微波爐內加熱，因蜂蠟不帶極性，並不會升溫融化，記得要把所有使用油品一起放入加熱，也可幫助油、蠟更均勻的混合。
③ 家中有兒童要使用藥膏的話，將胡椒薄荷改成綠薄荷。綠薄荷裡面含有大量的左旋香芹酮
（(-)-carvone），氣味清涼而沒有涼感，比較不刺激，因此較不會引起痙攣。一般而言，兒童不建議使用濃度過高的薄荷，特殊狀況下可以稀釋至1%以下濃度，是比較安全的劑量，例如幫助消除脹氣。比較不建議使用在嬰幼小兒身上。

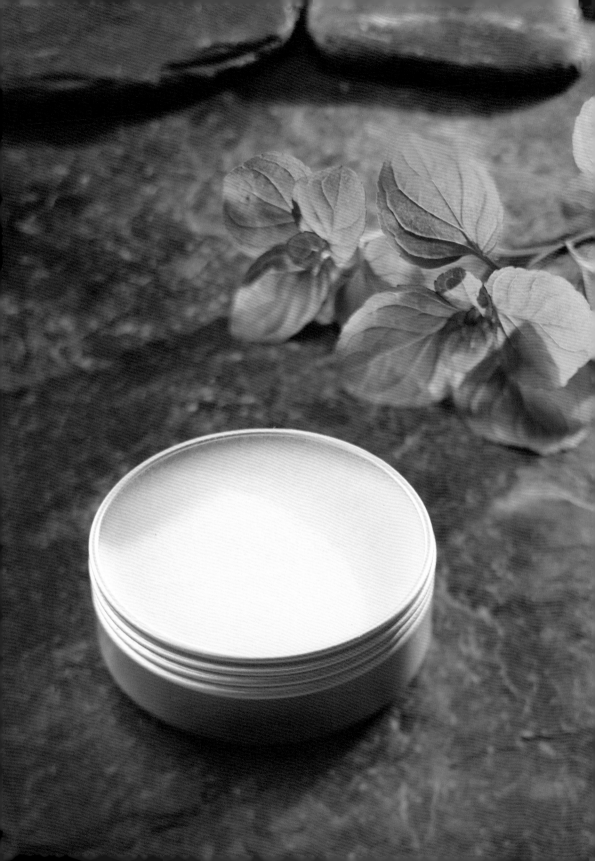

關於精油化學
Phytochemistry of Essential Oils

● 基礎有機化學　● 芳香分子的化學結構

精油是植物生長中代謝反應產生的次級代謝物，用來保護植物本身，防禦外來的傷害，拓展生長的地盤，或是繁衍後代。這些具有藥理屬性的芳香分子，就像一把一把的鑰匙，或者也可說是送信的郵差，進入身體之後就可以啟動各種機能，或是進行各種訊息的傳遞。瞭解精油分子如何生成，不同分子分別具有什麼樣的藥理屬性，會幫助我們對植物芳香分子的療效奧妙有更深入的瞭解，在運用藥草與其萃取出來的茶湯、酊劑、純露、精油等產品的時候，更得心應手。

許多芳療師或愛好者，在進入芳療學習的領域之後，聽到「精油化學」就覺得怕怕，對各種化學名詞或術語感到恐懼。但其實可以簡單打個比方，把精油化學之路，想成是學習英文，或其他類似的拼音文字。學英文的時候，我們要先認得字母（＝物質基本的元素、原子），字母可以組合成單字的字首、字尾等（＝分子、官能基），然後再組合成為各種單字（＝化合物、芳香分子），把諸多單字組合起來，就可以寫出優美的句子（＝植物的各種芳香分子組合），許多句子結合則可寫出完成一篇美麗的短文（運用各種精油調香）。這樣聽起來是不是容易理解許多。化學分子就像一個個的零組件，排列組合之後，構成了植物精油繁複的功效，把調配複方想成是寫出一篇美妙的詩篇，這樣來理解精油化學，那些名詞其實並不那麼可怕。

基礎有機化學

要認識精油化學，我們先來學字母，底下列出的這些字母，是有機體的基本單位元素，也就是物質的基礎。所有的精油都是從有生命的植物體中萃取提煉出來的，精油芳香分子也是由有機生命體的基本單位元素，例如碳、氫、氧等元素構成的分子組合而成的。因此精油的化學是屬於「有機化學」的領域。此處的有機，指的不是農作物栽培不施用化學農藥肥料的那個有機喔！

生物體內常見的原子/元素：
碳 Carbon, C
氫 Hydrogen, H
氧 Oxygen, O
氮 Nitrogen, N

為什麼要分析精油的化學？Reductionistic vs. Holistic

研究或喜愛香藥草保健的朋友，多半是全人與整體療癒的信仰者。從整體醫學觀的角度來說，有些時候看見化約論者對單一成分或特定化學分子的療效（正面與負面）的執著，其實會搖頭或不能理解。我們在精油運用的文獻或臨床的運用上，有時會看到在以蒸餾或酒精浸泡萃取的方式處理藥草之後，少掉了某個具有獨特療效的分子，但萃取物成品卻仍可展現那個缺席成分的療效，這是化約論無法解釋的 ── 不存在的成分，如何還能夠發揮療效？

反過來從化約論者的角度來說，不研究單一分子，一味的強調整體效益，混淆的變項太多，非常難以釐清究竟是那個成分有功效，要如何能夠下定論，又如何複製療效。

在研究精油與藥草保健的路上，在深受精油化學吸引的同時，我也自問過很多次，芳療師為什麼要研究精油的化學，或是分子在人體生理學上的代謝途徑，要研究到什麼程度。在此同時，我也在很多文獻的研讀與實際的應用上，體會到每株植物確實具有它獨特的整體療效，不是只鑽研分離出來的單一成分可以解釋的。每位個案都是獨立的個體，對每個精油或藥草的接受度與療癒效果也都不盡相同。

這些年一步一腳印的摸索之後，我慢慢體會到單獨成分的療效研究，與整體觀的自然療癒醫學兩者並不衝突。在自我人體實驗，還有家人、朋友、個案中的無數應用體驗之間，我多次見證植物萃取物的療效，也懂得了在植物面前謙卑的態度。我們仍是應該嘗試著去瞭解植物在大自然生成、代謝衍生的各種成分，也試圖去瞭解植物為何生成這些分子，進而瞭解

為何芳香分子如何對人體的身、心、靈有所助益。在努力瞭解植物含有的單獨成分療效的同時，仍應該感謝每一株完整的植物，因為有它們的存在與製造出這些代謝產物，讓植物得以防護保衛自己，也讓有幸與它們共同在這個地球上生存的我們得到療癒。

換個方式來說，把植物裡面的個別單一成分加總起來，不能代表一株植物的全面性療效，但是瞭解個別成分的結構與可能的效果，可以幫助我們更瞭解這株植物。

有段時間我喜歡一邊編織，一邊看電影或追劇。在某一齣美劇裡面，有一段桂冠詩人與物理學家的對話很值得參酌：

詩人質疑物理學者，你如何在簡化一切的化約論中生活？如何能夠看見美麗？物理學家反擊，「你質疑我研究美麗事物的組成分子會讓我看不見美麗，讓我引用知名物理學家理查・費曼的說法，他說，我能看見比一般人更多的東西，我能夠想像細胞，也能體會花朵之所以進化，是為了讓顏色更吸引昆蟲，這也表示昆蟲能夠看見顏色，也許昆蟲跟我們一樣可以體會顏色之美。對這些細微成分的體會，只會增加世界的美感，不會減少。所以，詩人先生，我不僅只活在一個美麗的世界裡，我還瞭解這個世界為何美麗。」

這個論點，很能夠說服我這個有時不太能忍受純粹化約論論點的人。

而最後，劇中最後詩人在隔天的早晨把物理學家的論點，寫到他朗誦的新詩裡面。

這些元素，就好像我們學英文這個語言的ABC字母一樣。認識元素之後，我們知道元素與元素之間可以透過化學鍵結合成分子，構成官能基，分子與分子又可以再結合成化合物，以此類推。

原子：地球上物質的最小單位。

元素：單一種類的原子組成的單純物質。

分子：兩個以上的原子之間透過各種化學鍵結組合在一起，形成分子。

化合物：兩個以上的元素組合而成的物質。

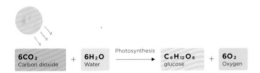

$$6CO_2 \text{(Carbon dioxide)} + 6H_2O \text{(Water)} \xrightarrow{\text{Photosynthesis}} C_6H_{12}O_6 \text{(glucose)} + 6O_2 \text{(Oxygen)}$$

在 Column A 我們談到了光合作用，這是一個植物進行維生機制的最基本的化學反應。透過光合作用，植物可以利用光能量把空氣裡面的二氧化碳和水分轉換成具有能量的有機物質（葡萄糖和氧氣）。地球上目前已知的所有生命，都是以碳元素為有機物質基礎的生物，所，稱為碳基生命體（carbon-based Life）。

自然界所有的生物都含有碳原子，而碳原子具有和各種原子形成各種化學鍵的特殊能力，這個特質使得碳元素能夠在生物、岩石、水和大氣中循環，也就是地球維持生命繼續存在的碳循環。構成碳基生物的胺基酸中，碳元素扮演著連結各種官能基的重要角色。這跟碳原子只有兩個電子殼層，且活潑性比同族的其他元素要強有關，且碳鏈長度可以由2個至數千個不等，使得碳骨架成為多種有機化合物的基礎，也可以形成複雜的高分子有機物像是DNA分子等，為生命的形成提供了物質基礎，

物種有了多樣性，也使自然選擇成為可能。

回到光合作用。植物透過光合作用從空氣中移走碳，轉化為碳水化合物（葡萄糖），再把碳水化合物轉為蛋白質和脂質等維持生命所需要的主要代謝物。主要代謝物經過使用與轉化之後，形成其他的次級代謝物。次級代謝物不會直接影響生命的生長，但是對植物的生存、繁殖與美學性（顏色、香氣等）具有幫助。植物的芳香分子，就是屬於植物的次級代謝產物，對植物本身預防被吃掉、防衛細菌、黴菌，植株之間彼此的溝通等等，扮演著重要的角色。

芳香分子的化學結構

接下來我們可以舉芳香分子中最小的單帖烯類分子來理解芳香分子的化學結構。單帖烯是精油當中非常普遍而常見的芳香分子，由帖烯合成路徑生化合成得來，分子很輕、很小。

常見的芳香分子的結構，可以用堆疊樂高積木的方式來理解。芳香分子的基本單位是異戊二烯（isoprene unit），有時又被稱為半帖烯（hemiterpenes）。1個異戊二烯就是1個含有5個碳原子的積木。

$$H_3C-C(=CH_2)-CH=CH_2 \quad H_2C=C-CH=H$$

異戊二烯
isoprene

兩個積木（2個異戊二烯〔isoprene units〕）結合在一起，有10個碳原子，就是單帖烯。

例如檸檬烯（limonene），是最常見的單帖烯分子之一，數數看是不是有10個碳（見下方Box）。

帖烯類僅含有碳與氫這兩種元素，是結構最簡單的芳香分子。這些基本的結構，再結合其他額外的小零件（就像樂高小人身體組裝好後可以接上頭啊、手腳什麼的），就會變成我們熟知的單帖醇、倍半帖醇、酯類等等。所謂的小零件，就是不同的官能基，例如含氫氧基（-OH）的醇類和酚類。

檸檬烯
Limonene

沉香醇
Linalool

百里酚
Thymol

把三個積木結合在一起，就有15個碳，就是倍半帖烯。β-石竹烯（β-caryophyllene），倍半帖烯分子的一種。試試看你能不能數出15個碳原子（見下方Box）。

或是含有羰基（C=O）的，像是醛類和酮類。以及含有單鍵氧的是醚類，還有其他轉化物的酯類和內酯等等。

β-石竹烯
Caryophyllene

橙花醛
Neral

素馨酮
Cis-Jasmone

ℹ️

結構變得複雜之後，化學家就會把原子與原子之間的化學鍵以直線表示，但省略不再把碳（C）寫出來，只要記得每個轉折或端點，只要沒有特別標示是H或O，就會是一個碳原子。

初學者看到這裡可能已經頭昏，其他複雜的結構在此不再列出，對化學有興趣的朋友們，我很建議大家去搜尋相關的資料與書籍，進一步研讀，或者參與相關的課程。

在這個專欄裡面跟大家一起認識簡單的有機化學，列舉基本的芳香分子結構，用意在於幫助大家瞭解芳香分子的構成方式。並且，化學結構乍看複雜，但是拆解 ABC 之後就不難理解。不同分子結構不同，自然就會有不同的氣味，不同的藥理屬性。同理，各種結構的芳香分子進到了人體裡，作用方式也有所不同。此外，下回遇到不認識、沒有使用過的新植物，新精油，如果可以得知含有的化學分組組合，就可以初步理解這個東西可能具有哪些療效特性。

除此之外，從分子的大小，與結構單純或複雜程度來看，對化學結構有基本知識之後，我們也可以理解芳香分子會有不同的傳遞速度與方式，進到人身體裡面被消化吸收代謝的速度快慢。為什麼有些氣味來得快、去得也快，

有些精油（含有某些化學分子）則不容易被身體代謝，可能造成肝腎的負擔。這樣一來，所有精油瓶或是書籍上的警語說明，也懂得其來有自。

舉例來說，只有10個碳的單帖烯，分子非常小、輕飄飄。在許多許多的精油裡面都有這個成分，功能某些層次上類似，但是種類多功能也繁多。因為分子小、輕飄飄，所以非常適合薰香，達成療效（提振、免疫、抗菌、清潔等）的速度也很快。但因為分子小，薰香之後，氣味散去的速度也會很快。又例如醇類因含有氫氧基（-OH）結構，親水性高，適合泡澡。酚類化合物結構中多含有芳香環（苯環），因此代謝比較困難，使用的劑量要注意並且不宜長期使用。瞭解了這些基本的概念，日後進一步研讀精油化學的相關文獻與書籍，就更能夠瞭解植物藥草、純露、精油、酊劑等的作用方式，也不會覺得被專有名詞擊潰。

各種芳香分子依照分子大小與結構類型，可分成不同的香氣家族，各有其代表植物與常見功效，可參考本書附錄二之「簡易功效列表」（參見第331頁）。

其他有機化學的相關基礎概念

● **化學鍵的類型**
  ◆ 離子鍵　帶有相反電荷的陽離子和陰離子互相吸引結合而產生鍵結，
　　　　　　通常是金屬與非金屬元素之間，例如食鹽（NaCl）。
  ◆ 共價鍵　兩個電負度相近的原子，藉由共用價電子的方式而結合在一起。
　　　　　　碳原子與氫、氧分子就是用這種方式連結。
  ◆ 金屬鍵　金屬最外層的價電子容易游離形成自由電子，
　　　　　　變成整個金屬晶體共享的「電子海」，而形成鍵結。

● 八隅體規則

科學家發現，自然界的原子與原子之間，要共價結合成分子或化合物的時候，都必須符合八隅體規則。也就是第一層電子最多有2個，第二層8個，第三層18個，第四層32個，公式為$2n2$。

碳原子有6個電子，6個電子分佈在不同的殼層中，第一層為2個電子，第二層需要8個電子，而此時碳原子只剩4個電子，形成了4個「空位」，或是4隻手。也就是說，碳原子可以形成4個鍵結。例如，結構最簡單的烷類碳氫化合物，就是甲烷（$CH4$），天然氣的主要成分。

● 鍵結與活性

　　◆C-C　　單鍵　烷基：化合價「完」整的飽和烴
　　◆C＝C　　雙鍵　烯基：化合價「稀」少的不飽和烴
　　◆C三C　　三鍵　炔基：化合價更「缺」少的不飽和烴

鍵數越多，表示「多出來可以去拉別人的手」越多，結構越不穩定，越容易與其他分子或原子起作用，可能氧化、變質等等。這個概念在植物油脂肪酸結構的理解上很重要，為何所謂的「多元不飽和脂肪酸」含量高的植物油，通常比較容易酸敗，就是這個道理。

● 常見官能基

　　◆-CH　　　　　烴基
　　◆-OH　　　　　羥基（氫氧基）
　　◆-CO　　　　　羰基
　　◆-COOH　　　 羧基

● 有機化學物質的命名

以分子結構中最長的碳鏈為主結構，依照碳原子總數來命名，1個碳的飽和碳氫化合物是甲烷，2個碳的飽和碳氫化合物是乙烷，三個碳原子以雙鍵連結的化合物就會是丙烯類的物質。

以上這些簡要說明，都只是幫助你化解恐懼感。有志深入瞭解精油藥草的藥理化學作用的朋友，可以搜尋其他資源及管道來深究。

Jasminum sambac

安撫焦燥不安的心緒，
處理各種婦科相關症狀，
並可舒通腸胃。

拉丁學名 *Jasminum sambac /*
Jasminum multiflorum / Jasminum officinale
植物科屬 木樨科素馨屬
主要產地 印度、巴基斯坦、中國、東南亞等地
精油萃取部位 花朵
精油萃取方式 脂吸／溶劑／酊劑

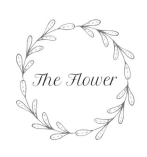

The Flower

　茉莉花是台灣鄉間很容易見到的芳香花朵之一，在都會區內也常見到人們以盆栽的方式種植茉莉，當作透天厝小院子外面的圍籬。茉莉是木樨科素馨屬的植物，屬於常綠小灌木，可以長到1-3公尺高，也有些種類是藤本植物，會沿著牆壁或欄杆攀爬向上。

　素馨屬的茉莉種類繁多，最常見的一種就是重瓣茉莉，又稱小花茉莉，拉丁學名為 *Jasminum sambac*，也就是台灣人最熟悉的茉莉花種類。

　小花茉莉喜歡溫暖濕潤和日照充足的環境，原產於喜馬拉雅山麓的不丹，以及鄰近的印度和巴基斯坦，後來慢慢傳至東南亞各地，在中南美洲也可以看到小花茉莉的蹤跡。因地緣相近，茉莉花很早就進入中國，在中國福建省的福州市是知名的茉莉花茶產地。台灣也有自己的茉莉花產業，在彰化縣花壇鄉有大量栽種，主要用於製茶。近年開始有新興的芳香產業，各地小農陸續投入種植，並開始蒸餾純露、精油與製作脂吸香膏等。小花茉莉喜歡高溫，大約攝氏20度萌芽，攝氏25度以上孕蕾，攝氏28度至攝氏33度左右形成花蕾，其生長適溫為攝氏22度至攝氏35度。花期是5-10月份，每個分枝頂端2-3個花苞。7-8月是最旺盛的花期，可以選擇這些月份前往產地參觀。自己在家中種植茉莉的門檻不高，也可以試著以盆栽種植，放在至少半日照的的環境裡。光照越充足，開花越多，香氣也越濃厚。

重辦茉莉／虎頭茉莉
Jasminum sambac 'Grand Duke of Tuscany'

　重辦茉莉裡面，有一個特殊品種叫做虎頭茉莉，香氣比大家熟悉的小花茉莉更濃郁。一樣適合溫暖濕潤而陽光充足的環境，適合生長溫度是攝氏25-35度，要到攝氏25度以上才孕育花蕾，攝氏32-37度是開花的最佳溫度。春季時可以換盆，經常摘心、整形。進入夏季，開始看到花苞之後，可以施以氮肥讓花苞開得更大而旺盛。香氣也會更濃厚。虎頭茉莉在清晨就會開花，記得如果前一天傍晚看到花苞的話，隔日早晨醒來就先去看看花朵綻放了沒有。

星星茉莉 *Jasminum auriculatum*

　　同屬於木樨科素馨屬的星星茉莉，原產於印度、尼泊爾、斯里蘭卡和不丹等地。因常被用為萃取精油的原料，在印度與泰國等地都有大量栽種。跟重瓣的茉莉一樣，星星茉莉種植十分容易，耐濕耐高溫，耐肥且喜歡日照。可以叢植成灌木，或列植長成綠籬，定時摘心修剪可矮化以保持高度。夏季會開花，且一開就很繁盛，一路開到入冬，這段時間水分供應要充足。等到花季結束進入隆冬之後，可修剪枝條以維持高度，等待春天來臨。星星茉莉在印度是常用來敬獻給女神的花，在各種宗教儀式中都有一席之地。印度氣溫較高，採花的時間多在清晨到上午10點之前，採半開或剛剛全開的花朵進行萃取。在台灣，我自己的經驗是可以等到下午或接近傍晚時分，星星茉莉才正要開花。這個時候的香氣最為濃厚。但摘花時間可依照自己種植的地點，靠自己的鼻子去判斷。

素馨／大花茉莉
Jasminum officinale/grandiflorum

　　素馨，又稱為秀英花或蔓茉莉，原產於印度、喜馬拉雅山脈，喀什米爾等地。大花茉莉在16世紀就傳入西班牙，陸續蔓延到地中海地區，以及法國的普羅旺斯。素馨跟我們熟悉的雙瓣茉莉相比，葉片與花形都相差很大。素馨的植株比較纖細，屬藤本植物，葉片是對生的羽狀複葉，以柔軟的莖纏繞攀爬，需有支柱或圍籬做為支撐。素馨／大花茉莉跟其他茉莉品種一樣，喜歡溫暖濕潤與充足的日照，比較適合種植在沙質土壤中。開花數量較少，花瓣很薄，很容易因日曬或雨淋而凋謝。開花期7-12月。但我自己種了很久，只看過一次開花，而且已經因為日曬而乾枯掛在枝條末端，乍看誤以為有紙屑黏在植物上面。到目前為止我覺得它似乎比較適合當作觀葉植物（笑）。但大花茉莉在精油和香水工業中佔有相當重要地位，可能在熱帶少雨的大陸型氣候裡面比較適合。大花茉莉常被用來做溶劑萃取原精，或是脂吸法製作香膏，是很重要的香水原料。

　　其他的茉莉花品種還包括：毛茉莉（*Jasminum multiflorum*）、多花素馨（*Jasminum polyanthum*）、山素英（*Jasminum nervosum*）、粉苞素馨（*Jasminum dichotomum*）。

　　茉莉品種繁多，但並非都在台灣可見，有機會的話都很建議嘗試看看。

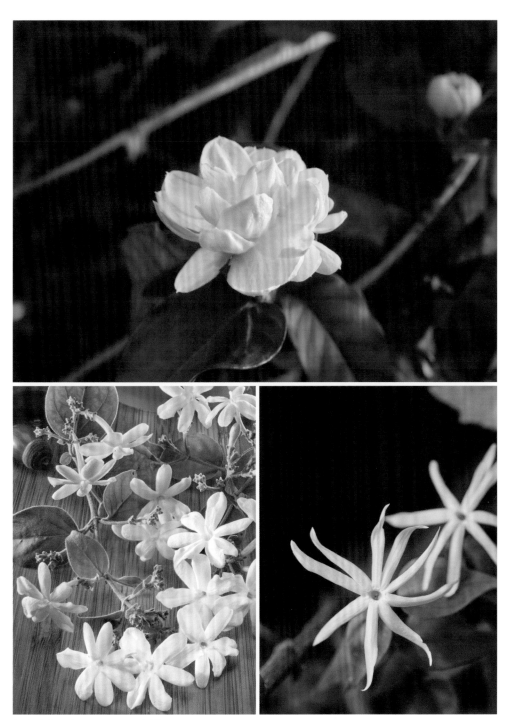

上：虎頭茉莉。下左：星星茉莉。下右：山素英。

🌢 茉莉花的功效

茉莉的栽種通常爲庭園或盆栽芳香花卉，但茉莉花是很重要的花茶與香水原料，在宗教儀式與醫藥上都有其功能。

去茶餐廳吃飯時，我們常常會點香片茶來佐餐，香片就是茉莉花茶，主要原料就是小花茉莉的花瓣。利用茉莉花香「窨」茶（「窨」字音同燻），也就是用茶葉吸收茉莉花的香味，把鮮花與新茶一起悶存，待茶葉將香味吸收後，再把乾花篩除，得到帶著茉莉花香的香片茶，深得人心。這樣的製茶法，可以想成是一種手續繁複的 scented tea，與其他香草茶直接沖泡萃取的 herbal tea 不太相同。大餐搭配香片茶，用意在幫助消化、消脂排毒，還有保持口氣清新。茶葉裡面含有多酚類的化合物，確實有殺菌消炎的功效。茉莉的香氣則可溫中和胃，疏通腸胃。

中醫認爲茉莉花可以治療外感發熱、胃氣不合、腹脹腹瀉。在民間與中醫相關的藥草典籍裡面，記載了很多茉莉花茶的功效，像是清熱、解毒、安定、提神、去油膩、去口氣、滋潤肌膚、養顏美容等等。民間療方記載茉莉花有止咳化痰的功效，可以治療肺炎，葉片也可以治療口腔潰瘍。剛好這些症狀，目前都有其他方式可以處理，對於茉莉花的香氣，我倒是覺得，就是好好享受這花中之王的氣味。

在印度和阿拉伯文化裡面，茉莉都扮演著重要的心靈功能，認爲茉莉的芳香可以安撫焦躁不安的心緒。在阿育吠陀傳統醫學裡面，也運用茉莉來治療憂鬱症。德國體系的芳療參考書上，記載著茉莉可以用來處理各種婦科的相關症狀，例如經期的不適、更年期症狀、產前準備，以及進入產程的按摩協助，都可以利用茉莉來處理。茉莉也是適合活化熟齡肌膚的用油。

🌢 茉莉原精的化學組成

不同類型與不同產地的茉莉花萃取得到的原精，成分也有些許的差異。

大花茉莉原精：

主要成分佔最多比例的是苯基酯類，如乙酸苄酯（benzyl acetate）、苯甲酸苄酯（benzyl benzoate）等，跟其他酯類一樣，這些成分多具有讓神經系統安定、放鬆的效果，也具有一定的抗痙攣效果和抗菌力。但因爲含有苯環（結構不容易被

破壞分解的分子），療效持久，香度持久，相對的在身體內停留的時間也比較久，不容易被代謝。乙酸苄酯和其他的甲基茉莉酸（（Z）-methyl jasmonate）、素馨酮（jasmone）、吲哚（indole）和茉莉內酯（微量）等，都是讓茉莉具有特殊花香的主要原因，這些成分具有強烈的費洛蒙效應，可以麻醉、催情，這也是為什麼印度人和阿拉伯人喜愛使用茉莉做為催情香氣的緣故。

其中關鍵成分吲哚，雖然成分極少卻足以左右香氣的基調。高量的吲哚接近糞便氣味，微量的時候則充滿花香，是很奇妙的一個成分。

小花茉莉原精：

成分包括金合歡烯（α-farnesene）、吲哚（indole）、鄰氨基苯甲酸甲酯（methyl anthranilate）、沉香醇（linalool）等為主要成分。金合歡烯是新鮮的花瓣氣味，具有費落蒙效應。且前面提到的吲哚在小花茉莉裡面明顯比例較高，加上催情能力強大、可長效止痛、抗痙攣的鄰氨基苯甲酸甲酯，讓小花茉莉對女性的機能有更顯著的功效。除了催情之外，可以促進子宮收縮、滋補子宮，對神經系統也有強力的安撫鎮靜功效，對因精神疲憊造成的緊張、頭痛症狀，有極佳的抗痙攣與止痛效果。不管大花或小花茉莉，對皮膚都具有極好的促進細胞再生和止癢的功效，常被運用在熟齡肌膚的抗老與保濕用油上。

大花茉莉原精 Jasminum grandiflorum 成分 Composition	小花茉莉原精 Jasminum sambac（產地中國） 成分 Composition
benzyl acetate（15-24.%）， benzyl benzoate（8-20%）， phytol（7-12.5%）， squalene 2,3-oxide（5.8-12%）， isophytol（5-8%），phytyl acetate（3.5-%）， linalool（3-6.5%），squalene（2.5-6%）， geranyl linalool（2.5-5%），indole（0.7-3.5%）， （z）-jasmone（1.5-3.3%），eugenol（0.2-1.3%）， （z）-methyl jasmonate（0.2-1.3%）， methyl benzoate（0.2-1%）	α-farnesene（18.4%），indole（14.1%）， linalool（13.9%）， methyl anthranilate（5.5%）， benzyl acetate（4.3%）， methyl benzoate（2.6%）， 2-phenylethanol（2.4%）， （3z）-hexen-1-yl benzoate（2.3%）， methyl palmitate（2.3%）， benzyl alcohol（1.3%）

花香原精的成分通常含有動輒上百的微量分子，此處只能列出比例較高的部分成分。

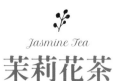

Jasmine Tea

茉莉花茶

我們平常喝的茉莉花茶或是香片，就是以小花茉莉窨製的，帶有茉莉花香的包種茶或綠茶。現在市場上也可以買得到品質極佳的熱風乾燥的茉莉花苞，拿來直接泡茶可以喝到很接近鮮花的清香。在中藥與一些民間流傳的記載裡面，茉莉花茶可以疏通腸胃，幫助消化，也具有抗衰老的功效。從茉莉花原精的化學成分分析裡，我們可以看得出來這些說法不乏有芳香分子的功效支持。喝茶保健身體，微量以茶飲方式，芬芳入口，其實也可以不用寄予太多治病或調理身體的療效期待，心情愉悅，就有提振的效果。喝茶吧！

材料

乾燥茉莉花苞 ·········· 1 大匙
其他茶葉 (紅茶、烏龍、普洱、高山茶皆宜) ······· 1 大匙
熱水 ················ 500ml
茶壺 ················ 1 個

步驟

1　將乾燥茉莉花與茶葉放入茶壺內。
2　以熱水沖入，浸泡約 6-8 分鐘就可以飲用。
3　夏季時可以煮茶，熄火稍微降溫後，加入蜂蜜，攪拌均勻後放涼或冷藏，就是自製的沒有添加物的茉莉蜜茶。

 TIPS

我曾做過實驗，把乾燥茉莉花跟家中兄長焙製的烏龍茶，以密封罐混合裝在一起，沒有香片製作的繁複與講究，但泡出來的烏龍茶也帶有幽雅花香，推薦大家嘗試。

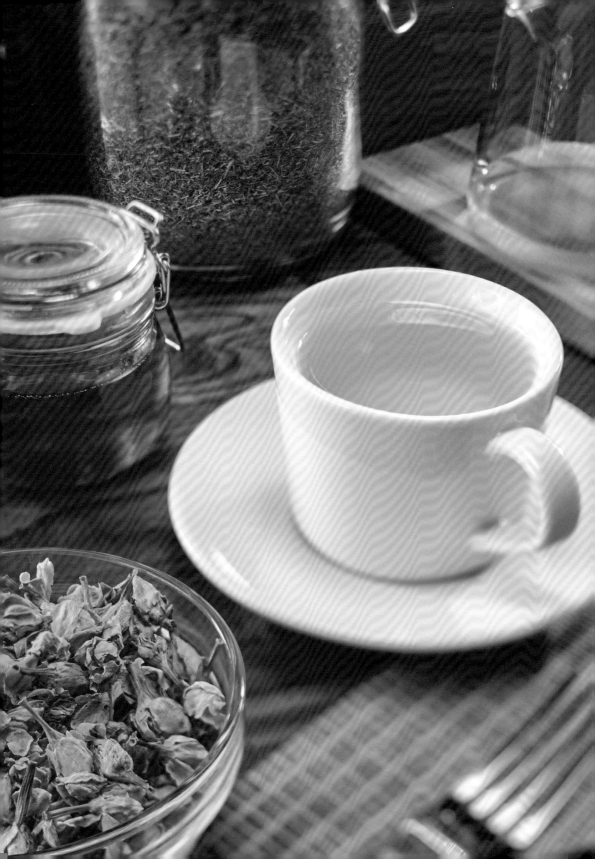

Jasmine Tincture and Perfume

茉莉酊劑與香水

仕院子裡種上幾株茉莉，到了初夏就可以開始觀察是否有開花的跡象，準備好香水酒精，萃取花朵的香氣。茉莉花的花瓣嬌貴，香氣分子也比較大，以蒸氣蒸餾有其困難。因此商業生產的茉莉香氣多半是以溶劑萃取來製作原精，或是採用CO_2萃取的方式。在芳香療法裡面，茉莉被認為是催情的女王，在婚禮上或是需要催情挑逗氛圍的場合中被運用。小花茉莉的吲哚和鄰氨基苯甲酸甲酯，這兩種高劑量就會讓人聯想到排泄物的分子，讓茉莉的氣味有著強烈的動物性。德國小說家徐四金所寫的《香水》一書中的主角葛奴乙就在書中說過，每一支經典的香水，都帶有某種動物性的、糞便的氣味分子在裡面。許多調香師談到這一點都會提到龍涎香，不過帶有吲哚成分的茉莉也有異曲同工之妙。我自己種植的經驗，這種動物性狂野的氣息，依照濃度排列，星星茉莉排行第一，其次是小花茉莉，再來是虎頭茉莉。我與大花茉莉只有短暫的一面之緣，沒有機會細細品嚐，日後繼續挑戰。

材料

香水酒精 ·················· 450-480ml
500ml玻璃瓶 ···················· 1個
每日綻放的新鮮茉莉花 ·········· 適量

茉莉香水配方參考

岩玫瑰原精5滴＋
薰衣草5滴＋
大花茉莉原精5滴＋
小花茉莉原精4滴＋
天竺葵精油3滴＋
冷杉精油3滴＋血橙精油4滴，
調和在8ml的茉莉酊劑裡面。

步驟

1 準備1個500ml玻璃瓶，倒入450-480ml左右的香水酒精。(如果你的茉莉滿山遍野，請準備更大一點的容器。)

2 茉莉開始綻放之後，依茉莉品種與種植環境的不同，觀察茉莉香氣最盛的時段，在那個時間點摘花，確認或等待花朵乾燥沒有露珠之後，將花朵放入瓶內，蓋上蓋子。

3 每日持續摘取鮮花放入，每3-5天觀察罐子內的花朵，已經浸泡萃取至半透明的花朵/花瓣，就可以用咖啡濾杯透過濾紙過濾。

4 過濾下來的酒精再裝回玻璃瓶內，持續萃取一整個花季的茉莉花，或是到酊劑聞起來已有相當濃度的茉莉花香即可。

5 如果種植的數量夠多，每個品種可以有單獨的酊劑萃取瓶。我的院子不大，所以就將各品種的茉莉花都泡入同一瓶內。只要記錄好是泡了哪些品種的茉莉花即可。

6 完全過濾完成的茉莉花酊劑，另外找一只容量適當的深色玻璃瓶裝入，收藏於陰涼處，即可用來調製香水，或是與其他精油混合調製空間噴霧。

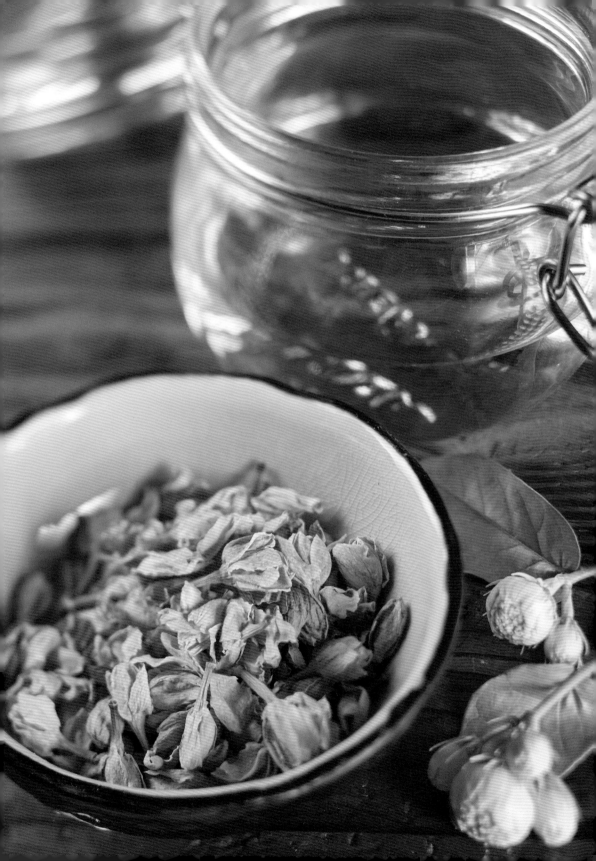

Massage Oil

婦科按摩油

茉莉的香氣除了催情之外，對婦科也具有滋補的功效，對生殖器官的各種功能維修都有助益，可平衡、修復與振奮。花朵是植物的生殖器官，花香類的精油或原精，通常具有非常多樣的香氣分子，都是微量的存在，卻對情緒調整、整體體質、內分泌的平衡維持，很有貢獻。在愛爾蘭凱爾特（Celt）的藥草文化裡面，茉莉花也是春分用油，帶來豐盛與預示未來，也被用在愛情的靈藥裡面。使用在女性身上，尤其是子宮相關的議題，例如週期來潮的疼痛、進入產程的產婦、進入更年期的熟女等，運用茉莉按摩可以促進子宮肌肉收縮，並滋補子宮的機能。對於熟齡或因疲累而僵硬、彈性不足老化的肌膚，適量加入茉莉原精在臉部保養的按摩油或面霜裡面也很好。

 材料

茉莉原精或茉莉阿塔（以檀香為基底保存花香蒸餾所得的精油）⋯⋯⋯5滴

天竺葵精油 ⋯⋯⋯⋯⋯⋯⋯⋯⋯5滴

荷荷芭油 ⋯⋯⋯⋯⋯⋯⋯⋯⋯5ml

甜杏仁油 ⋯⋯⋯⋯⋯⋯⋯⋯⋯24ml

30ml深色玻璃滴管瓶 ⋯⋯⋯⋯⋯ 1個

燒杯或量杯 ⋯⋯⋯⋯⋯⋯⋯⋯⋯ 1個

 步驟

1 準備好燒杯或量杯，量入所有的基底油。

2 滴入茉莉原精與天竺葵精油之後，攪拌均勻，裝入深色滴管瓶內即可。

 TIPS

花朵原精單價稍高，也可以找找看有沒有已經稀釋在荷荷芭油或是分餾椰子油裡面的選項，價格較為便宜，常見稀釋濃度是10%，或參考廠商的規格。調油時，可以依照香氣濃度斟酌，重新計算配方所需要的滴數。

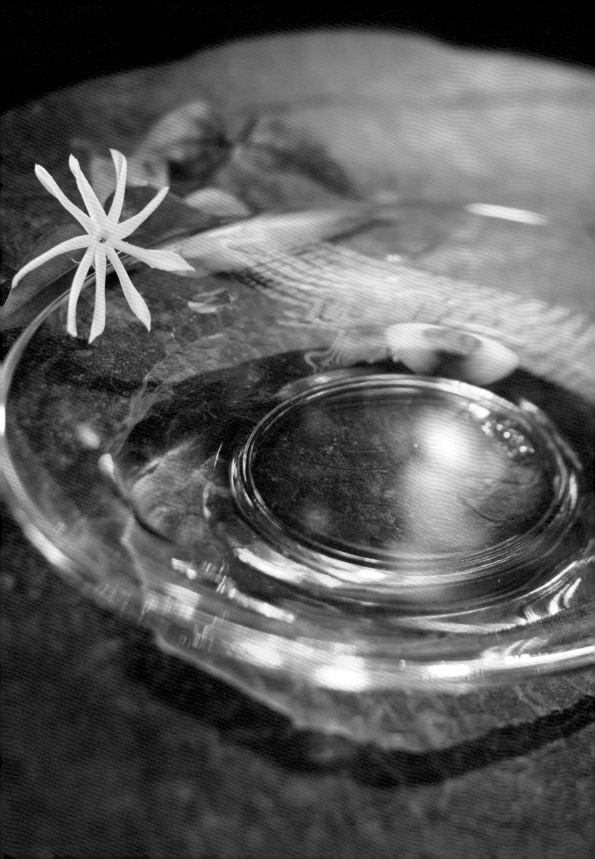

Jasmine Enfleurage

茉莉香膏

開始種茉莉花之後，有一年星星茉莉開得特別茂盛，我又正好上了脂吸法的課程，就把上課學到的技術，用來萃取自己種的茉莉花。以往在芳療書籍上面看到脂吸法，都說是用動物油脂，脂吸之後再經過酒精的處理分離得到原精。腦袋裡一直卡在動物油脂的氣味如何去除，以及酒精搖晃萃取的手續，聽起來總是繁瑣，一直沒有深入研究。直到上課老師說使用荷荷芭油與蜂蠟，調配出適合夏季溫度、可以在平面抹開以方便操作脂吸的配方，如同我們製作油膏的原理一樣。萃取好香氣的脂吸茉莉香膏，就可以直接使用。當下茅塞頓開。

材料

每日綻放的茉莉花	1盤
荷荷芭油	100-120g
蜂蠟	20g
鑷子	1個
瓷盤、壓克力板（或不鏽鋼鐵盤）	1個
小湯匙（或刮刀）	1個

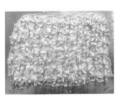

步驟

1 將荷荷芭油與蜂蠟量好，放入隔水加熱的小鍋內，加熱融化蜂蠟，讓蜂蠟與荷荷芭油充分混合均勻。熄火，冷卻讓油霜凝固。

2 用小湯匙或刮刀把油霜刮塗至用來脂吸的瓷盤、壓克力板或鐵盤上面，仔細刮得均勻平整。

3 每日在香氣最盛的時刻，把鮮花摘下，等候確認沒有露珠或其他多餘水分，以鑷子夾起將花瓣朝下，一朵一朵的鋪蓋在油膏上面。

4 每日將前一天的花瓣摘除，放上新開的花。重複至花季結束，或油膏已吸滿茉莉花香氣。

 TIPS

① 從瓷盤上取下的花朵，有時還有些許香氣，我會另外收集，若某日開花量多，隔日取下且還沾有些許油膏的花瓣較多的時候，可以把花瓣連油一同放入隔水加熱的小鍋子，並額外加入少許荷荷芭與蜂蠟（請斟酌適當的比例），另外滴入精油製作一小罐護唇膏或護手霜。

② 如果花量很多而脂吸盤的面積不夠，可以將花朵包起來，暫存在冰箱冷藏室內，隔日繼續使用。

③ 被雨淋濕的花無法用來萃取精油，但雨天時仍應持續摘花，保持植株持續的開花。

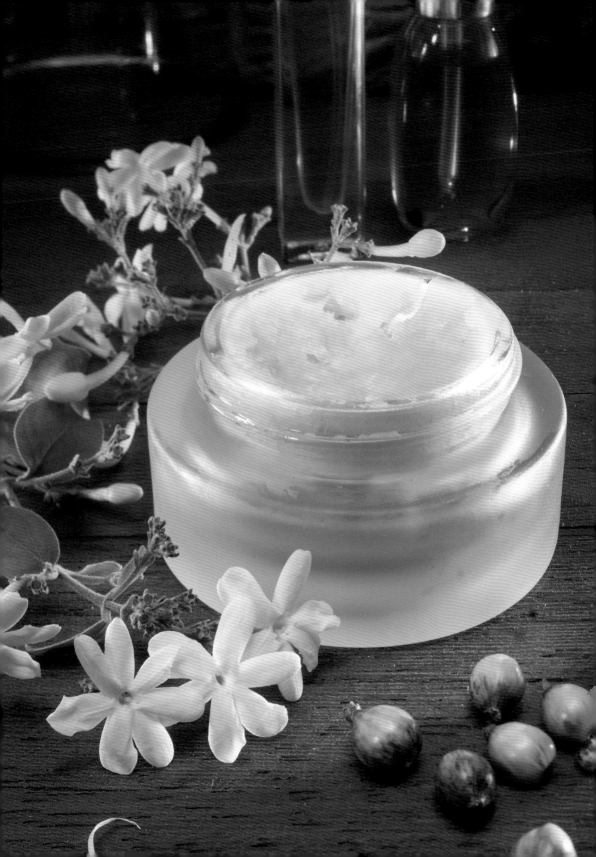

對身體的神經、內分泌與皮膚、
循環、生殖系統都具有極好的療效，
尤其是女性的生殖系統與能量。

大馬士革玫瑰 Rose（Damask）
拉丁學名 *Rosa X damascena Mill.*
植物科屬 薔薇科薔薇屬
主要產地 保加利亞、土耳其、巴基斯坦、印度、
俄國、伊朗、中國等地
精油萃取部位 花朵
精油萃取方式 蒸氣蒸餾、溶劑萃取

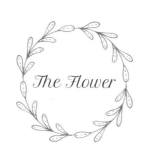

The Flower

玫瑰是薔薇科薔薇屬的植物，落葉灌木，枝條長有針刺，花有重瓣至半重瓣，顏色多樣。人類種植玫瑰的歷史久遠，數百年來許多種薔薇屬的物種與栽培種雜交，誕生了各式各樣的玫瑰品種。同屬薔薇屬的還有月季和薔薇，也會一起雜交育種，使種類更龐雜。這一章要討論的，不是園藝種植的玫瑰，而是芳香療法上較常提到的玫瑰種類──大馬士革玫瑰。大馬士革玫瑰精油單價高昂，因為花瓣類香氣萃取不易，現代萃取技術也需要4000公斤的玫瑰，才能萃取出1公斤的玫瑰精油。

大馬士革玫瑰最早生長在波斯。十字軍東征的年代，士兵們把大馬士革玫瑰帶回南法，慢慢的整個歐陸都開始種植。到了16世紀的奧圖曼土耳其帝國時期，土耳其商人將大馬士革玫瑰引入了巴爾幹半島。今天我們熟知的保加利亞玫瑰谷，就從那時開始發展玫瑰產業。保加利亞的玫瑰約在5月份下旬開始綻放，花期約一個月。每年因氣候不同，產油量會有波動，香氣也稍有不同。天亮時分，在露珠還在花上的時候採花，此時香氣最盛，精油萃取率也最高。上午10點之前採收結束，花朵立刻運到蒸餾的地點以水蒸餾法開始萃取。在蒸餾的過程中，部分玫瑰精油的成分（烷烴化合物部分）會被吸收到冷凝下來的水裡面，例如苯乙醇這個略溶於水的花香成分。這些富含精油的純露會被回收進行循環蒸餾（cohobation），增加精油萃取率，也使得玫瑰的香氣更為完整。這樣萃取得到的玫瑰精油，稱為「奧圖玫瑰」。

奧圖玫瑰精油的顏色通常是淡黃色，氣味溫柔，稀釋後擦在身上就可以當作香水。精油裡面通常含有部分的蠟質，在低溫的時候會凝結，看到奧圖玫瑰精油瓶在寒流來時有「漂浮物」不要緊張。此外，玫瑰經過蒸餾的高溫洗禮後，部分分子會因溫度而產生變性（denaturation），化學結構受到分解破壞。因此奧圖玫瑰的氣味，與新鮮玫瑰花的味道有點距離。

蒸餾過程中，不論是否進行連續蒸餾與否，將精油分離之後，留下來的水就是玫瑰純露。因為玫瑰花裡面有相當多的水溶性芳香成分，玫瑰純露的功效優良，也因此成為很重要的經濟產物。因為玫瑰純露有其獨特的價值與市場，有些蒸餾廠商會設計專門只萃取純露的設備，以生產玫瑰純露為主，也可多留意。

另外一種常見的玫瑰香氣產品是玫瑰

原精。原精是透過溶劑萃取，比較常被運用在香水工業裡面。溶劑萃取的萃油率比奧圖玫瑰（蒸氣蒸餾）來得高，所以原精的單價稍便宜些，但因有溶劑殘留的疑慮，芳療上比較不建議選用，但原精香氣濃厚，香氣上較為接近新鮮玫瑰，在香水工業裡常以原精調香。

此外還有CO2超臨界萃取法，萃取設備透過加壓與降溫的方式把二氧化碳轉成液態，穿透玫瑰花瓣，萃取芳香成分。因為CO2氣體會完全揮發回收，且低溫萃取可以取得更完整範圍的香氣分子，使得玫瑰的CO2萃取在香氣上更接近玫瑰原始香氣。此種萃取方法的技術與設備都更上一層樓，價格也相對較高。

玫瑰的功效

大馬士革玫瑰花的香氣迷人，萃取得到的精油，對身體的神經、內分泌與皮膚、循環、生殖系統都具有極好的療效，尤其是針對女性的生殖系統與能量。英系芳療的始祖之一摩利夫人認為玫瑰對女人的性器官有很大的影響，可以清理、調節器官的功能。在眾多的玫瑰品種裡面，大馬士革玫瑰這個品種萃取得到的精油與純露，對身、心、靈的功效是最好的。

玫瑰精油甜美而細緻的花香，對神經系統的作用，是透過甜美的氣味造成幸福感，而產生抗憂鬱的效果，也透過安定、放鬆神經的功效，舒緩壓力緊張，而達到安眠鎮靜的效果。在壓力造成的各種症狀上，添加一、兩滴玫瑰精油，也有助於舒緩，從情緒的穩定，到性功能的障礙皆可。針對女性內分泌系統，玫瑰精油具有強力療效，透過調節內分泌的方式，處理與月經週期相關的情緒困擾、經期不穩定、經前症候群，以及進入更年期的各種症狀。產後的女性也可以透過玫瑰精油的協助，幫忙身體的內分泌恢復平衡，度過產後可能出現的憂鬱期。

外用在身體與臉部保養的按摩油或面油中調入玫瑰精油，則可以促進細胞皮膚的再生與修復，促進管腺收縮，改善皮膚表面微血管透出的現象。對成熟膚質可以有效的改善氣色，抗皺，並且具有淡化痘斑的效果。此外，促進管腺收縮的效果，用在皮膚按摩上，可以改善末稍循環的效率，對冬季容易手腳冰冷，引起關節炎疼痛的女性，也可運用玫瑰精油調理。

玫瑰精油／原精的化學組成

千葉玫瑰（或摩洛哥玫瑰）的主要成分是苯乙醇（2-phenylethanol），大馬士革玫瑰則以香茅醇和娣牛兒醇為大宗。

化學類型 Chemical group	大馬士革玫瑰 （保加利亞） 成分 Composition	大馬士革玫瑰 （土耳其） 成分 Composition	千葉玫瑰原精 成分 Composition
單帖醇 Monoterpenols	(-)-citronellol (16-36%), geraniol (15.7-25.7%) nerol (3.7-8.7%), linalool (0.4-2.2%)	(-)-citronellol (24.5-43.5%), geraniol (2.1-18%), nerol (0.8-7.6%), linalool (0.2-1.6%)	(-)-citronellol(8.8-12%), geraniol (4.9-6.4%), nerol (0-3%), terpinen-4-ol (0-1.0%)
烷烴與其他衍生物 alkane hydrocarbon	alkenes & alkanes (19-25%), ethanol (0.01-2.2%), 2-phenylethanol (1.0-1.9%)	nonadecane (6.4-20.6%), heneicosane (2-8.9%), 1-nonadecane (1.8-6%), ethanol (0-5.2%), heptadecane (0.4-2.4%), eicosane (0.6-2.2%), 2-phenylethanol (0.3-2.0%), tricosane (0.3-1.9%), octadecane (0-1.4%)	2-phenylethanol（64.8- 73%), alkenes & alkanes (1.1-8.5%)
酚類 Phenols	methyleugenol (0.5-3.3%), eugenol (0.5-1.2%)	methyleugenol (0.6-3.3%), eugenol (0.3-1.3%)	eugenol (0.7-2.8%), methyleugenol (0-0.8%)
倍半帖烯 Sesquiterpenes		γ-muurolene (tr-3%), α-guiaiene (tr-2.9%), δ-guiaiene (0.1-1.3%)	
倍半帖醇 Sesquiterpenols	(e,e), farnesol (0-1.5%)	(e,e), farnesol (0.3-1.3%)	(e,e), farnesol (0.5-1.3%)
酯類 Esters	citronellyl acetate (0.4-2.2%), geranyl acetate (0.2-1%)	geranyl acetate (0.4-2.3%)	
單帖烯 Monoterpenes	β-caryophyllene (0.5-1.2%)	α-pinene (0.1-2.2%), α-caryophyllene (tr-1.5%)	

•註：花香類精油／原精的芳香分子成分繁雜，此處僅列出主要成分供參考。但以大馬士革玫瑰為例，有些貢獻到玫瑰香氣裡面的關鍵成分，例如beta-damascenone、beta-damascone、beta-ionone和rose oxide等，在鑑定玫瑰精油是否混摻的過程中，是很重要的關鍵成分。在嗅覺上，這些微量成分定義了玫瑰花的香氣，但化學組成分析的比例只有不到1%，也再次印證理解香氣不能只單靠化學分析，the whole is other than the sum of the parts！

Rose Hydrosol

玫瑰純露

玫瑰純露，有時又稱爲玫瑰花水。在奧圖／大馬士革玫瑰精油萃取的過程中，把精油分離取走之後，留下來的富含香氣的水，就是玫瑰純露。玫瑰純露含有很多水溶性的芳香分子，且玫瑰精油中也有些具有輕微水溶性的分子（例如苯乙醇等碳氫化合物），也可以說玫瑰純露裡面也含有少量的玫瑰精油。因此，許多護膚產品會添加玫瑰純露來幫助護膚、保濕，處理皮膚的毛孔粗大、皮膚暗沉與曬傷等。玫瑰照顧女性生理的功效，讓玫瑰純露成爲照顧女性機能的上上之選。對女性的各種經前相關症狀，可以噴灑空中嗅香，也可以將玫瑰純露稀釋用來當成茶飲，或添加到浴缸中泡澡。在皮膚有各種癬、疹、紅、腫症狀的時候，可以用玫瑰純露噴灑於患部。

用法

噴霧：以玫瑰純露噴灑在臉上，取代化妝水。

飲水：以純露1：開水100的比例，稀釋在當日要喝的飲用水裡面。

料理：添加在莓果類製成的甜點中增加香氣。噴灑在冰沙、奶昔或果汁裡面一起飲用。冰淇淋、優格等也很適合。

濕敷：皮膚暗沉、臉色不佳，或因曬傷發炎的時候，以紗布浸泡在純露裡面，敷在需要的部位。

面膜：以玫瑰純露調和甘油與礦泥粉，做每週的護理。

泡澡：在泡澡桶內加入約2-3大匙的玫瑰純露。

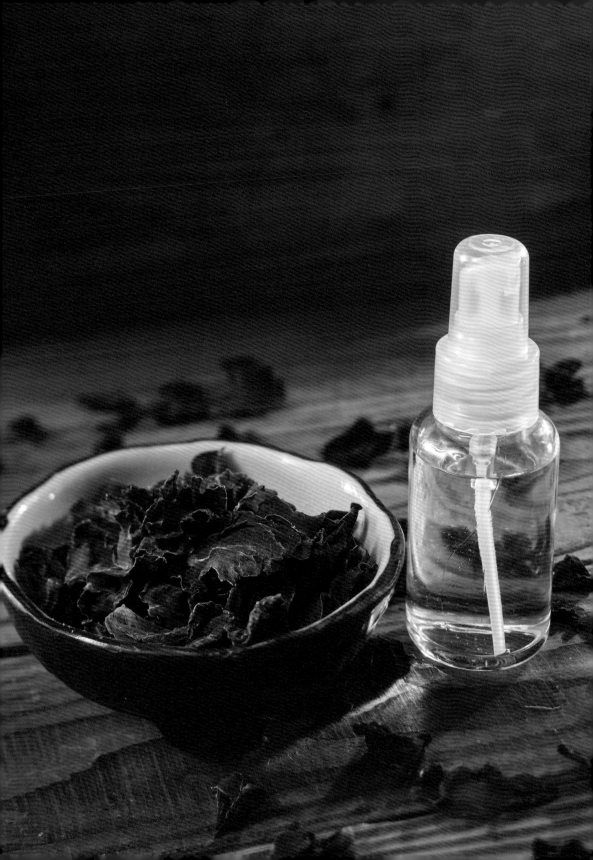

Women's Tea

女人茶

西洋藥草學裡面針對不同對象混合藥草調劑為茶飲，是很深奧的一門學問，要針對不同個案的體質，從問診到觸診，瞭解症狀，再依照體質去調配茶飲。以台灣人熟悉的類似方式來理解，就像去診所看漢醫把脈之後，醫師在紙上逐一寫下各味藥材與份量。

有些方劑對多數人而言都適用，於是就會在藥草師的櫥櫃裡或各種藥草書籍裡面看到現成的方劑。就像台灣很多女生都喝過「四物」，西洋藥草茶裡面的女人茶也是類似的例子。當然每個品牌的方劑內容多少會有些出入，但針對女性生理機能調理的目標是相同的。配茶方的時候，除了藥草的成分與療效之外，喝起來的氣味與口感也是必要的考量點。我喝過很多版本的女人茶，這個組合我很喜歡，提供給大家參考。這個版本含有豐富的鐵質，喝起來的香氣結合了香料、水果、花卉與青草（葉片）的氣味，非常好喝。

材料

乾燥香草：
玫瑰花瓣、覆盆子葉、貞潔莓、蕁麻葉、菩提花、肉桂皮、檸檬皮、甜菊
.... 各少許
蜂蜜 .... 酌量
濾茶袋 1個

步驟

1 取香草各少許，放入濾茶袋內。在熱水中浸泡約4分鐘。
2 把濾茶袋取出，可留做第二次浸泡。
3 加入少許蜂蜜調味。

TIPS

可購買現成的女人茶，也可以購買各種單一藥草回來自己調製，口感與香氣由自己決定。其他也很適合女生的香草包括：丁香、茴香、小荳蔻、薑、歐白芷、檸檬馬鞭草。

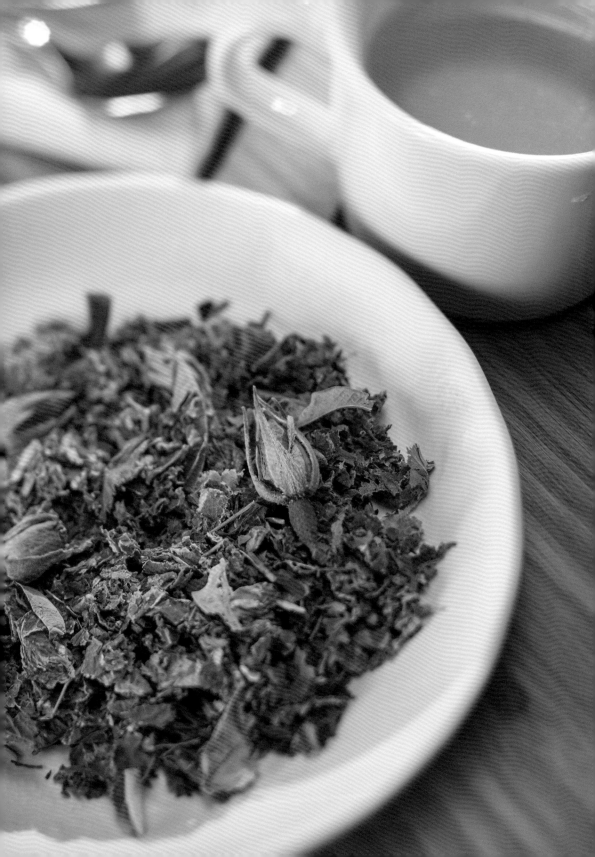

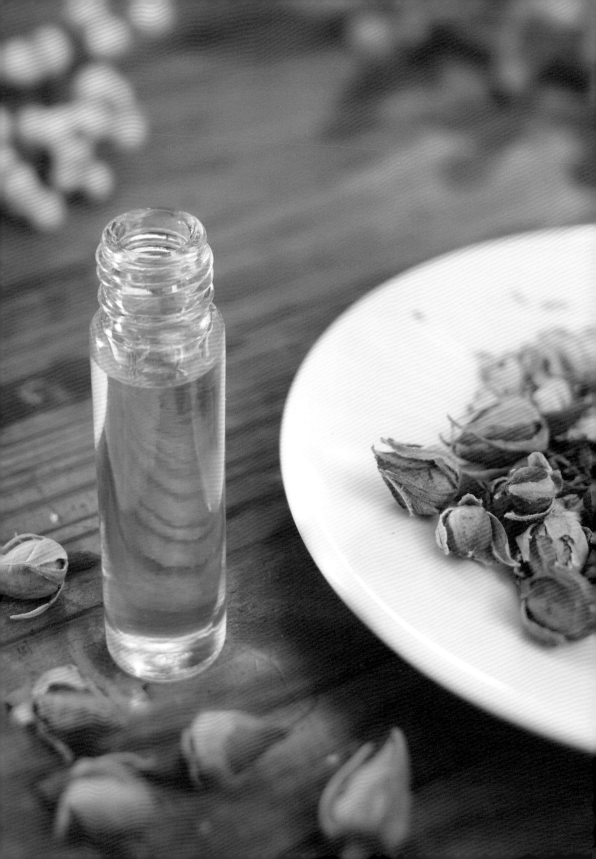

Massage Oil

婦科調理油

大馬士革玫瑰的香氣溫潤，且具有母愛擁抱般甜美的氣息，是最能代表女性能量的精油。對女性生命的各個階段都具有療效，從內分泌的不平衡，到生理週期相關症狀，以及進入更年期的準備期和正在更年期中的相關症狀，都能透過玫瑰精油來調理。此外，女性較爲細緻的情緒與各種創傷，也很適合使用玫瑰精油，像是因爲家庭角色任勞任怨而失去自我的人，或是因爲兒時或生命中其他的創傷經驗，造成個案以情緒勒索的方式來處理關係，玫瑰精油都可以幫忙調整心情，填補匱乏缺失的空洞，卸下武裝，平衡情緒，拉近關係。

 材料

金盞花浸泡油 ············· 25ml
（荷荷芭油或甜杏仁油）
瓊崖海棠油 ·············· 23ml
大馬士革玫瑰精油 ········ 8滴
玫瑰天竺葵精油 ········· 10滴
真正薰衣草精油 ········· 5滴
黑雲衫精油 ·············· 5滴
甜橙精油 ················· 5滴
羅馬洋甘菊精油 ········· 5滴
燒杯或量杯 ·············· 1個
深色玻璃瓶 ·············· 1個

步驟

1 取燒杯或量杯一個，量入需要的金盞花浸泡油和瓊崖海棠油。
2 滴入所有的精油，稍微搖晃或以攪拌棒攪拌均勻。
3 裝入深色玻璃的按壓瓶或滴管瓶即可。
4 可以用來按摩從薦椎到腰椎兩側的下背部，以及正面的下小腹。平日做爲臉部按摩油亦可。

玫瑰精油 vs. 品種釋義

「奧圖」玫瑰：指的是玫瑰精油的萃取方式，以蒸餾法萃取得到的玫瑰精油，稱爲奧圖玫瑰。目前以保加利亞和土耳其種植的大馬士革品種玫瑰爲主。因爲蒸餾萃取的萃油率低，能被稱爲奧圖玫瑰精油多半單價高昂。

「大馬士革」玫瑰：指的是 *Rosa damascena* 品種的玫瑰。

「保加利亞」玫瑰：生長於保加利亞（產地）的大馬士革（品種）玫瑰。

「千葉」玫瑰：生長於法國或摩洛哥的 *Rosa centifolia* 品種的玫瑰，有時以產地命名稱爲「摩洛哥玫瑰」，常以溶劑方式取得原精供香水產業使用。

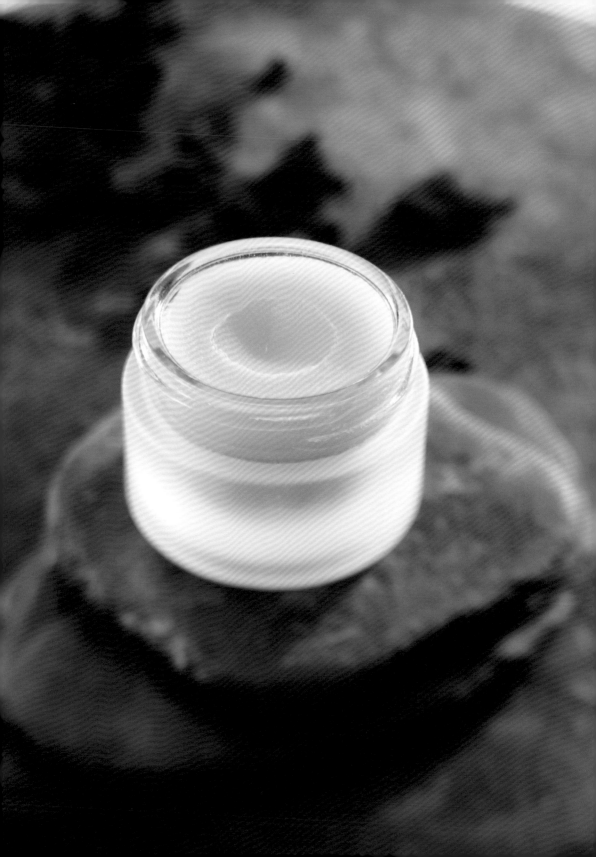

Rose Solid Perfume

玫瑰香膏

世界上很多問題的解答，說起來很空泛很籠統，但最終的答案就是愛。愛可以幫我們卸下武裝，看見生活中的人與事物的美。玫瑰精油的香氣成分繁複而奧妙，心靈療效層面廣泛，除了是最能代表女性的精油之外，也是屬於療傷的精油。製作成玫瑰香氣的香膏，讓你把香氣「穿」在身上，隨時隨地都可以平衡自己、疼愛自己。製作香膏時很重視香氣，可選擇千葉玫瑰的原精，香氣較爲接近原植物，主成分是苯乙醇柔美的花香，可幫忙調節交感神經系統，提振情緒。此香膏也可用來處理局部問題皮膚，或是把濃度調低一些，拿來護膚，也很適合當成熟齡肌膚抗氧化與回春、保濕用的油霜。

 材料

千葉玫瑰原精 ………… 6滴
佛手柑精油 …………… 6滴
大西洋雪松 …………… 8滴
岩玫瑰 ………………… 10滴
肉桂精油 ……………… 2滴
荷荷芭油 ……………… 8g
蜂蠟 …………………… 4-5g
香膏盒 ………………… 1個

步驟

1　在小鍋內量取荷荷芭油和蜂蠟，隔水加熱融化，並將油與蠟攪拌均勻。

2　滴入所有精油、原精等香氣複方，與油蠟混合液攪拌均勻。

3　倒入小型香膏或面霜盒內就完成了。

 TIPS

隨所在地的氣候與季節，調整蜂蠟的比例，如果天氣炎熱，蜂蠟的比例可以提高一些，氣溫低的時節或地點，蜂蠟比例就可調低些，比較容易塗抹。如果是要當作護膚用的油霜，把香氣複方的部分除以3或4，讓精油濃度降低，塗抹在臉上或全身，比較不會過於濃郁。

玫瑰香氣

從小就常看到化妝品或保養品的廣告文案上寫著玫瑰是女人最喜愛的香氣，但我從來就不喜歡在商店裡買到的玫瑰香氣相關產品。這其實是因為我們聞到的商業「玫瑰香氣」，有許多都是以人工合成香氣分子模擬玫瑰氣味，與玫瑰精油或真正的玫瑰香氣相去甚遠。喜愛芳療或香氣而購買精油的時候也需要留意，因為玫瑰蒸餾精油需要大量的花瓣才能萃取出一點點的精油，為了降低成本，有些廠商可能以玫瑰天竺葵或玫瑰草的精油混摻，因為這兩種精油都含有豐富的牻牛兒醇（geraniol）這個類似玫瑰的香氣。

13

忍冬
（金銀花）
Honeysuckle

Lonicera japonica

對上呼吸道的各種感染，
流感引起的各種發炎、感染、
發燒疼痛等都具有功效。

拉丁學名	*Lonicera japonica*
植物科屬	忍冬科忍冬屬
主要產地	台灣、中國、日本
精油萃取部位	n/a
精油萃取方式	n/a

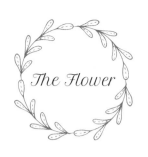

忍冬是忍冬科忍冬屬的植物,多年生常綠纏繞灌木,在東亞很常見。花初開為白色,之後轉為黃色,因此又被稱為金銀花,花朵具有甜美的香氣。果實為黑色球形漿果,有輕微毒性,不可食用。忍冬非常會攀爬,初生的枝葉嫩綠細長,葉片上有細毛,摸起來有點毛茸茸的感覺。底下老了的藤蔓為褐色,如果空間足夠,也有依靠處,忍冬可以很快的爬成一片。

在亞洲,我們常把忍冬種在牆邊或是圍籬邊,很快就會爬滿一牆或變成天然的綠色屏障。我爸媽家的庭院裡搭了金屬棚架,也在兩側種了忍冬,讓忍冬爬上去,形成天然的遮蔭。遇到忍冬花開的季節,還會有淡淡的花香,傍晚在棚下泡茶,整理菜園裡鮮採的菜蔬,非常舒

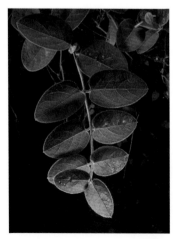

忍冬葉

適。但在北美洲和紐西蘭等地,卻因為忍冬的生長速度太快,被列為入侵種,加以限制或禁止種植,並且發展出應付可能霸佔整片森林而破壞當地原有生態的忍冬的對策,例如超過一定高度就要修剪,若當地有野生的鹿會吃忍冬減緩其生長速度,則可以保留。

忍冬除了長得很快,對天氣也不挑剔。有一說是忍冬到了冬季也不落葉,所以被稱為「忍冬」。但我的種植經驗是其實忍冬很會落葉,不過長的速度比掉的快,不論什麼季節都蓬勃向上。我曾經住過公寓大樓的14樓,陽台迎著東北風,依在窗邊的5吋盆忍冬無視於幾波寒流的低溫與高樓冷風,仍是繞著窗框往上爬,真的是很「忍冬」。不過這幾年種植忍冬時,可能因為在春夏遇到加長版的梅雨季節跟傾盆一整個夏天的大雨,倒是遇到了白粉病,這是一種細菌感染的病變,即使全數剪光捲土重來,病菌子囊會殘留在枝幹上面越冬,隔年只要遇到溫熱雨季,就又再復發。種植之前可以多做些功課,研究相關的種植地點與濕氣、肥分、水分管理,避免遇到類似的窘境。

🌢 忍冬的功效

　　忍冬的葉片跟花朵各自含有植物活性成分，具有可以抗發炎的特性。常被用來處理消化道的不適與各種炎症，對上呼吸道的感染，流感引起的各種發炎、感染、發燒疼痛等都具有功效。西洋藥草學裡也有記載忍冬可以處理尿道發炎、頭痛等症狀。

　　在夏、秋季節開花的忍冬，初開時花瓣為白色，再慢慢轉黃。把白色與黃色混在一起的忍冬花，花苞採下曬乾，就是中藥材裡面的金銀花。在中醫藥材的典籍裡面，金銀花被譽為清熱解毒的良藥，氣味芳香，屬於寒性的藥材，故可以清熱，用在各種熱性的症狀都有效果，例如發燒、發疹子、熱毒引起的皮膚症狀，與咽喉腫痛等等。雖然性屬寒涼，卻不傷胃。

　　談到金銀花，即使是農業種植，也一定會提到民間對這個藥草的療效記載，例如在台灣農業知識入口網站上，就記載著忍冬的花具有抗癌散腫、消熱解毒的功效，根莖則可治療經絡濕熱、疔瘡癰腫、筋骨疼痛、風熱感冒、肺炎、丹毒（真皮細菌感染引起的皮膚發炎發紅症狀）等。

　　如果產量夠多，嫩葉與花冠摘下之後，可以當作野菜食用，先汆燙去掉苦味，再炒食或煮湯。大批採收後萃取純露，或是熬製茶湯後濾渣裝瓶保存，做成化妝水或保健飲品也很適合。忍冬之莖、葉、花同功，典籍上記載的有只用花，也有「無花只用葉」的記載，詳情需要再仔細辯證。中藥行可以買到金銀花的乾燥藥草，也有忍冬藤，購買的時候多留意即可。《本草綱目拾遺》云：「能開胃寬中、解毒消火、暑月以之代茶，飼小兒無瘡毒，尤能散暑。」在花開時節採莖、葉時，花一併入用，芳香化濕更有效用。另外仍要提醒忍冬性屬寒涼，所以「暑月」以之代茶，熱天喝比較適合。

　　在西方藥草學裡，提到忍冬，也一定會提到它對感冒的療效，可以降低發炎、處理發燒，急性的呼吸道感染。對皮膚的發炎，消化道與關節炎等症狀也很有效。

巴哈花精裡的忍冬

熟悉巴哈花精的朋友，會知道花精裡面有一支是忍冬，是給那些逗留在昨日的人們使用的。這一類的情緒很常見，包括年長者、失戀者、經歷了生離死別的人們，都有可能經歷。無法從過去的榮光或失落中走出來的人們，經常停留在遲滯的狀態，以致於生命不能向前。其他也有日常生活的情緒適用，例如無法斷奶或是不想去上學的孩子，正在進入空巢期無法接受孩子離家的父母，搬家後不能適應新的居住地與生活等等。

不過，巴哈花精選擇的是紅色花的忍冬，拉丁學名應為 *Lonicera caprifolium*，與我們在亞洲常見的忍冬品種不同。巴哈花精裡的忍冬，紅色的花帶著我們離開過去，紅花包著的白色花蕊宣示著當下，變成黃色之後則表示進入未來，忍冬花精幫人們放開過去，才可以光明有信心的前進。

忍冬原精的化學組成

民間藥草學典籍裡面對忍冬功效多有記載，而實驗室裡的化學成分與藥理作用分析則可以輔助我們對藥草成分有進一步的瞭解。但少有人提煉忍冬的精油，因此也不容易找到 GC/MS 報告可以參考化學成分，下表附上的是Tisserand & Young 的 *Essential Oil Safety* 一書中列出的忍冬原精化學組成。

化學類型 Chemical group	成分 Composition
單帖醇 Monoterpenols	linalool (75%), nerolidol (2.2%)
帖烯類 Terpenes	germacrene d (5.8%)，α-farnesene (3%)
含氮化合物 Nitrogen Compounds	indole (3.3%)
內酯 Lactones	jasmine lactone (1.4%)

雖然很少看到忍冬精油，也不容易買到忍冬原精。不過偶而在芳香療法的社團裡面，會看到印度精油的團購中，出現「忍冬岩蘭草」這樣的類似阿塔（attar）萃取法，以岩蘭草這個沉穩的香氣爲基底，萃取忍冬，把忍冬的清新花香與岩蘭草的大地煙燻結合在一起，氣味非常的特別，很建議有機會可以聞香或添購。只不過這是小眾／小量的精油，通常也沒有GC/MS的分析資料，到底有什麼成分很難確認。但有些時候其實就放手把自己交給香氣，把忍冬岩蘭草打開來，好好的享受香氣，調配成按摩油或稀釋在酒精裡面做成香水，花香優雅的氣味，或許帶給你自信，或許帶給你美感，情緒好了，身體就會好。

目前已有學界研究分析金銀花藥材的化學藥效與活性，例如以正己烷萃取之後再以層析法分離，則可以鑑定出有各種長鍊脂肪酸酯類、固醇類、烷類與長鍊脂肪酸。其中我們比較熟悉的是綠原酸（chlorogenic acid）。綠原酸是忍冬的主要活性成分之一，是一種藥用植物裡面很重要的多酚類活性成分，常被用來做爲檢定中藥品質的指標。忍冬的花苞，在含苞就摘下來乾燥備用的話，比已經綻放的黃花的綠原酸含量要高。所以摘取忍冬泡茶或做其他用途，最好是在早晨花苞尚未綻放的時候就摘取，效果會更好。綠原酸可以抗氧化，緩和細胞發炎的狀況，因此前述那些典籍記載的功效，多少可以由此理解。

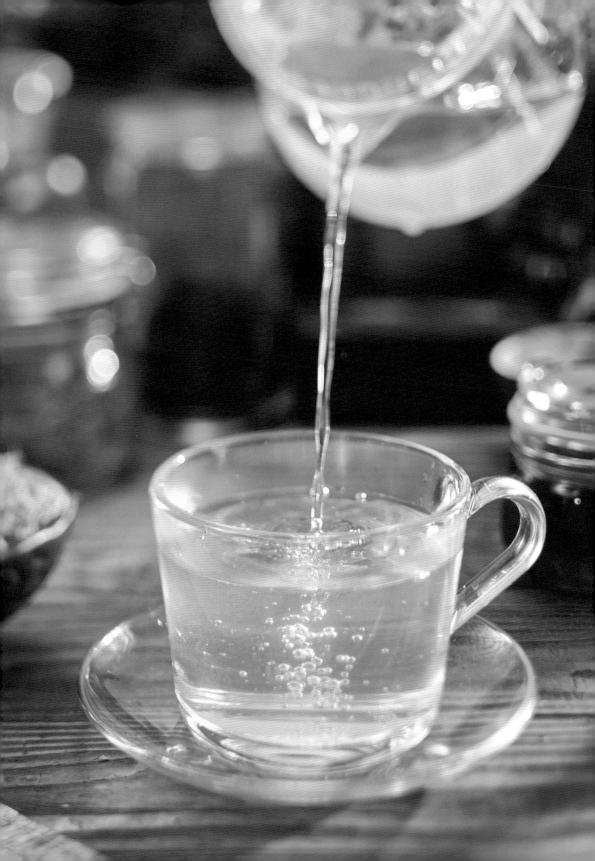

Honeysuckle Stevia Tea

忍冬甜菊茶

忍冬（金銀花）在民間藥材的記載裡面，是清熱解毒的良藥，性甘寒氣芳香。可以宣散風熱，還善於清解血毒，適用於各種「熱性」的病，像是斑疹熱毒、咽喉腫痛等。因爲屬性偏涼，對身體偏寒虛的人比較不適合。因爲忍冬開花多在春、夏或初秋，在台灣這些季節溫度都還很高，如果在這個時節裡罹患感冒，感覺喉嚨開始有腫痛的感覺，或是鼻腔發紅有熱感等發炎徵兆出現，我就會到院子裡面摘忍冬的花進來，搭配甜菊溫和潤喉的甜味，沖成溫茶慢慢喝。大部分的時候都可以緩解喉嚨痛的不舒適感，鼻腔的紅熱情形也會消除許多。在輕咳症狀出現之後，也有一定的功效。

 材料

忍冬鮮花 ⋯⋯⋯⋯⋯⋯ 20 朵
甜菊 2 吋長的枝條 ⋯⋯ 約 4 條
500ml 的茶壺 ⋯⋯⋯⋯ 1 個
檸檬汁 ⋯⋯⋯⋯⋯⋯⋯ 1 茶匙

 步驟

1 把新鮮採收的忍冬與甜菊放入茶壺內。沖熱水把藥草燙過後立即倒掉，殺菁去掉苦味。

2 再次沖入熱水，浸泡約 3 分鐘後倒出來。稍微放涼之後，加入檸檬汁，就可以飲用。

3 同一壺藥草可以沖泡 2-3 次。

 TIPS

① 沒有甜菊的話，可改用甘草片，亦可酌量添加蜂蜜。

② 庭院或陽台上如果還有其他可提振免疫系統與消炎的藥草，也可以摘進來一起沖泡，例如迷迭香、檸檬馬鞭草、百里香、鼠尾草等，都很適合。

Plus

忍冬糖漿

有時候忍冬的開花季節過了，就沒有忍冬花可以運用，建議可以在忍冬盛開的時候，把花採進來製作成糖漿。把一杯半的糖與一杯水放入小湯鍋內以小火煮開，慢慢把糖融化，熄火。將採收進來的忍冬，先整理去梗與雜枝，塞進 500ml 左右的玻璃瓶內。把煮好的糖漿倒入玻璃瓶，蓋過忍冬。室溫中放涼後，放入冰箱冷藏隔夜。再把糖漿倒出來，把忍冬花過濾掉，糖漿裝瓶，就可以放在冰箱裡面保存 2 週左右。隨時可以取出來加入喜愛的紅茶裡面一起飲用。

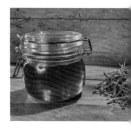

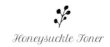

Honeysuckle Toner

忍冬純露化妝水

前面提到少見忍冬的精油，想要購買忍冬的純露倒不是太困難。近年來，台灣有不少產銷班或小農，致力於栽種本土容易生長的植物，萃煉爲純露，做爲皮膚保養與身體保健之用。《本草綱目拾遺》裡面記載的金銀花藥露，其實也就是現代的純露。

- 《本草拾遺》：「金銀露，乃忍冬藤花蒸取，鮮花蒸者香，乾花者少遜，氣芬郁而味甘，能開胃寬中，解毒消火，暑月以之代茶，飼小兒無瘡毒，尤能散暑。」
- 《滇南本草》：「金銀花，味苦性寒，清熱，解諸瘡，癰疽發背，無名腫毒，丹瘤，瘰癧。藤，能寬中下氣，消痰，祛風熱，清咽喉熱痛。」
- 《本草求真》金銀花條提到：「江南地方，以此代茶。」
- 《植物名實圖考》云：「吳中暑月，以花入茶飲之，茶肆以新販到金銀花爲貴，皆中州產也。」

從漢方的典籍記載中看來，忍冬／金銀花純露可以內服，也可以外用，當作化妝水噴灑在肌膚上，從解毒消火、清熱解諸瘡等功效上看來，很適合做爲油性肌或痘痘肌的化妝水使用。國外販售忍冬純露的廠商，多表示忍冬純露是天然的抗病毒、抗細菌的芳香花水，並且適合對付青春痘與皮膚的紅腫。因此，忍冬具有收斂的效果，可幫助收斂毛細孔，減緩皮脂腺的活躍程度。兩相對照之下，十分吻合。

忍冬純露可以只用花苞與嫩枝，或是連花帶藤一起萃取。不同部位的植材入鍋，萃取出來的氣味也稍有不同。藤多一些的，就帶比較多的綠色氣息，而少了些花香。

除了直接噴灑當作化妝水之外，忍冬純露也可以運用在油膏、乳液的製作上。不過，台灣潮濕溫熱，如添加水相的純露在保養品裡面，建議要添加抑菌劑，避免黴菌滋生。

 用法

把購得的忍冬／金銀花純露，當作化妝水，在沐浴、洗臉之後，對著臉部噴灑，取代平日保養步驟的化妝水即可。也可以噴在頸部和身體上。

 TIPS

自家種植忍冬，但是沒有蒸餾純露的工具的話，可把忍冬連藤帶花剪下，煮成茶湯過濾之後裝罐保存，也可以當作陽春版本的金銀花藥露。自己種植的可以安心，要內服也無妨。我還會用忍冬花與藤熬煮茶湯，添加到浴缸裡面泡澡，夏季以溫水泡浴，微發汗，消暑氣。

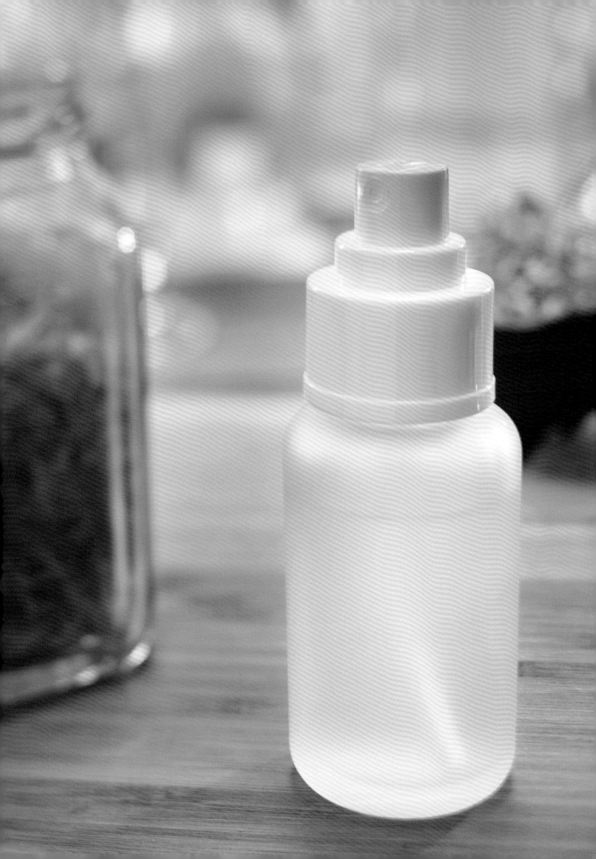

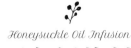

Honeysuckle Oil Infusion

忍冬浸泡油

把具有藥性的忍冬花（與藤）透過浸泡油的方式，把油脂可萃取出來的活性分子萃取到植物油裡面，是另一種運用香草的方式。運用忍冬消炎、收斂、抗菌等等的特性，製作成浸泡油之後，再調配做成其他的產品，可以直接調成護膚用的面油或身體護膚油，也可以再製成乳霜油膏，或是把過濾好的浸泡油加入冷製皂的配方裡面，做成照顧皮膚的肥皂。

材料

忍冬花朵 ………… 約 1-1.5 杯
甜杏仁油 ………… 400-450ml
500ml 容量玻璃瓶 ……… 1 個

步驟

1 摘取忍冬花，洗淨，確實的晾乾之後，裝入玻璃瓶內，壓緊實。

2 把甜杏仁油加熱到約攝氏 60 度左右，倒入玻璃瓶內，蓋過所有的花，稍微攪拌，確認氣泡都跑出來，花瓣也確實都浸泡在油裡面。降溫之後，蓋上蓋子密封，置放在陰涼處。

3 浸泡約 4-6 週之後，把忍冬花朵過濾取出，把浸泡好的甜杏仁油裝瓶，密封保存。

4 製作好的浸泡油，可以當作保養用的護膚油，也可以進一步添加蜂蠟與其他油脂製作成油膏。用來製作手工皂也非常好。

 TIPS

① 只用花做出來的浸泡油，香氣甜美宜人。喜歡帶點青草味的，或是花朵產量不足的話，就連同嫩枝一起採收加入浸泡。也可以只採綠葉，泡出青草氣息的浸泡油，功效是相同的。沒有種植的話，也可以去中藥行或青草店購買現成曬乾的忍冬藥材回來浸泡。

② 以鮮花製作浸泡油，比較容易出現水分殘留在油裡面，造成浸泡油酸敗的情形，建議浸泡好之後就盡快製作成其他產品，入皂，或是製作油霜。

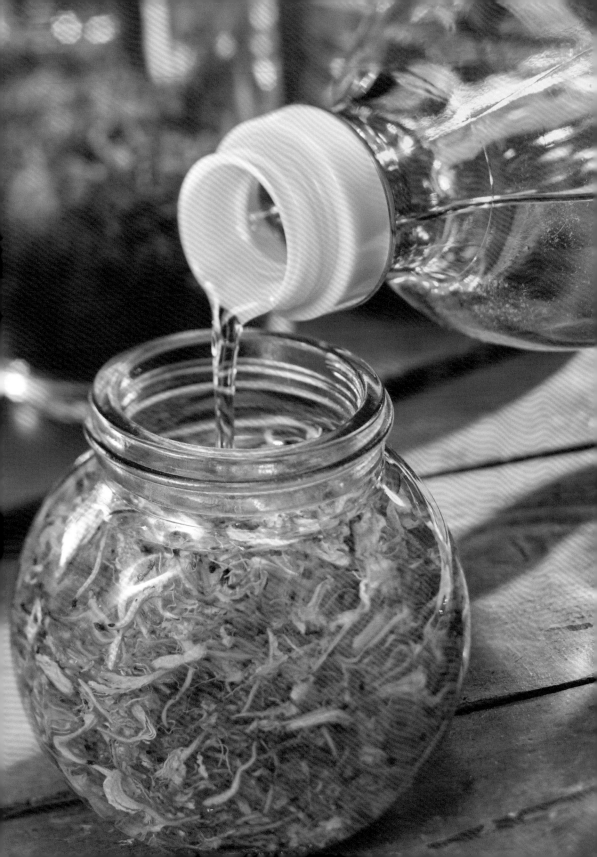

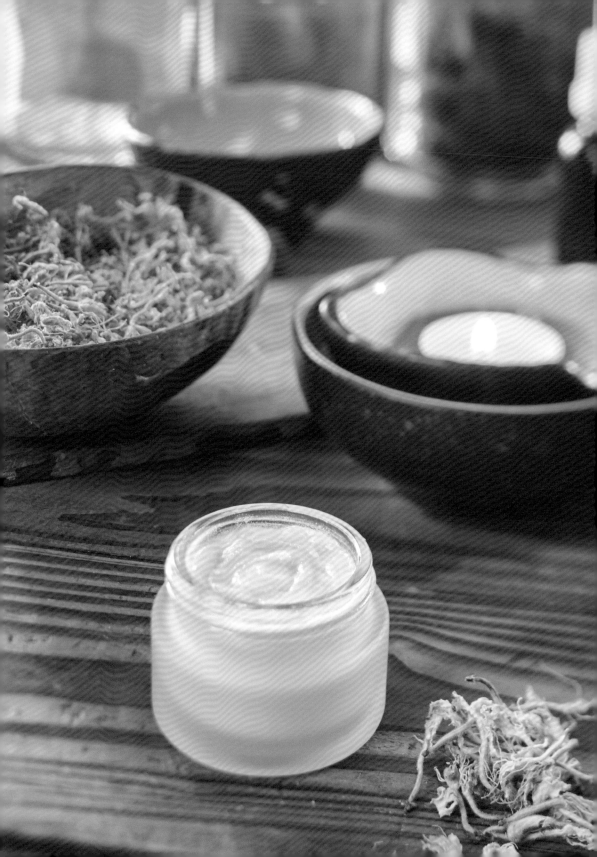

Honeysuckle Salve

忍冬軟膏

把做好的浸泡油添加到油膏裡面，是快速「消耗」浸泡油，避免浸泡油產生酸敗的好方法。忍冬具有消炎、收斂、抗病毒抗菌等特性，適合製作成護膚油霜。除此之外，國內有研究者實驗研究，將台灣忍冬的粗萃物製成軟膏，探討忍冬軟膏對燒燙傷傷口癒合的協助情形。實驗的結果發現，台灣產忍冬粗萃物添加的軟膏，在鎮痛的效果上有所幫助，也可以增加大鼠傷口皮膚上皮化（健康的傷口癒合，必須有健康的上皮層），以及肉芽組織的增生，有助於燙傷傷口的癒合。從促進傷口癒合的這個功效上看來，很適合做為隨身攜帶的外傷軟膏。

材料

忍冬浸泡油 ·················· 52g
蜂蠟 ·························· 6g
複方精油 (見下表) ······ 60滴
隔水加熱鍋 ················· 1組
20g面霜盒 ················· 3個

步驟

1 在鍋子裡面量入忍冬浸泡油與蜂蠟，隔水加熱並攪拌混合油蠟。

2 蜂蠟完全融化之後，從爐火上移下來，滴入精油複方，攪拌充分直到與油蠟溶液混合。

3 倒入面霜盒內，待冷卻凝固後，蓋上蓋子，並做好標示。

其他精油複方參考

真正薰衣草＋廣藿香＋沒藥
真正薰衣草＋德國洋甘菊
羅馬洋甘菊＋岩玫瑰
沒藥＋苦橙葉＋醒目薰衣草

TIPS

可以搭配金盞花浸泡油一起製作。金盞花浸泡油的安撫效果非常好，對蚊蟲咬傷的癢癢與紅腫，尿布疹、異位性皮膚炎、蕁麻疹等的抓痕療效優異，若搭配忍冬浸泡油，修復皮膚效果更加倍。

關於純露
Hydrosol

● 什麼是純露？ ● 純露的萃取方法 ● 純露的特性 ● 純露的選購 ● 純露如何保存 ● 純露使用方法

「芳香療法」是指透過運用天然、完整、未混摻的植物精華，來幫助人們維持心理、身體與精神健康的保健方式，這些植物精華包括精油、植物油、其他天然基質，以及越來越多人認識的純露。芳香療法是門複雜的學科，牽涉到氣味、化學、植物生長的環境、萃取流程，還有各成分進入人體後，與人們的身、心、靈之間的互動。純露是芬芳的生命之水、療癒之水，是芳香療法中不可或缺的一部分，也是相關領域的人們近年來從種植管理、蒸餾技術，到療效價值，努力研究不斷精進的範疇。

什麼是純露？

純露，英文叫做 hydrosol，這個字源於拉丁文的 hydro（水）和 sol（溶液）。一開始是萃取精油蒸餾過程得到的副產物，但近年來有許多相關的研究、臨床觀察與實際的使用體驗投入，芳療領域對純露的成分、療效，以及純露的萃取技術，都有長足的進步。

純露也常被稱為「花水」，尤其是花朵類的植物萃取出來的純露，例如玫瑰、橙花、或薰衣草等。只是市售花水有時候並非是完整、天然的，未經混摻的植物純露，可以蒸餾萃取純露的植物也不只有花朵類，所以我一直傾向不

稱「花水」，而偏愛「純露」一詞。

純露的萃取方法

純露是植物透過水蒸氣蒸餾萃取得到的產品，與精油同時產生。高溫的蒸氣穿過植材，萃取出各種植物的活性成分，經過冷凝收集之後，油性的芳香分子比重較輕，漂浮在上層，就是精油。水溶性的芳香分子或成分則跟著水蒸氣一起

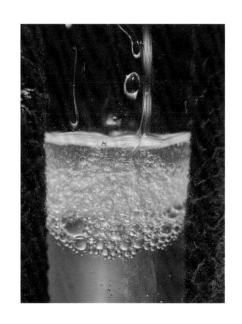

被收集下來，在精油的下方，就是純露。（請參見第94頁的蒸氣蒸餾圖）

純露的成分大多屬於比較具有消炎性質的有機酸，也可能含有親水性的一些精油分子，透過連續蒸餾可以再次被分離開來，加回到精油裡面，例如奧圖玫瑰。（參見本書「玫瑰」一章，第196頁）

同一株植物萃取得到的純露，成分、功效與精油不一定相同，有些成分只會存在精油裡面，有些只在純露中出現。也有些植物的純露與精油化學結構類似，需要一個一個的去研究。目前仍少有純露的氣相色譜分析，許多功效的推敲拿捏仍參考精油的化學研究。儘管如此，純露仍是一個令人期待的新興領域。

純露在歷史上的許多文化裡都有記載運用，從希波克拉底，到13世紀的修道院、拜占庭的宮廷御醫，和中世紀藥局裡的配藥室裡，都有使用植物純露進行醫療的紀錄。在皮膚保養上，也有匈牙利皇后的香水，以及埃及豔后的玫瑰化妝水等。

純露的特性

同樣以蒸餾方式萃取自植物，純露帶有的是水溶性的芳香分子，芳香分子含量少於精油，但療效並不因芳香分子數目較少而受限。純露帶著溫和微量的成分，進入身體，啟動人體自我療癒的能力，也帶來植物的訊息分子。人的身體70%的成分是水，純露與身體之間的互動，比高濃度的精油分子來說，作用的方式與力道相對溫和許多，尤其適合特殊重症與特定年齡層的使用者，像是老人與嬰孩、幼兒。也因為純露屬於水溶性的物質，比起爭議很多

的精油內服，稀釋純露做為茶飲也相對安全，是居家可安心使用的芳香保健療法。

純露的選購

選購純露時不管是要外用護膚、泡澡或稀釋來喝，站在一個希望使用天然植物製品的使用者的立場，我們會希望植物是從栽種開始就是自然、有機的環境，是以不使用化肥與農藥的種植方式產生的。因為純露主要成分是水，所以用來蒸餾的水是否純淨也非常重要。此外，因為純露畢竟含水與有機物質，酸壞的機率比較高，有些廠商會在裡面添加防腐劑或酒精。也有些廠商會用水與精油混合，或更糟的是水＋溶劑／酒精＋精油混合之後，標示為花水或純露販售。這些都不適合做為保健與保養使用。

另外也可詢問廠商，純露是否經過 0.2 微米的微過濾系統過濾。純露可能夾帶植物的殘渣在裝瓶後形成混濁物體；或使用過程有空氣中的孢子、雜質等落入，日久慢慢滋生黴菌。經過微過濾的純露，在這方面的疑慮會少一點。

購買時除了慎選可信賴的廠商，蒸餾的農場之外，也得多靠自己的鼻子與皮膚，多嗅聞多體驗。這幾年台灣多了很多在地友善栽種與蒸餾純露的農場與店家，也可多詢問比較。不少人提供純露蒸餾的課程與體驗，建議對芳香植物有興趣的人參加課程，親近植物並動手體驗。自己前往蒸餾帶回的純露倍加珍貴。

進階閱讀

蘇珊‧凱帝（2003）《純露芳香療法》，世茂出版社
綠蒂亞‧波松（2016）《純露芳療全書》，野人出版社

純露如何保存

　　純露的pH值落在2.9-6.5%之間，因不同的植物而定。保存得當的話，可以保存12-24個月，有些抗菌與抗黴菌成分比例高的植物，純露甚至可以放超過2年沒有問題。但因為純露是有機的水溶液，有很多機會可能造成純露的污染。在購買純露之後，盡可能放在恆定的環境中，尤其是維持溫度的恆定。台灣環境潮濕，容易滋生黴菌，一般多建議冷藏保存。但如果家中環境清潔乾燥，溫度變化不大，也可以置放在陰暗不照光的陰涼空間，只要不讓純露的環境溫度上上下下，瓶口也維持密封，不開開關關。原則上純露的保存跟精油一樣，要遠離光線、氧氣和高溫。此外，選購經過微過濾的純露也可保存較久。

　　不同種類的純露，保存期限不太相同，購買的時候詢問廠商或多做功課。

純露使用方法

● 化妝水：直接噴灑或以化妝棉沾濕拍在臉上，不需要稀釋。

● 擴香：倒入水氧機內，或是燭台加熱式的陶瓷擴香台，香氣出乎意料的溫柔迷人。

● 空間噴霧：可稀釋或直接裝瓶，做為空間的噴霧使用，增添香氣，降溫，或是提振能量。

● 保健飲品：以水200：純露1的比例稀釋，例如以1000ml的水瓶為例，倒入5ml左右的純露，再把水加滿，一整天慢慢喝。

● 增添飲料風味：在咖啡、茶或其他飲品內加入0.5-1茶匙的純露，增添風味。

● 料理：在適合的點心、蛋糕、派或湯品中，以適合的純露增添風味。

● 漱口：把適合口腔保健的純露跟水，以1：4的比例調和在一起，含在口中，漱口後吐掉。

● 泡澡：在泡澡盆或泡腳盆中，加入2大匙至半杯左右的純露。

● 劑量更高的療方：選擇適合處理症狀的純露，每天1茶匙到1大匙，未稀釋或較高濃度比例稀釋喝下。依症狀需求飲用，並留意觀察身體反應。

TIPS　　**純露要喝多少才好**？

許多芳療師與相關書籍都建議飲用純露時要稀釋，一是稀釋之後喝，口感可能比較好；二來也可以透過稀釋的方式，來掌握一天喝下的劑量。這一點其實需要芳療師或者是純露愛好者觀察自己的身體，依照症狀或身心狀態，觀察自己喝下純露後的反應。

假設依照狀況與體質，一天需要5ml的某個純露來調養身體，可以依照氣味、口感，還有執行的便利性來決定，是要5ml一次用小湯匙喝完，之後補充水分，還是要將5ml稀釋在1000ml的水裡面，用一整天慢慢的喝。

● 為開水或飲料增添香氣：馬克杯用噴霧瓶噴一下，有香氣即可。

● 為長期的保健而飲：每日建議可喝5-10ml。

● 處理特殊症狀：10-30ml，或依照體質評估。

我的純露發霉了嗎？

首先要說，在純露瓶罐中看到漂浮物，並不一定就是發霉。這些漂浮物有些是未過濾純露裡面含有的聚合物或蠟質，對純露的品質沒有影響。

台灣環境濕熱，如果保存不當，出現黴菌的機率相對來說比較高。一罐純露從生產過程開始，器具、管線沒有清理乾淨，包括蒸餾的器具、分裝的工廠與環境等等，都有影響。

蒸餾流程中，可能把植物的某些非水溶性物質一起帶入收集槽內。這些情況都是使純露黴菌滋生的潛在因素。許多純露生產的品牌採取2毫米微過濾的步驟，確保這些情況不會發生。如果是自己蒸餾，至少可以用咖啡濾紙或家用的濾水器、其他過濾水設備處理過。

不管是購買來的純露，或是自己去蒸餾，經過靜置才開封使用的瓶罐，打開來使用的時候，空氣中的黴菌孢子就有機會落入。若搭配適當的環境，像是開蓋後未密封，溫度高高低低，從冰箱裡拿進拿出，居家環境潮濕悶熱等等，就有可能造成黴菌生長。

建議每次取少量裝在噴霧瓶裡面使用，大瓶裝繼續在陰涼處收藏，減少開開關關接觸空氣的機。

● 發霉了怎麼辦？

飲用純露多半採高比例稀釋，人體內的各種好菌壞菌比例，遠比1茶匙純露內可能含有的菌數要來得高很多，所以如果沒有發現純露發霉而喝下去，除非免疫系統功能低下，或腸胃道功能不佳，否則多半不至於造成不適。外用如泡澡或噴灑肌膚做為化妝水也是一樣，環境中與人的皮膚上也有各種細菌，噴了之後只要沒有異狀，都不需要太緊張。

發現純露發霉的話，先確認氣味沒有異常，只要加熱重新過濾之後，就可以繼續使用。

● 處理方式

 1 先聞看看氣味是否走樣。如果與原來的味道不同，可以直接放棄。
 2 氣味沒有改變的話，把純露倒到乾淨的鍋子內，煮沸，放涼。
 3 再以濾紙、濾水器過濾。
 4 煮沸原先裝純露的瓶子，再以酒精消毒過，並確認完全瀝乾。
 5 重新裝瓶後，放入冰箱冷藏。

Vanilla
planifolia

14

香草莢
Vanilla Pods

具有緩解慢性疼痛與改善
慢性疲勞的效果。心理上則具有
抗憂鬱、恐懼的功能。

拉丁學名	*Vanilla planifolia*
植物科屬	蘭科香莢蘭屬
主要產地	原產中美洲與墨西哥雨林區，目前最大出口國為馬達加斯加、印尼、新幾內亞與墨西哥等地
萃取部位	種籽莢
萃取方式	酒精/CO2

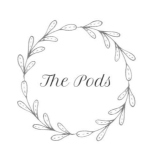

香草莢（Vanilla）具有大家很熟悉的香氣，在很多甜點裡面都會吃到，聞起來甜甜的、幸福的味道。香草莢那個甜甜的香氣，來自香莢蘭這個植物的種籽莢，經過殺菁、發酵、烘乾、陳化等過程之後，才會形成那一股濃郁的香氣。市面上有很多以人工合成的香草精，雖然氣味也很香，但聞過真正以香草製作的甜點，或是香草莢萃取的天然香草精之後，應該可以判別自然與合成香草醛的香味差異。

香莢蘭原產於墨西哥，透過西班牙殖民者帶回歐洲，之後也慢慢傳播到印度洋群島。在1841年之前，墨西哥是唯一的香莢蘭產地，因為香莢蘭開花之後，需要特殊品種的蜜蜂授粉，加上西班牙人對香草的生產嚴格控制，產地與產量都有限。直到18世紀，香莢蘭陸續被帶到模里西斯，再傳到印尼、波旁、大溪地與馬達加斯加

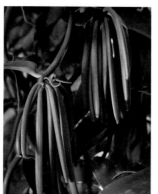

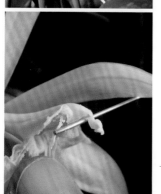

等地。1841年，馬達加斯加的一位童工發明了人工授粉的方法之後，才讓墨西哥之外的其他地方也可生產香草。

儘管如此，香草莢的價格仍是居高不下。因為香莢蘭的小苗必須培育3-4年後才能開花，花期有2個月，但花的壽命只有數小時，必須在清晨起床，進行人工授粉。授粉成功的果莢開始長大，要經過至少半年才發育成熟。而成熟之後的果莢，又得再經過殺菁、發酵、乾燥與調理等階段才能完成。加工的時間為期4-6個月，也就是從開花授粉成功之後，得經過一整年，才能聞到那股甜美的香氣。製作期冗長且耗費人工，不確定因素又很多的緣故，使得香草莢價格高昂，是僅次於番紅花的香料。

香莢蘭有超過100個以上的品種，包括波旁種、墨西哥、大溪地和西印度等。香莢蘭屬於蘭科植物，通常依附在其他植物的樹幹上生長，在墨西哥就是與可可樹一起栽種，有適當的遮蔭，可增加香氣與產量。波旁種／馬達加斯加的香草莢氣味較濃厚，就是我們熟悉的甜點香草精的味道。大溪地品種微帶果香與花香。墨西哥品種的氣味則是溫潤中帶一點辛香。

台灣目前已經由桃園區的農業改良場引進，研發出本土的繁殖、栽培管理與加工

上：香草莢。下：人工授粉

的技術。中部與南部都有農園開始種植。可以前往參訪，也可購買台灣本土自製的香草莢與做出來的甜點。此外，農場也提供小苗販售。種植香莢蘭，需要將香莢蘭固定在支柱上，提供棚架讓它攀附向上生長，生長期間也需要適當的遮蔭、澆水與施肥。最佳的生長溫度是攝氏21-29度。要種植到第四年才有機會開花授粉，門檻有些高。有興趣種植的朋友，可向農場洽詢更多的種植相關知識與細節。即使不能種植，參觀香草園的經驗也很難得。（上網搜尋位於埔里的「香草騎士」前往參觀。）

香草莢的香氣主要來自種籽裡的香草醛（vanillin）。還長在香莢蘭藤蔓上的綠色種籽莢，聞起來沒有我們熟悉的香草味道，要經過殺菁（以溫熱的水浸泡，阻止種莢繼續成長）、發酵（曬太陽或泡熱水，使之氧化，讓種莢外皮變褐色）、乾燥（使水氣蒸發，把香氣保留在種莢裡面）與調理陳化（把果莢收藏在陰暗的密封容器裡，讓香氣完整展現）之後，香草醛的氣味就會越來越明顯。經過完整處理手續的香草莢，接著會經過分類、分級，然後以可以保存香氣的方式包裝出售。

不同產地的香草莢，香氣各具有不同的特色。有些帶有可可與牛乳氣息，有些具有果香花香，有些帶著奶油與焦糖香氣，也有交織著煙燻氣息的品種。通常水分含量較高，果莢本身較為肥厚，聞起來香草醛含量也高的，比較適合用來製作冰淇淋或甜點。香草莢水分含量較少，看起來比較乾扁的，被列為較低等級，比較適合拿來製作香草精。

一般我們比較熟悉的是從烘焙行購買的香草精（香草酊劑），但市售商品常是化學合成的香草精，而非天然香草製作而成。我很推薦大家搜尋購買香草莢回來自己製作香草酊劑。台灣的網路商店或進口香料專賣店裡，可以買到來自不同產區的香草莢。有些店家會販售已經刮下來的香草籽，也有專業製作的天然香草精。購買香草莢之後，還可以自己製作香草糖。此外，也可自行製作浸泡油，在芳香療法上，以香草莢製作的浸泡油為基底去調香，可以調配出溫潤、舒緩且令人放鬆的按摩油。

目前全球對香草的消費量，大過於香草的實際生產量。有不少香草精其實是以其他的來源採取類似香草氣味的成分，例如癒創木酚（guaiacol）或是木質素（lignin），做出模仿香草莢的氣味。*Cooks Illustrated* 美國烹飪雜誌節目曾經做過一個實驗，測試人們是否能夠辨認出天然香草精與合成香草醛的氣味，結果發現大多數的人無法在甜點、餅乾麵包裡面吃出天然與人工香氣的差異，因為香草醛（vanillin）的氣味經過烘焙之後，與天然香草精非常非常的類似。但是，在冰淇淋的測試上，天然香草製作的冰淇淋就勝出了。雜誌編輯與美食老饕們的結論是，需要經過烘烤的餅乾類，可以使用人工合成香草精，而天然香草精就比較適合蛋糕，和不需經過烘烤加熱的冰淇淋。或許我們在精打細算選購價格高昂的香草莢同時，可以考慮一下這個建議。

香草莢的功效

香草是非常重要的食用香料。在歷史上曾經是只有貴族才吃得到的頂級香料，發酵完成的香草莢裡面含有250多種芳香分子，有無可取代的香氣。運用在各種口味的甜點裡面，香草溫厚甜美的氣味就好像襯托飾品的柔軟絨布一般，凸顯香氣的整體組合，卻不會搶走其他氣味的風采。也因為這樣，在香水工業與釀酒產業中，香草酊劑或萃取物也是非常重要的原料之一。香草的原精裡面含有250多種芳香分子，氣味溫暖、香甜，一聞就有振奮精神，讓心情愉悅的效果，可以讓人恢復樂觀的態度。除此之外，香草莢也具有緩解慢性疼痛與改善慢性疲勞的效果。心理上則具有抗憂鬱、消除恐懼的功能。

香氣溫和的香草莢，用在身體產品上，目前未有嚴重的皮膚過敏案例，只要稀釋得當，搭配其他香氣，香草莢的浸泡油、酊劑、原精等製品，在芳療上是很安全的。

香草莢的化學組成

香草莢的主要成分與甜美氣味的來源，是香草醛（vanillin）這個成分。香草醛是芳香醛的一種，常被混在巧克力、冰淇淋等甜點中。香草醛具有助消化，消除焦慮的功效，也可以抗黴菌。溫和的香氣讓人放鬆，有催情的效果，可消除緊張與負面陰影。此外也有軟化血管、抗氧化的功效。香草莢的芳香分子多為結構複雜的大分子，無法以蒸氣萃取精油，比較常見的是以酒精浸泡酊劑，或是溶劑萃取、CO_2 萃取等方法。

化學類型 Chemical group	原精	萃取物（應為單體）	CO2 萃取
主要為 Aldehydes 醛類	vanillin (85.0%), 4-hydroxybenzaldehyde（8.5%), 4-hydroxybenzyl methyl ether (1.0%)	vanillin (77.20%), 4-hydroxybenzaldehyde（5.6%), palmitic acid (4.8%), 4-hydroxy-3-methoxybenzoic acid (1.0%)	vanillin (12-95%), 4-hydroxybenzaldehyde（0.7-2.3%), vanillic acid (0.3-2.2%)

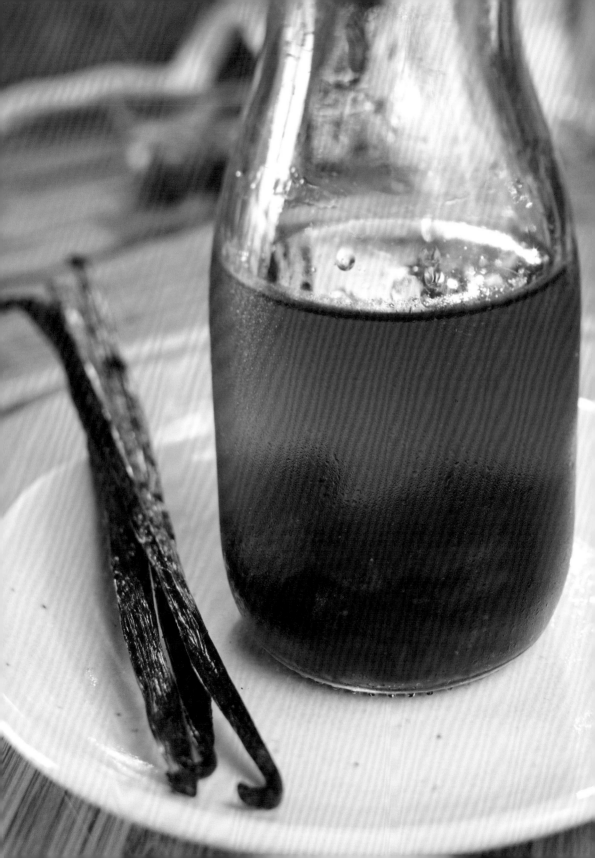

Vanilla Extract

香草莢酊劑（食用）

冰淇淋、蛋糕、派等甜點裡面最常出現的香料，就是香草精。香草精其實就是香草莢的酊劑，因為是加入食品裡面的香料，一般都會使用酒精含量高的酒來製作。以香草精的製作來說，通常會要求使用 100 proof 的烈酒。proof 是英美用來衡量酒度的方式，proof的意思就是「驗證」酒精類飲料含酒精的比例。英國以比重測試酒精度，計算稍微複雜，美國的計算方式相對簡單，100 proof的對應酒精濃度是50%，86 proof 就是 43% 酒精濃度。不過現在許多酒都是直接寫上酒精濃度，看瓶身的標示即可。

許多製作香草精的配方，都推薦以酒精濃度 40-50% 的伏特加來製作，因為伏特加的氣味最不干擾。其他也可以考慮用威士忌、白蘭地或蘭姆酒來製作。

浸泡完成的香草精除了可烘焙餅乾、蛋糕、甜派；製作糖果、糖霜、蛋糕裝飾等也都少不了它。有人說香草精之於甜點，就有如鹽巴在鹹的菜色裡面的角色一樣，是有幾分道理。

除了用來製作甜點之外，香草酊劑其實也是西洋藥草學上用來處理焦慮症狀的一個重要材料。把浸泡完成的酊劑過濾之後，裝在深色玻璃滴管瓶裡面，在需要的時候拿出來，直接飲用，或是滴在茶飲裡面喝下，可以安撫神經和消除焦慮症狀。在西方常搭配其他抗憂鬱與焦慮的藥草合用，尤其在冬季日照短、陽光缺乏的高緯度國家，可用來處理冬季憂鬱的症狀。

材料

香草莢 ⋯⋯⋯⋯⋯⋯ 2條
伏特加酒 ⋯⋯⋯⋯ 300ml
玻璃瓶 ⋯⋯⋯⋯⋯⋯ 1個

TIPS

針對泡得差不多，已經無法再萃取的香草莢，取出之後，仍可以再刮下裡面細小的香草籽，加到甜點餅乾麵糊裡面，做最後的利用。

步驟

1 把香草莢沿著長邊（縱向）劃開，不要切斷，只要可以把裡面細小、充滿香氣的香草籽暴露出來即可。

2 把香草莢切成三、四段，放入玻璃瓶內。

3 把伏特加酒倒入，完全淹過瓶中的香草莢。

4 蓋上蓋子後，放在陰涼處，靜置約4-6週。中間時常拿出來稍微搖晃。1個月後就可以使用了。

5 可以將香草莢留在裡面繼續浸泡。我通常不會將香草莢取出，而是在香草精份量變少的時候，再倒入一些伏特加酒繼續浸泡。等到加了1-3次的酒之後，香草莢的氣味被萃取得差不多了，再換一批香草莢重新來過。

Vanilla Tincture

香草莢酊劑（調香用）

香草莢的甜美香氣，在調香師的手中是很重要的原料之一。微微帶點木質的甜味，在香水師的手中，可以當作安靜支持的底韻，串連起其他的香氣，也可以調出經典甜美的甜點蛋糕香，或者選擇突顯出木質煙燻的調性。香水師調香時可能會運用到香草原精、香草精或是化學合成的香草醛單體。其中香草精就是以酒精浸泡香草莢製作而成的香草酊劑。只要找到可購買香草莢的店家，就可以在家中製作酊劑，搭配手上其他的精油，就可以調製香水。要使用前篇介紹的伏特加製作酊劑，烘焙料理與調香共用也無不可。若不喜伏特加的氣味（儘管已經是烈酒裡面氣味較淡的酒種），可以搜尋購買香水用酒精來浸泡。

 材料
香草莢 ············· 5 條
香水酒精 ········· 50ml
深色玻璃瓶 ······· 1 個

 步驟

1 把香草莢沿著長邊（縱向）劃開剖成兩半，拿刀把香草籽從種籽莢上刮下來，放入玻璃罐裡面。或者，把香草莢縱向劃開，再橫向切成 1 公分小段之後，全部放入玻璃罐內。

2 量 50ml 的酒精，倒入玻璃罐內，淹過所有的香草籽或香草莢小段。

3 蓋上蓋子後，放在陰涼處，靜置約 3 個月。中間時時拿出來稍微搖晃。

4 3 個月後可以進行過濾。以咖啡濾紙和濾杯過濾酊劑時，先以少量的酒精淋溼咖啡濾紙，避免濾紙吸走少量的酊劑。再把酊劑倒入濾杯中過濾掉香草籽。

5 把過濾後的香草酊劑裝在深色玻璃瓶裡面，就有調香可以使用的香草酊劑了。

參考香水配方：
香奈兒 No.5 香水配方：佛手柑、橙花、茉莉、玫瑰、鈴蘭、鳶尾草根、依蘭、雪松、香草
自己設計配方：
1 安息香、香草、勞丹脂（岩玫瑰）、玫瑰、肉桂、茉莉、薑、萊姆
2 檀香、香草、葡萄柚、佛手柑

TIPS

香水酒精跟一般酒精有什麼不同？
香水裡面需要使用相當比例的酒精，因此酒精的氣味（或沒有氣味）相對來說很重要，也不能含有雜質。酒精的品質與種類，主要跟發酵的原料有關。通常所謂的香水酒精，是以葡萄為原料發酵純化、陳化後得到的酒精，氣味比較單純，比較沒有雜質，也比較不嗆鼻。其他還有以玉米發酵、馬鈴薯發酵（如伏特加就是以穀物與馬鈴薯一起發酵蒸餾）的酒精，雜質較多，也嗆鼻一些。

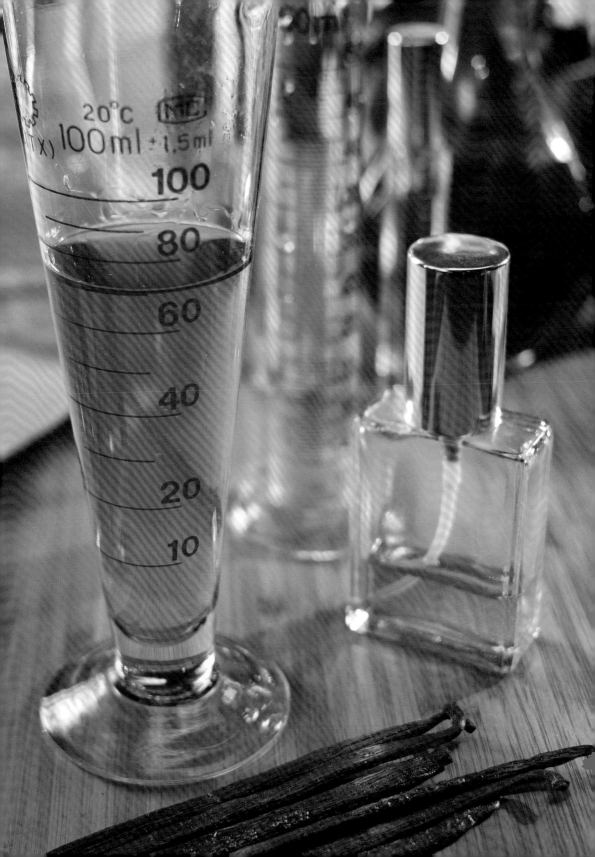

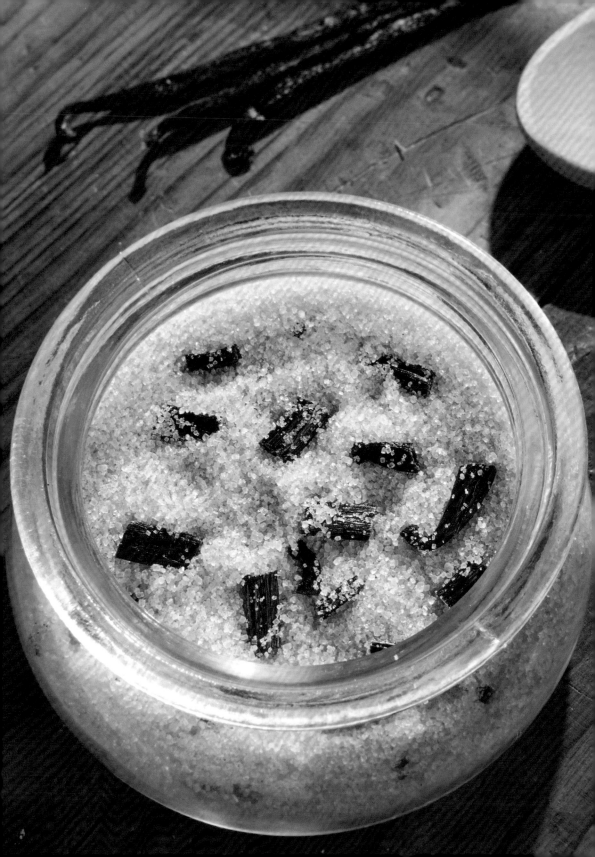

Vanilla Infused Sugar

香草糖

香草甜美的香氣,還可以用在咖啡、茶、優格、燕麥粥等甜品裡面添加風味。利用香草莢製作香草糖,可以直接添加到飲品中,也可以用來製作甜點,例如會需要用到大量糖的果醬、焦糖,或是烤餅乾、蛋糕的時候直接使用香草糖,而不需要另外添加香草精。

材料

砂糖 2杯
香草莢 2條
食物調理機 1組
(或叉子與攪拌盆)
玻璃罐 1個

步驟

1 把糖放入食物調理機裡面。

2 把香草莢沿著長邊(縱向)劃開,不要切斷,只要可以把裡面細小、充滿香氣的香草籽暴露出來即可。拿刀把香草籽從種籽莢上刮下來,放入食物調理機中。種籽莢的外殼保留著。

3 調理機按 pulse 數下,把細小的香草籽和砂糖混合均勻。

4 沒有調理機的話,也可以把糖和香草籽放在攪拌盆內,手動以叉子或其他工具攪拌均勻即可。

5 把混合好的香草籽與砂糖裝入玻璃罐內,把剛才保留下來的種籽莢也放進去,蓋上蓋子密封好。就可以使用了。

TIPS

香草糖快要用完的時候,可以直接加入新的砂糖與新的香草籽,一直使用下去。製作甜點時刮掉香草籽的種莢,還有泡完酌劑撈出來的香草莢,在乾燥之後,都可以放到香草糖的罐子裡面,繼續釋放香氣。

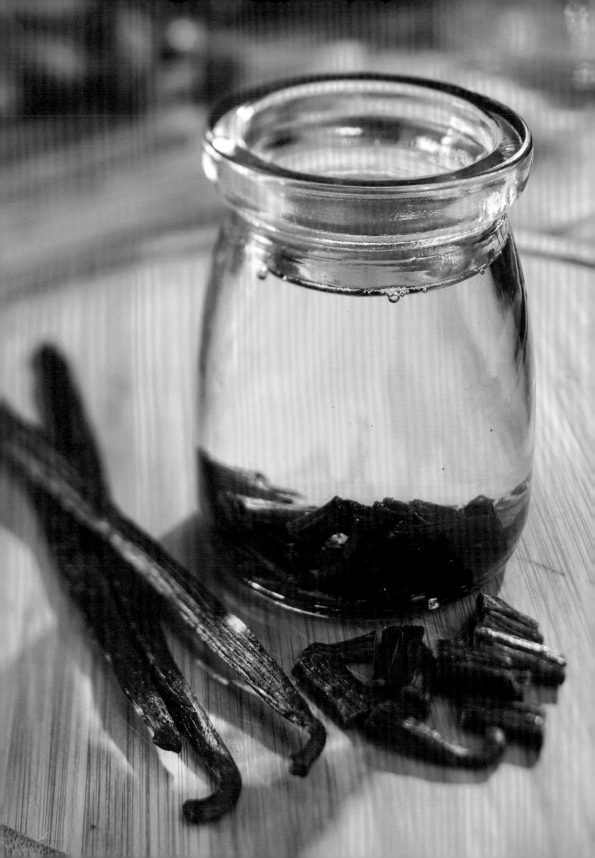

Vanilla Infused Oil

香草浸泡油

利用植物油浸泡的方式，把香草莢的香氣萃取出來，再調製成親膚的按摩油，尤其在冷冷的冬季，搭配使情緒開朗、循環舒暢，還有免疫提振的精油，進行全身按摩，或是每日的臉部與手腳身體保養，再多的冬季憂鬱，也可以得到緩解。

材料

香草莢 ⋯⋯⋯⋯⋯⋯⋯⋯ 2-4條
荷荷芭油或冷壓芝麻油 ⋯⋯⋯ 2杯
隔水加熱設備或玻璃瓶 ⋯⋯⋯ 1組
紗布或棉布（過濾用）⋯⋯⋯⋯ 1條
深色玻璃瓶 ⋯⋯⋯⋯⋯⋯⋯ 1個

> 香草浸泡油20ml＋
> 小荳蔻精油3滴＋
> 黑胡椒精油3滴＋
> 橙花精油2滴

步驟

1 把香草莢沿著長邊（縱向）劃開，不要切斷，把裡面細小、充滿香氣的香草籽暴露出來即可。拿刀把香草籽從種籽莢上刮下來。把種籽莢的外殼切成小段，連同刮下的香草籽，放入隔水加熱的小鍋子裡面，或是浸泡的玻璃瓶內。

2 熱浸泡法：隔水加熱小鍋內放入香草籽與香草莢，再倒入荷荷芭油，下鍋裝水，以小火慢慢加熱，可以斷續慢慢加熱2-3天。在家的時間就開火，外出或休息入眠就熄火，持續萃取。2-3天之後，冷卻，把熱萃取完成的荷荷芭油過濾，裝在深色玻璃瓶內保存。

3 冷萃取法：把香草籽與香草莢放入玻璃瓶內，倒入荷荷芭油，把蓋子蓋上，做好標示（日期、內容物），每天稍微搖晃，浸泡約4-6週後過濾，裝入深色玻璃瓶內保存。

4 過濾後殘留在紗布上的香草籽與油脂，還可以再利用，加入沐浴鹽，或是添加到身體乳霜裡面。

 TIPS

以冬季按摩基底油為目標而製作香草浸泡油的同時，還可以加入小荳蔻、丁香、黑胡椒、多香果與肉桂等香料。將所有香料敲碎加入，以加熱的方法萃取效率會比較好。萃取完成的綜合香料與香草浸泡油，不需要再添加精油，就有溫暖、促循環與提振的效果，尤其在寒流冷氣團來襲的時候特別好用。浸泡油也可以做為卸妝油，按摩臉部促進循環，在清潔的同時使肌膚亮麗。

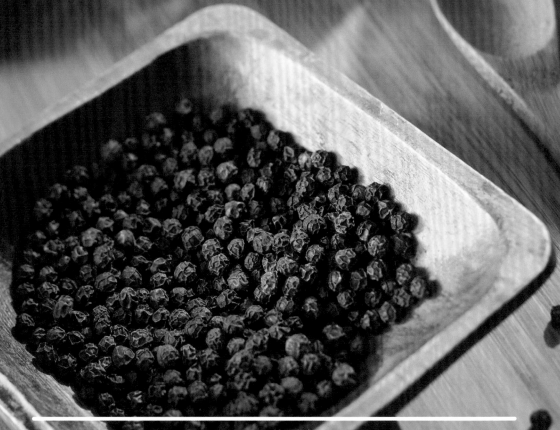

15

黑胡椒
Black Pepper

Piper nigrum

可以處理消化系統的各種問題，
也可以改善寒痰、失眠、關節痛、
反胃、嘔吐、水瀉、冷痢等症狀。

拉丁學名　*Piper nigrum*
植物科屬　胡椒科胡椒屬
主要產地　越南、印度、印尼、巴西、馬來西亞、中
國、斯里蘭卡
精油萃取部位　果實
精油萃取方式　蒸氣蒸餾

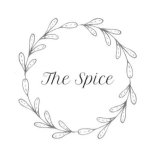

The Spice

黑胡椒是歷史上很早就開始被使用的辛香料，歷史悠遠，從史前時代就被用來當作香料，因此應用普遍，也具有極高的經濟價值。一度曾是廚房裡面最具有價值的香料，曾經被當作貨幣，可換取其他貨物、繳納稅金，被稱為「黑色黃金」

從有洲際間的貿易開始，黑胡椒就從印度、爪哇、蘇門答臘、馬達加斯加、馬來西亞與東南亞等地開始被栽培出口，送往中國與歐洲、美洲等地。黑胡椒與其他的商品，尤其是丁香、荳蔻、肉荳蔻等珍貴香料，是開啟地理大發現時代的重要香料，除了改變歷史進程，也是促使歐洲人尋找新航線（以便更快速取得香料），並且建立殖民地的原因之一。

胡椒是一種多年生的木本藤蔓植物，攀在樹木、木棒或架子上往上爬，可以長到4公尺高。蔓生性的胡椒莖幹遇到地面就會迅速生根。幼苗種下之後，大概第三年後才會開始結實，然後會持續結果7-10年。胡椒的一根莖上可以長出20-30根 穗條， 穗條約

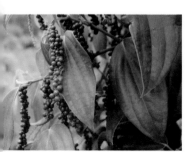

胡椒果實
圖片授權：By By Nick Allen [CC BY-SA4.0], from Wikimedia Commons

6-12公分，開花後成螺旋狀排列，果實成熟後，穗條的長度會增加到7-15公分左右。

因原產地是熱帶雨林，胡椒需要高溫、濕潤、土壤肥沃且排水良好的環境。台灣目前也開始有農場種植，但產量不多，仍以進口為大宗。胡椒在許多文化中都有記載，運用也非常的廣泛。西餐桌上我們最常見到的是黑胡椒，台灣的許多庶民小吃端上桌之後少不了要灑點白胡椒，進口香料店可以買到不同顏色的胡椒粒，這些胡椒的差別在哪裡？

胡椒的果實與種籽，經過不同的加工處理方式，可以做成黑胡椒、白胡椒、綠胡椒和紅胡椒。

黑胡椒：是胡椒藤上仍未成熟的漿果製成的，漿果水煮之後清洗乾淨加以乾燥。熱水會破壞果實的細胞壁，加速褐化，在太陽下或機器中烘乾，果皮皺縮變黑，就是黑胡椒。約佔胡椒總出口量的80-85%。

白胡椒：把果皮移除後，只留下胡椒的種籽，只取完全成熟的漿果，把漿果泡在水裡1週之後，讓果肉鬆軟腐爛，把殘留的果肉摩擦洗淨，再把種籽乾燥，就得到白胡椒。約佔胡椒總出口量的15-20%。

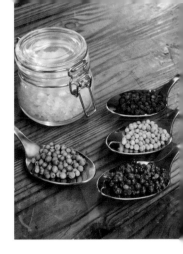

綠胡椒：與黑胡椒相同，取未成熟、還保留著綠色的漿果，直接乾燥，或是經過食鹽水或醋醃製之後做成。約佔胡椒總出口量1%。

紅胡椒：透過食鹽水和醋醃製的技術，除了做成綠胡椒之外，也可以製成紅胡椒。但生產的比例就更少了。

因為製程不同，不同顏色的胡椒粒，在氣味上也有些差異，有機會購買到綜合胡椒粒的話，可以把不同顏色的胡椒粒挑出來，細細品嚐一下差異之處。

黑胡椒的功效

胡椒的獨特辛辣氣味，運用廣泛，在原產地印度，胡椒只是眾多香料的一種，傳入歐洲之後卻價格昂貴，是引發版圖爭霸的香料之一。羅馬帝國時代的食譜書裡面，許多菜色都用到黑胡椒，史學家也描述胡椒為羅馬烹飪中的一種常見成分。中國則據悉在唐朝時期大規模傳入，歷史上還有宰相貪污抄家，查出贓物胡椒八百石的紀錄，當時的人已經用胡椒來調味，也成為權貴人家菜餚中的常見香料。

在印度，黑胡椒除了是香料之一，也是草藥、悉達和尤那尼醫學中的一種藥物。黑胡椒在阿育吠陀療法中會被拿來退燒，因為黑胡椒具有讓身體溫暖發汗功效的緣故；也可以處理消化系統的各種問題，像是胃口不好、消化不良、脹氣、腹瀉、便祕等常見的腸胃道問題。敘利亞醫學之書裡面記載了胡椒的各種療效，在中醫裡面，也提到黑胡椒可以治療寒痰、失眠、關節痛、反胃、嘔吐、水瀉、冷痢等症狀。

胡椒的辛辣氣味，主要是來自化合物胡椒鹼（piperine），胡椒鹼在胡椒的果皮和種籽裡面都存在。黑胡椒的香氣則主要來自果皮裡面的松烯、檸檬烯、石竹烯等帖烯芳香分子。白胡椒因去掉了果皮，氣味就不如黑胡椒這般繁複。

因為黑胡椒的辛辣香氣主要來自於胡椒鹼，因此許多美食家與專業廚師都比較建議要使用之前再研磨，以完整的胡椒粒保存，可以將香氣完整的保留。光線照射也會使胡椒失去香氣，所以盡可能把買來的胡椒粒收藏在陰暗乾燥處，並且添購不透光的香料研磨器，每次只取出需要的用量，磨完再裝。

料理中添加黑胡椒之後，吃了身體會發熱發汗；以黑胡椒精油稀釋而成的按摩

油，塗抹在皮膚上，最顯著的是皮膚感覺會發熱發汗。因爲黑胡椒精油具有促進局部血液循環的效果。循環暢通之後，皮膚表面或皮下的淤青血腫可去除，也可以處理緊繃的肌肉、痠痛的頸肩，尤其是在長期的壓力之下造成的卡關背痛與肩胛痠痛，可以透過黑胡椒精油破關。因爲黑胡椒還具有消解脂肪的效果，加上促消化、促循環的功效，代謝功能提振，也讓黑胡椒成爲「減肥」精油的重要成分之一。促進循環的效果也可以因此提振腎臟機能，促進排尿，對性慾低下也有助益。

對冬天容易手腳冰冷，血液循環不良的族群，尤其是老人，運用黑胡椒低劑量稀釋，搭配薑、月桂等促進循環的精油，再去泡腳或泡澡，可以促循環，提高新陳代謝率。局部組織溫暖之後，對關節炎、風濕痛，或是受傷後復健中的肌肉組織都有助益。用來搭配運動前的暖身按摩，和運動後的深層肌肉痠痛與疼痛緩解，也是很好的選擇。按摩在腹部則可以改善食慾，處理腸胃的各種不適症狀。

黑胡椒精油的化學組成

黑胡椒精油的化學分子主要以結構單純的單帖烯與倍半帖烯爲主，精油的顏色從澄澈透明到淡橄欖色，帶著溫暖、辛香、提振的香氣。

化學類型 Chemical group	成分 Composition
單帖烯 Monoterpenes	β-caryophyllene (9.4-30.9%), (+)-limonene (16.4-24.4%), α-pinene (1.1-16.2%), delta-3-carene (tr-15.5%), β-pinene (4.9-14.3%), sabinene (0.1-13.8%)
倍半帖烯 Sesquiterpenes	β-bisabolene (0.1-5.2%), α-copaene (0.1-3.9%), (e)-β-farnesene (tr-3.3%), α-cubebene (0.2-1.6%)

雖然味道比較嗆辣，讓很多人以爲黑胡椒精油應很容易造成皮膚刺激，但其實黑胡椒在皮膚上的作用相對溫和。不過，因爲結合了相當比例的檸檬烯（(+)-limonene）、松烯（α-pinene）和3-蔕烯（delta-3-carene），黑胡椒精油十分容易氧化而造成皮膚刺激性，盡可能將黑胡椒精油存放在密封且避光的容器中。

另外，特別提一下 β-石竹烯（β-caryophyllene），這是一個非常「顧胃」的香氣分子，可以消炎、止痛、保護胃壁。在胃潰瘍痛起來感覺整個上腹部痙攣發冷的時候，找出有 β-石竹烯成分的精油（黑胡椒、丁香苞、多香果、白千層等），搭配其他抗痙攣與舒緩的香氣，以適當劑量稀釋於植物油中，塗抹在胃部外面的皮膚上，蓋上熱毛巾，可以很快的緩解不適。

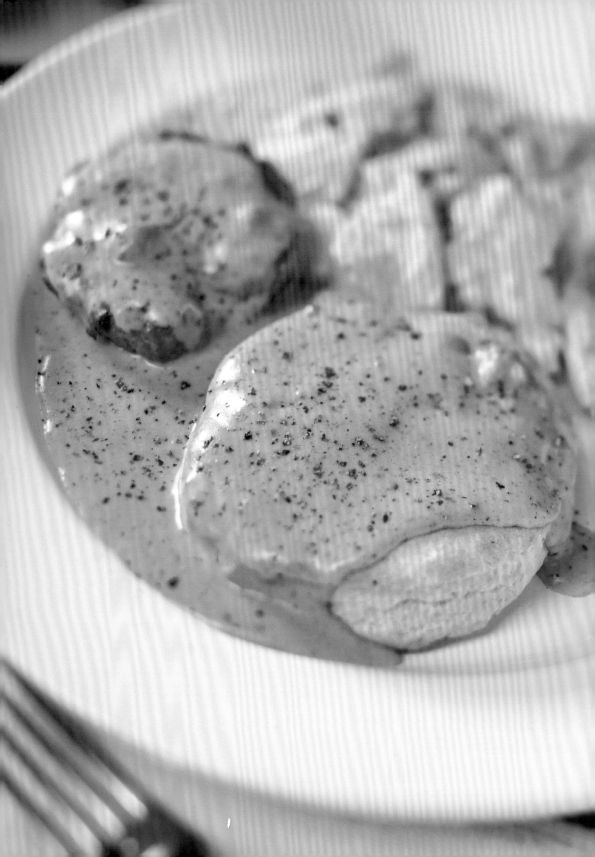

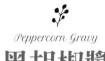

Peppercorn Gravy

黑胡椒醬

在西餐桌上，鹽巴與黑胡椒就像情侶一樣，永遠成雙成對的出現。鹽巴是提味的重要調味料，可以讓食物帶有鹹味而容易入口，也會突顯食材的味道，我們的舌頭上有專司品嚐鹹味的味蕾。那為什麼黑胡椒會在餐桌上佔有一席之地？原因可能要回溯到羅馬時代，廚師們在各種奢華的料理上，都用到了黑胡椒，讓黑胡椒成為重要的香料，對中世紀菜餚的重要性，遠高於其他香料。經過了各國在海上、陸上、殖民地的貿易廝殺之後，輸入歐洲胡椒量慢慢增加，胡椒價格開始下降，原為富人獨享的黑胡椒開始進入一般人家，成為日常的調味用品。

黑胡椒辛辣甚至微嗆的氣味，少放了香氣不足，過頭了卻又太過濃烈，蓋掉食物原有香氣，還會讓人懷疑是否食材品質不佳，才特地用過多的黑胡椒掩蓋氣味。西餐中常用的黑胡椒醬，看似尋常，比例要調配得當，卻是一門學問。

 材料

黑胡椒粒（可搭配其他顏色的胡椒粒，變換香氣）⋯⋯⋯⋯4大匙
奶油⋯⋯⋯⋯⋯⋯⋯⋯⋯3大匙
海鹽（自行調整鹹度）⋯⋯⋯1茶匙
麵粉⋯⋯⋯⋯⋯⋯⋯⋯⋯3大匙
牛肉或雞肉高湯⋯⋯⋯⋯⋯1杯
鮮奶油⋯⋯⋯⋯⋯⋯⋯⋯1杯
白蘭地⋯⋯⋯⋯⋯⋯⋯⋯2茶匙

步驟

1 把黑胡椒粒壓碎或磨碎，備用。

2 在小煎鍋上，先融化奶油，把壓碎的黑胡椒或胡椒粉加入，再加上鹽巴，小火拌炒把胡椒的香氣逼出來。

3 然後加入麵粉，攪拌均勻，到麵粉與奶油充分混合，沒有細粉沾黏在鍋邊。

4 以小火煮約兩分鐘，把麵粉的味道消除。

5 倒入高湯、鮮奶油與白蘭地，再煮約5分鐘，到醬料開始變得濃稠但還不會沾鍋的程度，熄火，淋到要使用的菜色上，就可以上桌了。

 TIPS

這個黑胡椒醬可以搭配烤牛肉，搭配早餐的比司吉與西式炒蛋，也很適合佐烤雞、肉排或魚類料理，淋在烤蔬菜或是馬鈴薯泥上也合味。做好的黑胡椒醬，可以用製冰盒或小保鮮盒冷凍起來，待下次有需要的時候解凍使用。

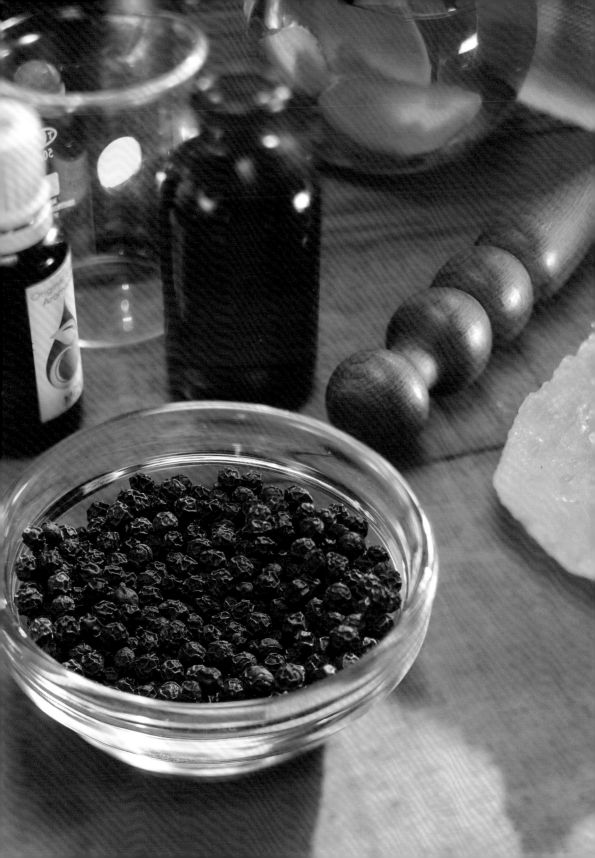

Massage Oil for Joint Pain

關節按摩油

關節炎是關節發炎引起不舒適的感覺。臨床上，關節炎依照起因可以分為很多種，像是骨關節炎、類風濕性關節炎、痛風關節炎、細菌性關節炎等等，每一種關節炎症狀與部位都不盡相同。以常見的骨關節炎這個退化性疾病來說，造成發炎主要是因為軟骨組織的變形與退化，可能是因為老化、代謝速度、肌耐力下降以及體重等因素而造成。精油的護理並不能治療關節炎，但卻可以輔助管理疼痛的症狀，抑制發炎，以及提振情緒，讓使用按摩油的人感覺症狀較為緩和。

對退化性關節炎患者，例行的運動才是生活保健的重點，透過運動增加關節滑液的流動，加強關節周圍肌肉肌腱的強度，增加體能。透過關節按摩油緩解疼痛，讓動起來時的疼痛不適感降低，多動才不會痛，且越走越能走。體能增加，肌肉量增加，情緒也會變好，睡眠跟著充足良好，生活品質才能提升。

材料

黑胡椒精油 ······················· 10滴
樟腦迷迭香精油 ··················· 10滴
月桂精油 ·························· 4滴
岩玫瑰精油 ······················· 2滴
甜橙精油 ·························· 4滴
Trauma Oil 浸泡油 (金盞花、山金車與聖約翰草混合的浸泡油，見第324頁)··· 15g
瓊崖海棠油 ······················· 7 g
荷荷芭油 ·························· 5g
燒杯或量杯 ······················· 1個
30ml容量的玻璃瓶 ················· 1個

步驟

1 準備好燒杯或量杯，量入所有的基底油。
2 滴入精油複方，攪拌均勻後裝入按摩油壓瓶或滴管瓶內即可。

其他參考配方

強化血液循環：佛手柑、桉油醇迷迭香、歐洲冷杉
激勵淋巴流動與靜脈回流：葡萄柚、真正薰衣草、絲柏、杜松
促進淋巴流動：甜橙、紅桔、岩玫瑰、月桂、樟腦迷迭香

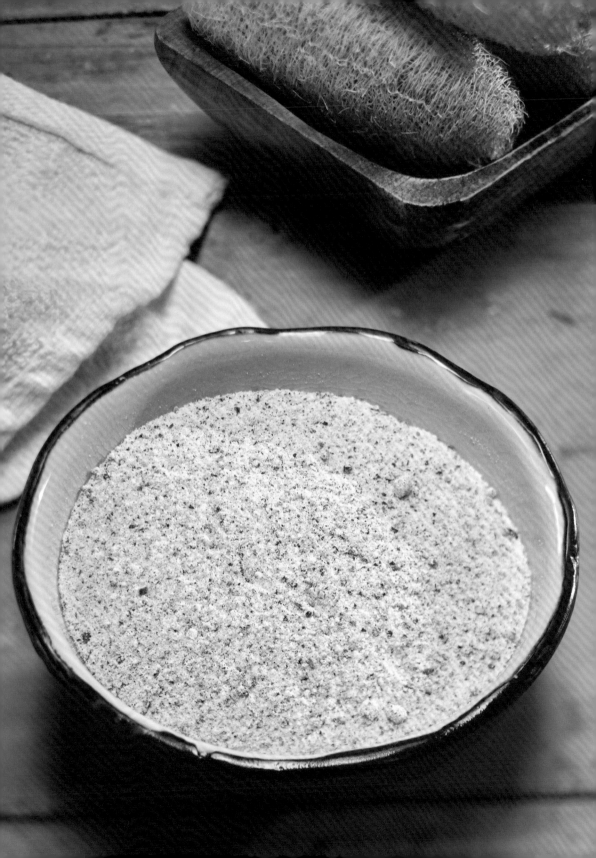

Salt Scrub

暖身香料沐浴鹽

促進循環最簡便的方法，就是泡熱水澡或足浴，透過熱水將身體的溫度提高，把血液與淋巴循環的速度都加快，也促進排汗與代謝。有時冬季寒流冷氣團來襲，單是泡澡還不夠，就可以透過精油與香料的協助，搭配泡浴，加速循環、暖身、代謝的目標。沐浴鹽裡面再添加少許植物油，就可以做成按摩去角質的基質，在冷天搭配按摩，除了溫暖身體，放鬆止痛，還可以同時進行足部的護理。

材料

瀉鹽 ························ 2杯
海鹽 ························ 1杯
薑細粉 ······················ 2g
荳蔻細粉 ···················· 2g
黑胡椒細粉 ·················· 3g
黑胡椒精油 ·················· 3滴
薑精油 ······················ 2滴
基底油 (甜杏仁、荷荷芭、椰子油
都可) ················· 1-2大匙
密封玻璃瓶 ··············· 1個

步驟

1 量取所需的瀉鹽與海鹽，混合攪拌均勻。

2 把精油、香料細粉與基底油加入，與鹽攪拌均勻，裝入可密封的玻璃瓶內做沐浴鹽。

3 洗澡前每次取約2大匙的沐浴鹽，按摩足部與小腿，以小圓形按摩的動作，往心臟的方向從足尖、腳底，慢慢往上按摩到小腿。

4 按摩完之後，直接把腳泡入足浴的桶子，或者是泡澡的澡缸裡面。泡澡水溫請維持在攝氏38度以下，每次泡澡請不要超過20分鐘。

5 也可以直接舀2大匙的沐浴鹽加入泡澡桶裡入浴。

TIPS

泡完澡之後，澡缸可能有點油，進出請務必小心平衡。沐浴後以簡單的家事皂或小蘇打粉，清洗浴缸與浴室地面，避免下個洗澡的人滑倒。添加瀉鹽的按摩泡澡，每週進行1-2次即可，並請避開開放傷口處。

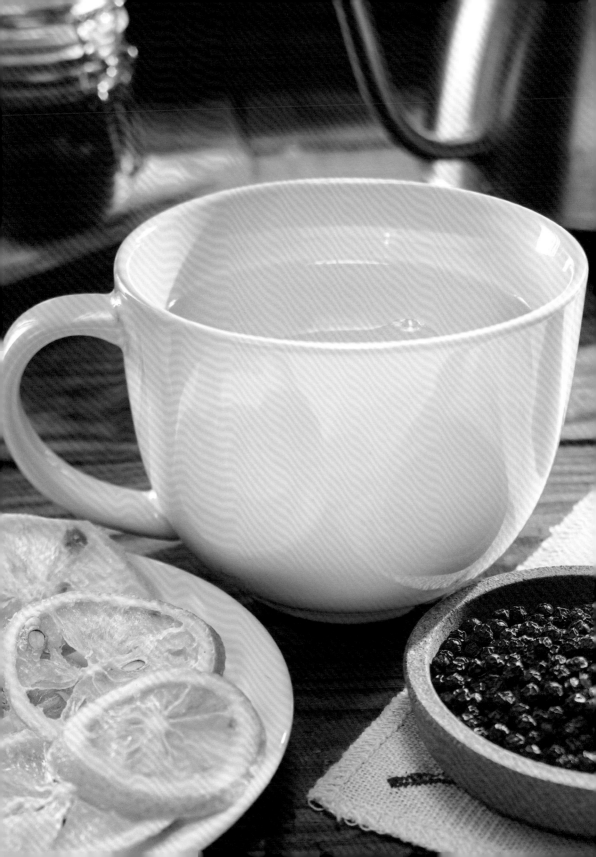

Black Pepper Lemon Tea

黑胡椒檸檬茶

在台灣，我們比較熟悉以黑胡椒入菜調味，比較少聽到泡茶飲用。在印度的日常香料茶裡面，黑胡椒是常客，在印度醫學裡面也佔有一席之地。黑胡椒在預防感冒、治療喉嚨痛上有一定的效果，也可以針對消化道處理各種消化、脹氣、痙攣造成的不舒服。熱的茶湯飲用之後，辛辣香氣還可以緩解鼻腔的壓力。此外，黑胡椒可以促進循環，幫助身體發熱，在冬天喝上一杯，對身體循環發熱有很大的幫助。

材料

水 ····················· 500ml
現磨黑胡椒粉 ········ 1茶匙
新鮮薑末 ············· 1茶匙
蜂蜜 ················· 1大匙
檸檬汁 ··············· 1茶匙

步驟

1　小鍋內注入所需的水量，煮開。
2　把黑胡椒粉和薑末加入熱水中，攪拌後，熄火。讓香料在熱水裡面浸泡約5分鐘，加入蜂蜜，攪拌至蜂蜜溶解。最後加入檸檬汁。
3　把茶湯過濾裝入茶杯或馬克杯之後飲用。
4　如果要製作濃度較高的茶湯，可以多煎煮5分鐘後再熄火。

TIPS

黑胡椒具有加速身體循環的效果，如果想要讓藥效比較快速的進入身體，也可以在其他的藥草茶配方裡面加入少許的黑胡椒。

16

小荳蔻
Cardamom

Elettaria cardamomum

常用來治療支氣管相關疾病
及消化道問題,
可袪風排氣抗痙攣。

拉丁學名 *Elettaria cardamomum*
植物科屬 薑科小荳蔻屬
主要產地 印度、斯里蘭卡、厄瓜多爾等地
精油萃取部位 果實
精油萃取方式 蒸氣蒸餾

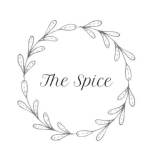

The Spice

小荳蔻（cardamom），英文有時候拼爲 cardamon 或 cardamum，是薑科小荳蔻屬的植物。原生於印度，不丹、印尼與尼泊爾等地。中文有時候稱爲荳蔻或綠荳蔻，不要跟肉荳蔻（nutmeg）混淆了。小荳蔻跟其他薑科的植物一樣，有茅狀大片的葉子，開花後會結小小三角形或梭狀的種籽莢，薄薄的淡綠色外殼質地類似米糠，打開來就可以看到裡面的細小黑色的種籽。歷史上最早開始種植並進行荳蔻貿易的是斯里蘭卡，現在在其他國家像是瓜地馬拉、馬來西亞和坦尚尼亞等地也有栽培。香氣馥郁的小荳蔻，是世界上排名第三的昂貴的香料，僅次於香草荳與蕃紅花。

小荳蔻喜歡潮濕溫暖的環境，有雨季且土壤肥沃的地方最適合小荳蔻，植株可以長到 3 公尺高，在海拔高達 1300 公尺的山上也可以生長，在森林的遮蔭之下，濕度與土壤的條件都很適合。採收小荳蔻的果實，必須留意時間。植株在第二或第三年開始長出蒴果，小荳蔻的種籽在蒴果內待越久，香氣就越持久。因此盡可能在完全成熟的時間點採收，可以獲得香氣濃度與品質都最好的小荳蔻。打開小荳蔻的種籽外殼，如果種籽是黑色的，表示種籽莢是在植株上成熟才被採下，如果還不夠成熟，採下來的種籽會是淺色的，香氣較爲不足。採收下來的種籽莢經過清洗、乾燥之後，就可以包裝販售。

小荳蔻的香氣很特別，同時具有木質（樟腦氣味）、辣味與水果的香氣，無其他香料能代替。印度咖哩或傳統的奶茶，裡面一定要有小荳蔻，因爲香料貿易之賜，歐美的麵包、蛋糕、派塔等甜品裡面，小荳蔻也已經是常客。北歐國家將小荳蔻應用在麵包和蛋糕上，印度除了奶茶之外還有小荳蔻咖啡，阿拉伯人也很愛這樣的氣味組合。瑞典人用小荳蔻爲牛肉餅調味，美國人的節慶（感恩節、聖誕節）甜點派塔更是少不了小荳蔻。小荳蔻會被稱爲「香料之后」不是沒有道理的。在所有的香料裡面，我最愛的就是小荳蔻，家裡隨時都有小荳蔻精油與香料，喜歡到絕對不會讓家裡少這一味，一旦快要用罄，就會立即備貨的程度。

超市可以購買到已經磨成粉的小荳蔻，但一旦磨成細粉，香氣就會快速流失，還是建議到中藥房或是香料店購買完整的小荳蔻種籽莢，收藏在密封的容器裡面，一小把小荳蔻就可以用很久。

小荳蔻的功效

不管是搭配甜點，或是燉湯醃肉，小荳蔻都能發它揮優雅的香氣與功效。在印度阿育吠陀的醫療傳統中，小荳蔻是重要的藥材之一，常用來治療支氣管的相關疾病，還有消化道的問題，尤其是對乳製品過敏引起的消化不良。希臘羅馬人使用小荳蔻幫助口氣清新。在中醫也有使用小荳蔻為藥物的紀錄。歐洲人也很喜歡小荳蔻的舒緩香氣，帶有桉油醇清新氣息的小荳蔻，在歐洲成為處理消化不良和小兒腹痛問題的良方。《德國草藥藥典》（*The Complete German Commission E Monographs*）中，則記載小荳蔻是用來處理消化不良，可以利膽、抑菌。

小荳蔻的氣味甜美又帶有辛香，放到嘴巴裡咬的時候，辣味中帶點苦味，可以治療暈車和口臭。也有資料記載敘及減肥與壯陽之效，溫暖而辛辣的香氣，可以想像調配入按摩油之後帶給感官的誘惑與興奮效果，在處理冷感與陽痿的症狀配方裡面，都可以見到小荳蔻的身影。

小荳蔻對消化系統的作用明顯，可以通氣祛風、幫助排氣、安撫情緒，對神經緊張引起的消化問題非常有幫助。因含有高比例的乙酸帖品酯（α-terpinyl acetate），抗痙攣的效果很好，尤其針對呼吸道的痙攣現象，像是咳嗽、氣喘等症狀，都具有功效。此外，小荳蔻精油也具有抗黏膜炎和祛痰的功效，不管是急性或慢性的支氣管炎，都很適合用小荳蔻精油來處理。它充滿甜甜的辛辣溫暖香氣，能讓神經系統收到滋補調理之效，對身體虛弱疲憊、委靡不振的人，適合用來提振精神、重現活力。思緒不清、精神緊繃的時候，甚至因而引發頭痛的時刻，也很適合。終日大小事不斷，行程緊湊的人，可以使用小荳蔻精油，讓自己的心神得到安撫與平靜，可以緩解焦慮緊張的感受。

我自己常在出門旅行的時候，隨身攜帶小荳蔻精油。一方面可以預防與緩解搭車時造成的暈車與嘔吐等不舒服的感受，也可以避免在搭車的密閉空間內感染各種病毒。從呼吸系統、消化系統，到精神層面的各種旅途中可能出現的狀況，小荳蔻都可以擺平，即使身體沒有不適，也可以在旅途勞頓之後吸上一口，醒神，重新回到當下，尤其是當旅行路途遙遠，需要提起精神轉機或應付交通問題，或是一到目的地就必須提神專注進入課程或會議的時候。

值得一提的是，小荳蔻的止吐功效卓著。有一年，我們搭普悠瑪號從台中前往宜蘭，在西岸的時候都還算平穩，但列車一繞過台灣頭，進入一段感覺永無止境的搖晃

之後，我跟大女兒在座位上坐不住直暈眩想吐，只好站到列車後方，連衛生紙都來不及拿出來滴精油擴香，一個拿瓶子，一個拿蓋子，扶著最後一排的椅背站了好久，才慢慢讓想要嘔吐的感覺退去。後來在幾次旅行中開車走過類似「九彎十八拐」的山路行程，都是靠小荳蔻精油解決了我家女兒容易暈車的症狀。臨床上目前只有動物實驗顯示小荳蔻有止吐的作用，沒有文獻記載使用小荳蔻單方精油在人體處理噁心症狀的紀錄，不過以我家的實際「人體個案報告」來說，已經重複驗證多次，小荳蔻精油確實有極佳的抗暈眩與止吐功效，大家也可以試試看。

小荳蔻精油的化學組成

化學類型 Chemical group	成分 Composition
酯類 Esters	α-terpinyl acetate (29-39%), linalyl acetate (0.7-7.7%)
氧化物 Oxides	1,8-cineole (26-45%)
單帖烯類 Monoterpenes	(+)-limonene(1.7-6%), sabinene (2.5-3.8%), α-pinene (0.6-1.5%), β-mycrene (0.2-2.2%)
單帖醇類 Monoterpenols	linalool (0.4-5.9%), α-terpineol (0.8-4.3%), terpinen-4-ol (0.9-3.2%), geraniol (0.3-1.1%)

　　小荳蔻精油的化學成分以酯類和氧化物為主，其中乙酸帖品酯佔相當高的比例，乙酸帖品酯以抗痙攣功效著稱，可以讓呼吸道的各種咳嗽、氣喘、發炎症狀緩解，對腸道的炎症也有一定的效果。所以不管中醫或阿育吠陀療法，都提到小荳蔻可以處理消化不良、消除脹氣，以及病毒引起的腹瀉等等。

　　另一個比例幾乎一樣多的是桉油醇氧化物（1,8-cineole），主要的功效是抗菌、抗感染，可以促進氣管內部的纖毛運動，把痰液黏液排出，收乾鼻涕或陰部過多分泌物。除此之外，還具有促進血液循環，增加組織含氧量的功效，讓呼吸更為順暢。

　　從化學類型看來，小荳蔻精油的主要成分是氧化物和酯類，都屬於比較溫和且安定的芳香分子，不太會對皮膚造成刺激性，只要遵守針對使用對象調油稀釋的比例原則，就可以安心使用。

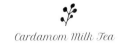

Cardamom Milk Tea

小荳蔻香料奶茶

小荳蔻的原產地印度除了將小荳蔻入菜之外，最常運用的就是製作成甜點與茶飲。混合了果香與木質調的特殊香氣，少有香料可比擬，用來添加在紅茶或奶茶裡面，讓茶飲同時具有水果甜香，與木質帶點樹脂氣息的暖香調，再適合不過。阿拉伯人也會用小荳蔻入咖啡，在小荳蔻被引入阿拉伯世界之後，這樣的咖啡風味就大受歡迎。在季節交替容易感染，或是寒流來襲想要暖一下身體，也提振士氣的時候，來一杯小荳蔻香料奶茶吧！

材料

牛奶	500ml
小荳蔻種籽莢	2-4個
紅茶	1茶匙
糖（可略）	1茶匙

步驟

1 在小鍋內倒入牛奶，把小荳蔻的種籽莢打開，取出種籽，壓碎，加入牛奶內，一起以小火慢煮。

2 牛奶煮即將要沸騰之前，加入紅茶，攪拌均勻。再加入砂糖，也攪拌均勻。

3 煮到接近沸騰時熄火，移離火源，以濾網過濾茶葉與香料，把奶茶倒入杯中，就可以好好享用小荳蔻奶茶了。

TIPS

除了小荳蔻之外，還可以酌量加入薑、丁香、肉桂、薑黃、黑胡椒等香料，就是好喝的印度香料茶（Masala chai）配方（參考本書第267頁）。Masala 是複合香料的意思，chai 就是茶，在印度醫學裡面，香料奶茶中的香料都具有醫療用途，飲用奶茶就是一種養生的茶飲。原配方是以各種香料與紅茶粉一起熬煮，可依照咖啡因接受度，決定是否添加紅茶葉。

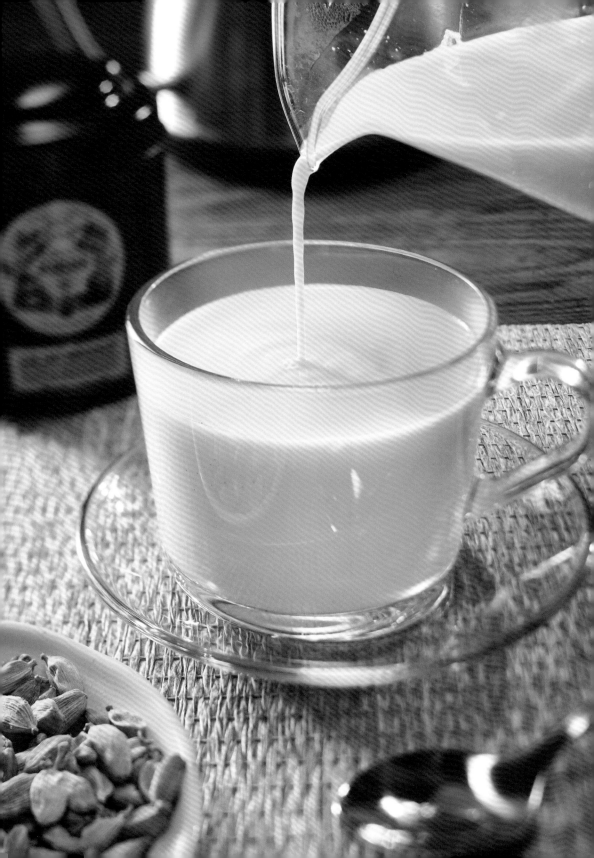

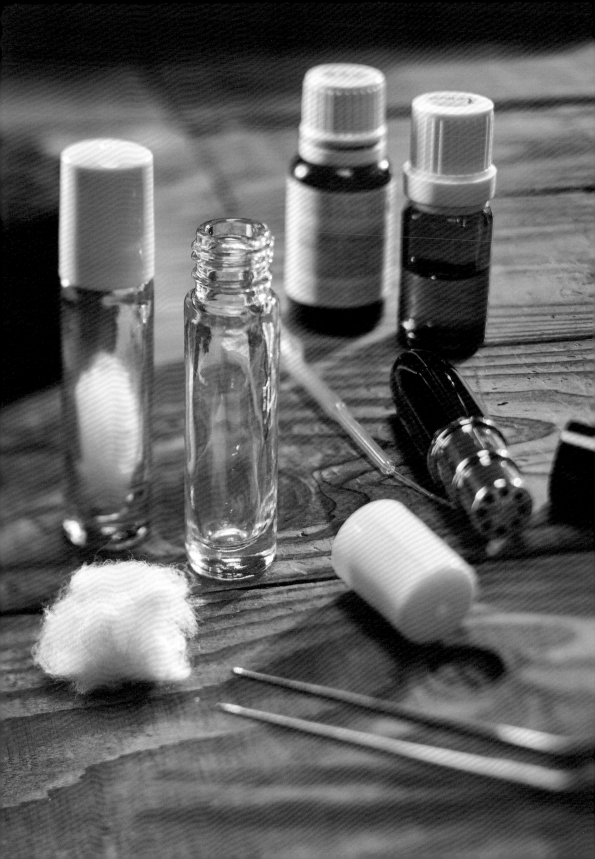

Aromastick for Motion Sickness

聞香棒

學習芳療之後，我的包包裡面一定隨身攜帶精油，每次在車上或飛機上打開瓶蓋，多少都會引起鄰近乘客的注意，一開始的時候，我會用衛生紙或餐巾紙，滴一滴之後塞在自己的衣服裡面，為了不打擾到別人，都是聞香或滴完精油之後，趕快把蓋子蓋起來。後來發現了聞香棒（或稱嗅吸管）之後，就會在規劃行程與行李打包清單的時候，事先做好自己預期可能會需要用到的隨身香氣。我家在旅途中最常需要用到的，就是搭車在密閉空間被搖來晃去導致暈眩噁心想吐的感受，這個情況最適合的，就是荳蔻精油了！

目前市面上可以找到的聞香棒有兩種材質，一種是塑膠，一種是鋁製的。塑膠的多半只能單次使用，滴入精油把底座蓋上之後，就無法再重複回收利用。鋁製的設計則可以旋轉開來，把玻璃瓶取出後，重新在棉芯上滴入精油，或更換棉芯也更換香氣。買不到聞香棒的話，可以購買滾珠瓶替代，一樣把精油滴在棉花上面，塞入瓶內，滾珠圓頭捨棄不用，蓋上外蓋就可以了。

材料

聞香棒或精油滾珠瓶 ………… 1個
鑷子 ……………………………… 1支
棉芯、棉花或餐巾紙 ………… 1份
荳蔻精油 ………………… 10-20滴

步驟

1　將聞香棒打開，轉開內蓋，把玻璃瓶取出。

2　在準備好的棉芯、棉花球或餐巾紙上滴上荳蔻精油10-20滴，把吸飽精油的棉芯用鑷子塞入玻璃瓶中。

3　把玻璃瓶放入聞香棒鋁管裡面，蓋上蓋子，就是可以隨身攜帶的聞香棒了。

旅行中適合的香氣

羅勒、桉油樟、樟腦迷迭香：頭痛、胸悶、空氣不佳。
真正薰衣草、岩蘭草、纈草：安撫、助眠。
小荳蔻、薑、橙、檸檬、胡椒薄荷：噁心、翻胃、嘔吐感。
檸檬、胡椒薄荷、迷迭香、桉油樟：醒神。
迷迭香、桉油樟、松杉類、百里香、香桃木：預防感冒與呼吸道症狀。

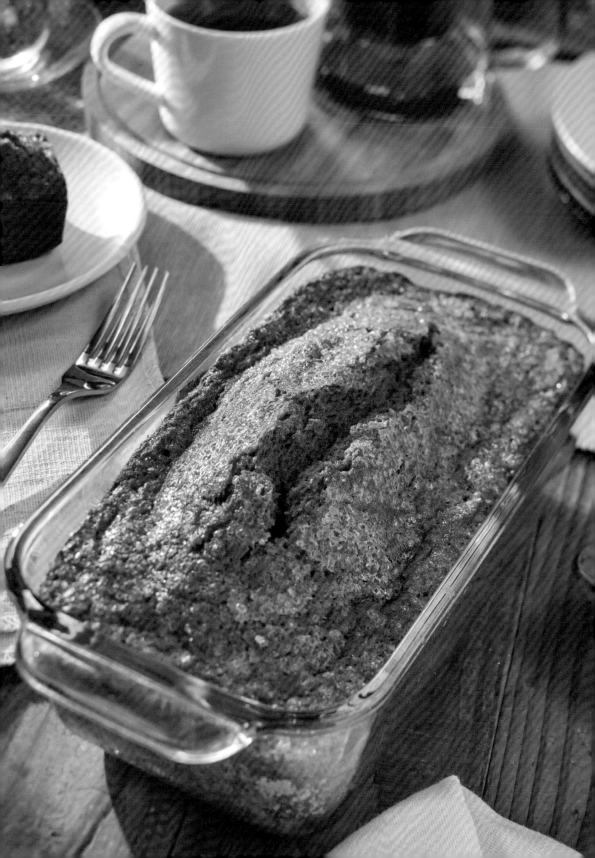

Pumpkin Tea Cake

香料南瓜蛋糕

某種程度上，不管是荳蔻、丁香、薑、肉荳蔻、肉桂等，只要這些香料一出現，我就覺得秋天到了。秋天除了是香料的季節，也是南瓜的季節。我家的感恩節餐桌上都會有我從蒸南瓜、桿派皮等一步一步從原形材料做起的「手路菜」南瓜派。蒸好的南瓜泥一次總是用不完，剩餘的南瓜泥要不做成濃湯，要不就是變成這一道香料南瓜蛋糕。這個充滿南瓜香氣的蛋糕，簡易好做，甜滋滋的，很適合在需要增肥禦寒的冬日，泡杯伯爵茶，或手沖咖啡，把蛋糕切片端上桌，吃完再去附近公園散步放風，就會是個宜人的週末下午。

材料

中筋麵粉	230g
泡打粉	1又1/2茶匙
小蘇打粉	1/2茶匙
肉桂粉	4茶匙
小荳蔻粉	1茶匙
現磨肉荳蔻粉	1-2茶匙
丁香苞粉	1/4茶匙
南瓜泥	200g
融化的奶油	1杯
砂糖①	1又1/3杯
鹽	3/4茶匙
雞蛋（室溫）	3顆
砂糖②	2大匙
（灑在麵糊上的份量）	

步驟

1 烤箱先預熱到攝氏165度。

2 把9×5吋的蛋糕或土司模內側塗上奶油備用。

3 在攪拌盆內，把麵粉、鹽、泡打粉、小蘇打粉、肉桂粉、小荳蔻粉、肉荳蔻粉和丁香苞等香料細粉混合均勻。

4 把奶油、南瓜泥和砂糖①以攪拌機或打蛋器攪拌均勻，把鍋邊的材料也刮進來拌勻。一次打入一顆蛋，持續攪拌到所有材料都均勻混合。

5 慢慢把步驟3的乾粉材料慢慢地加入並混合均勻，利用矽膠刮刀不斷把材料從鍋邊刮到中間，確認所有材料都充分混合，並且質地均勻一致。

6 把麵糊倒入土司模內，把表面刮平整之後，均勻撒上2大匙的砂糖②。

7 入烤箱烤約1小時，或牙籤戳入蛋糕內抽出來是乾淨的，表示蛋糕已經完成。

8 從烤箱中拿出來，在模內放涼，約20-30分鐘左右，就可以脫模放到砧板上繼續放涼。

9 完全冷卻之後，切蛋糕，開始享用。

TIPS

南瓜的部分也可以用胡蘿蔔泥取代。麵糊可以倒入瑪芬模內，不一定要做成土司形狀。

Belly Massage Oil

腸胃按摩油

帶有細緻香氣的小荳蔻精油，在芳香療法上常被運用來處理腸胃道的相關症狀。小荳蔻精油可以促進消化，有效地消除因為脹氣而引發的腹絞痛。若結合薑精油的溫暖氣息，還有香草莢浸泡油的溫暖感受，讓人鎮靜放鬆，對腹痛或恐懼造成的腸胃道痙攣具有很好的效果。

 材料

小荳蔻精油 ················ 12滴
薑精油 ···················· 8滴
香草浸泡甜杏仁油 ······ 29ml
30ml滴管瓶 ··············· 1個
小燒杯或量杯 ············· 1個

 步驟

1 在燒杯或量杯內滴入小荳蔻和薑精油，再倒入29ml的香草浸泡甜杏仁油。

2 攪拌均勻之後，倒入滴管瓶或壓瓶內，就可以用來按摩腹部。

3 這個按摩油的濃度大約是3%，局部的使用可以增加到5%，或是提高按摩的頻率，到症狀緩和為止。每次只需取少許的按摩油，溫和的按摩脹氣或痙攣絞痛的部位。

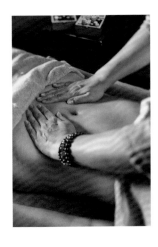

適合腸胃道按摩的其他精油

甜羅勒：促進消化、抗痙攣、消脹氣。
甜茴香：促進消化、抗痙攣、消脹氣。
芫荽籽：止痛、抗痙攣、消脹氣。
龍艾：放鬆、鎮靜、抗痙攣。
薑：止痛、溫暖。
小茴香：抗痙攣、止痛、舒緩。
佛手柑、甜橙、紅桔：放鬆、提振情緒。

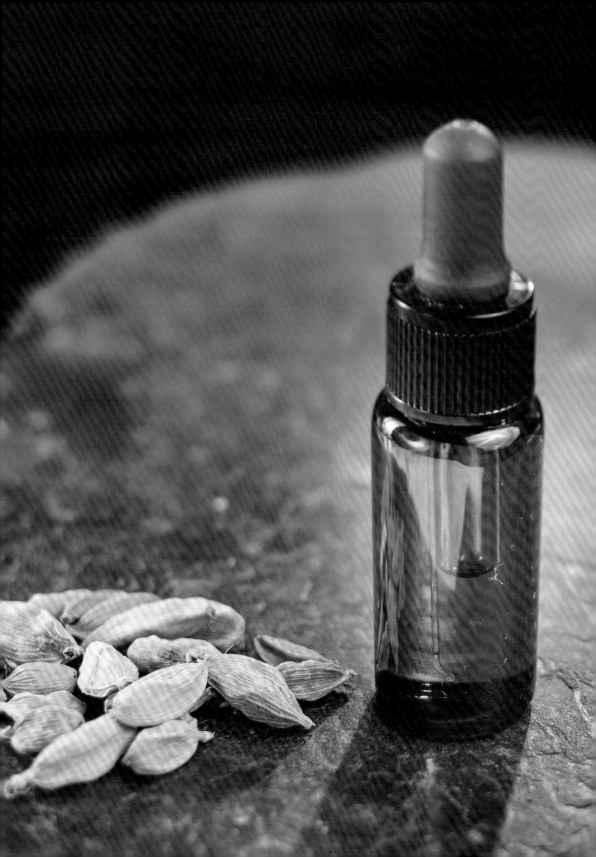

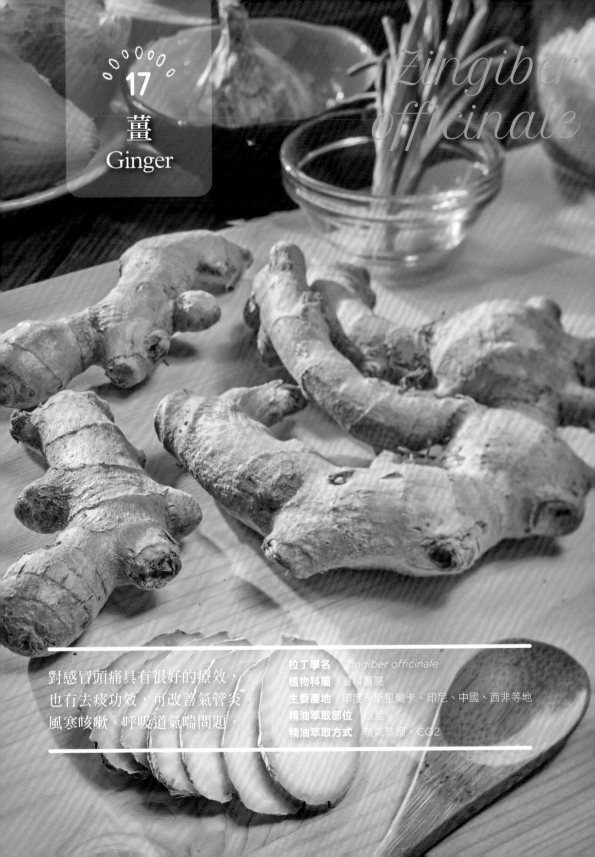

17

薑
Ginger

Zingiber
officinale

對感冒頭痛具有很好的療效，
也有去痰功效，可改善氣管炎、
風寒咳嗽、呼吸道氣喘問題。

拉丁學名	*Zingiber officinale*
植物科屬	薑科薑屬
主要產地	印度、斯里蘭卡、印尼、中國、西非等地
精油萃取部位	根莖
精油萃取方式	蒸氣蒸餾、CO2

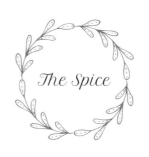

The Spice

薑是台灣餐桌上非常常見的調味香料之一，是原產於東南亞熱帶地區的植物，葉片看起來很像竹子，沒見過薑的植物本尊的人，乍見薑的植株，會誤以為是矮矮的竹子類灌木叢，但是把葉片摘起來揉一揉就會跑出熟悉的薑的香氣。

薑的植株可以長到超過1公尺高，適合亞熱帶的氣候，土壤必須肥沃，而且是屬於很傷「地力」的作物，不宜連作。種過薑的土地，最好先種植些其他的植物，讓土地休息恢復幾年，再輪替回來種薑。一般家庭用盆栽也可以種植，選擇肥沃土壤與深形盆器，根莖冒出土表時記得覆土，一季之後也可以有些小收成。薑的塊莖需要水分才會持續肥大，但遇到高溫多雨的季節，則容易發生腐爛的情形，水分管理要多留意，跟照顧地中海來的香草一樣，表土乾了再澆水，以免過濕。

從市場上把薑買回來之後，可以選一塊肉質細密，表皮光滑無斑的老薑，每四、五個芽點切成一段，芽點朝上埋土，在清明前後天氣開始溫暖之際種植。也可以取已經在廚房裡發芽的薑塊，把發芽的部分朝上，周圍鋪上土壤與落葉，多雨時注意排水。

在料理上，嫩薑用於生食，做為肉類或海鮮的調味佐菜用。粉薑用在熟食料理或是湯類的調味。老薑，或稱薑母，則多用於冬令進補，或留做薑種，也可萃取精油。

薑的種植栽培、採收與管理方式，依照最終預期採收的產品是嫩薑、粉薑或是老薑等，種植的方式各有不同，嫩薑大概4-5個月可以收成，粉薑則需要8-10個月，這兩種薑都需要較深的畦隴，讓根莖可以長成長指狀。採收後表面潔白，鱗片帶粉紅色的是嫩薑。栽培時間拉長，表皮老化成金黃色，內部纖維多，辣味濃厚的就是粉薑。老薑（或「薑種」）則多種植在中、高海拔區，種植時間一年左右，組織的纖維較多，水分含量少，辛辣氣味也較重。

薑在阿育吠陀醫學裡面具有重要角色，在印度的茶飲裡面是很常見的香料之一。日本人吃薑，做成醃漬的薑片或是磨成薑末入菜。東南亞各地也都可見到運用薑的葉片、根莖、細粉，來入菜、泡茶、煮湯、製作甜品。我們不那麼熟悉的希臘、中東、加勒比海等地也都有使用生薑煮湯、泡茶、做成汽水等運用方式。在西方料理裡面，薑更是常客，可以釀酒、為汽水增添風味、製作薑餅和麵包、添加到各種需要有豐富香料的菜色裡面。

薑的功效

　　薑這個具有辛辣香氣的根莖，鮮品可以入菜，乾品可料理也可做為藥材，還可沖泡做成茶飲。薑汁也常被運用來製作甜食，像是我們很熟悉的薑糖、薑茶，香港的甜品薑汁撞奶等等。嫩薑切薄片醃漬在糖、醋裡面，則是爽口的開胃菜。

　　從芳香療法的觀點來看，薑精油運用在消化系統上，具有極佳的抗痙攣與利胃的功效，臨床上有實驗發現薑精油可以幫助止吐，有助於改善暈車暈船，或是害喜造成的嘔吐症狀。薑跟黑胡椒精油一樣，具有促進局部循環的效果，可以抗痙攣跟止痛，對關節炎、風濕症、筋骨痠痛、肌肉疲勞痠痛，到外傷造成的肌肉痠痛（拉傷、扭傷）都很適合。

　　溫熱性質的薑精油也常運用在調配促循環按摩油上，可以提振循環的效率，增加氧氣運輸，這一點呼應了中醫說薑「久服通神明」的說法，氧氣運輸充足，腦袋就會清楚。對冬天手腳冰冷、心臟無力、容易發冷，或遇到低溫體溫下降造成的循環不佳等情形，非常有助益。不管是透過食療吃薑，或是運用薑精油按摩，都可提振精神，也帶來溫暖的情緒。來自植物根莖部位的薑的氣味沉穩，帶著來自大地的能量，讓人有「接地氣」腳踏實地的感受，在精神波動、能量虛耗的時候，薑精油可以帶來滋補豐盈的能量。事實上，同屬薑科的其他植物香氣也都有相同的效果，像是薑黃、荳蔻等。

　　薑能夠止痛、抗發炎並預防血栓，這些功效從生理學的角度去解析，研究者發現，可能是因為薑可以減少體內前列腺素和血栓素的合成。某些類型的前列腺素會引起發熱、疼痛、紅腫等標準的發炎症狀。也有其他類型的前列腺素會引起不隨意肌的收縮，導致痙攣。在實驗室的細胞培養研究中，發現薑的作用類似阿斯匹靈，可以抑制細胞製造出這一些前列腺素。雖然並沒有實際的人體實驗，但臨床上很多報告都支持薑可以治療膝蓋關節炎。

　　不過跟阿斯匹靈一樣，薑的劑量需要依照體質與身體反應調整。臨床上有許多研究探討運用薑精油減輕手術後、懷孕和化療引發的噁心症狀，都有極正面的結果，指向薑的氣味確實可以減緩嘔吐感。不過也需提醒，服用過量的時候，反而會引起腸胃極度的不舒服。想要運用薑來處理消化道的噁心脹氣不適，務必從少量的、稀釋的劑量開始。事實上，所有的「食療」都應該遵守這樣的概念，從稀釋的少量開始，慢慢漸進找到適合自己體質與症狀的適當劑量。

　　另外要注意的是，薑雖然具有各種功效，在世界各地不同的文化中都扮演了某種食補的角色，但服用過量的時候，也需預防有副作用的產生，例如胸口灼熱、脹氣或噁心等感覺。薑也會促進膽汁分泌，有膽結石的人有可能產生不良的反應。已經有消化道問題的人，像是潰瘍、發炎、腸道阻塞等，也應避免過度的使用薑。

薑精油的化學組成

薑精油是從植物的根莖部位（rhizome）萃取得來，薑的根莖組織裡面，有些單顆的精油細胞，負責儲藏薑這個植物做出來的精油，我們下刀切薑的時候，破壞了精油細胞組織，就會聞到那股辛辣的香氣。薑精油的香氣成分裡面，以倍半帖烯類的分子佔大多數，最主要的薑烯（zingiberene）、芳薑黃烯（ar-curcumene）和倍半水芹烯（β-sesquiphellandrene）是薑氣味的主要來源。許多倍半帖烯的分子都具有止痛、抗痙攣與促進副交感神經運作的功效，讓人覺得放鬆，薑的氣味讓人有安定的感覺，也是由此而來。這類分子比較大一些，因此氣味沉穩，相對穩定安全，也不太會產生皮膚刺激反應。

曾以生薑汁加入泡浴的人可能體驗過皮膚上的辛辣刺激感，使用蒸餾萃取得到的薑精油則不會含有辛辣成分，因此不需要擔心薑精油對皮膚會造成刺激。但經過以二氧化碳萃取得到的薑精油，則比較接近薑的原始氣味，含有生薑醇（gingerol）這個酚類物質，辛辣感也一併收入，對皮膚比較容易造成一些灼熱辣感，劑量要斟酌減量。

化學類型 Chemical group	成分 Composition
倍半帖烯類 Sesquiterpenes	zingiberene (38-40%), ar-curcumene (17%), β-sesquiphellandrene(7.3%), β-bisabolene (5-6%), α-pinene (1.3%), α-elemene (1.2%),
單帖稀類 Monoterpenes	camphene (4.5%), β-phellandrene (2-3.5%),
氧化物 Oxides	1,8-cineole (1.7-2.1%)
單帖醇類 Monoterpenols	borneol (2-2.8%)

> 為什麼乾薑比較上火？
> 生薑經過較長時間烹煮之後，會把生薑醇（gingerol）變成薑酮（zingerone），氣味比較沒有那麼辣，也稍微帶有甜香。經過乾燥或稍微加熱（爆香）的薑，則會把生薑醇變成薑烯酚（shogaols），嗆辣度倍增，這是為什麼乾薑或爆香過的薑更辣、更上火的緣故。

Candied Yam

香料薑蜜地瓜

我第一次吃到我先生在感恩節餐桌上端出的蜜地瓜時，心想這不就是小時候常吃的蕃薯糖嗎？但小時候只管吃，從來沒有去研究過是怎麼做出來的，看了我家美國人做蜜地瓜之後，就忽然頓悟了。這裡要介紹的，是西方的感恩節或聖誕節餐桌上會出現的蜜地瓜。原本的配方裡只有灑上肉桂粉與少許的肉荳蔻，這幾年我們在台灣，為了孩子，努力創造自家的節日氣氛與傳統，也年年挑戰廚藝跟節慶料理的菜色。這道蜜地瓜已經進化了很多版本，也許下一年再煮會有所不同，但不會變的就是香料的組合多樣性變得越來越豐富。家裡的小孩通常不太喜歡吃薑，但是隱藏在肉桂與小荳蔻等香料裡的薑味，變得溫和宜人，在入秋的季節裡，用香料與甜食幫大家暖身準備過冬。

材料

地瓜 ······················6大顆
奶油 ························1杯
黑糖（可依喜好自行斟酌增減）····2杯
肉桂粉 ······················1茶匙
肉荳蔻 ····················1/2茶匙
薑（切片，可依喜好自行斟酌增減）
····························1大塊
現磨小荳蔻細粉 ············1/2茶匙
鹽巴 ·····················1/4茶匙
香草莢酊劑 ··················1大匙

步驟

1 烤箱先預熱到攝氏200度。

2 地瓜削皮後，切成2-3公分的大塊。

3 在可以進烤箱的鐵鍋內融化奶油，放入切塊的地瓜，稍微將表皮煎到金黃色。

4 把黑糖與所有的香料粉、薑與提味的鹽巴混合在一起，灑在地瓜塊上。

5 加入香草莢酊劑，再煮約10分鐘，或至香料黑糖完全融化為止。

6 把整個鐵鍋放在烤盤上，移到烤箱內，以200度烤約1小時左右，地瓜塊充分吸收香料與黑糖的甜度與氣味，醬汁顏色也漸漸變深。

7 依照購買的地瓜品種不同，含水量也有差異，如果烤了1小時之後，湯汁仍很稀，可以把鐵鍋移到爐子上，以中火再煮5-10分鐘左右，把湯汁收乾一些，就可以上桌了。

TIPS
台灣的蜜地瓜通常會用麥芽糖與砂糖混合，也有再添加糖蜜（molasses）增添香氣的配方，可以參考試做。

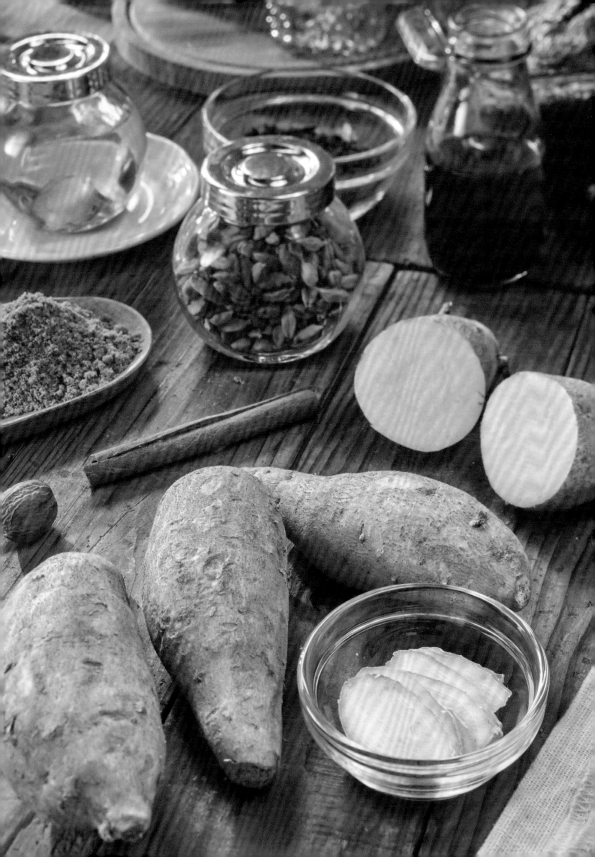

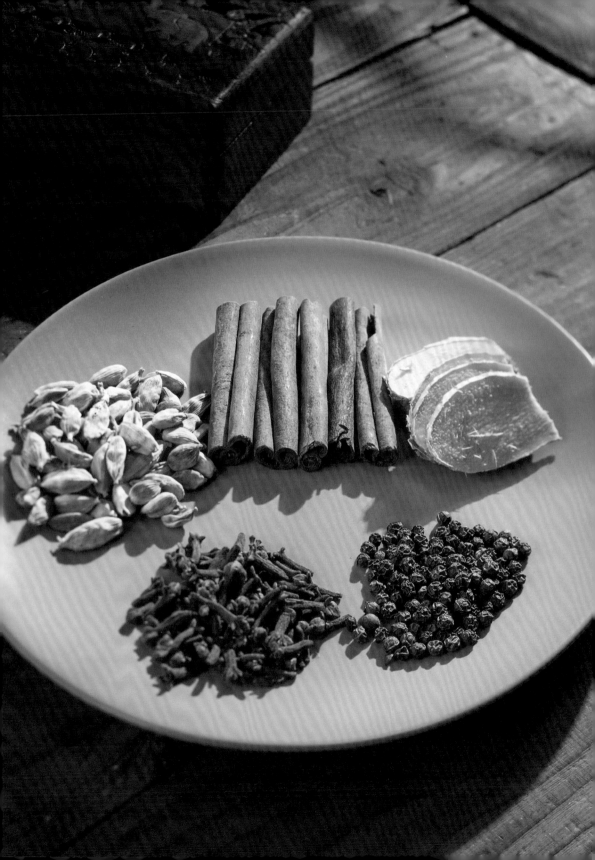

Masala Chai

印度香料茶

印度奶茶（Masala Chai）是一種以紅茶葉與牛奶爲基底，添加香料與藥草調味的茶飲，香味濃郁甜美，帶有添加香料的辛香氣味。傳統煮茶的方式，是以小荳蔻莢、肉桂、丁香粉、薑、黑胡椒粒，跟紅茶葉、牛奶一起熬煮。這個來自印度的香料奶茶，目前在全世界各地都喝得到，也買得到現成的茶包或是濃縮的粉，但香料經過研磨往往就逐漸失去香氣，沒有自己煮茶來得那麼香濃。印度人將奶茶視爲草藥，飲用奶茶可以帶來生機與活力，可以自己用香料煮茶，功效會比現成的茶包來得好。

 材料

小荳蔻莢 ……………… 8個
丁香 …………………… 8個
黑胡椒粒 ……………… 4顆
肉桂棒 ………………… 2支
生薑切片 ……………… 10片
全脂牛奶 ……………… 2杯
紅茶茶葉 ……………… 2大匙
糖（可略）…………… 4茶匙

步驟

1　小荳蔻剝殼，跟丁香、黑胡椒粒一起放在棉布袋裡面，以鐵鍋或其他重物壓碎。

2　把壓碎的香料放在小湯鍋裡，放入肉桂棒、生薑片，倒入牛奶，以小火慢慢煮開。

3　香料與牛奶煮開後，熄火，把紅茶茶葉放入，浸泡約5分鐘。

4　過濾茶葉與香料後，把茶湯倒到杯子裡，依照自己喜愛的甜度加糖後，攪拌均勻。

 TIPS

香料奶茶裡面添加的香料可以有很多的變化，其他常被加入的香料還有八角、茴香籽（cumin）、肉荳蔻、多香果（allspice）與薑黃等。紅茶的種類也因地區而有所不同，一般以阿薩姆或大吉嶺紅茶為主，也有地區以綠茶代替，只要配出自己喜歡的口味就可以。

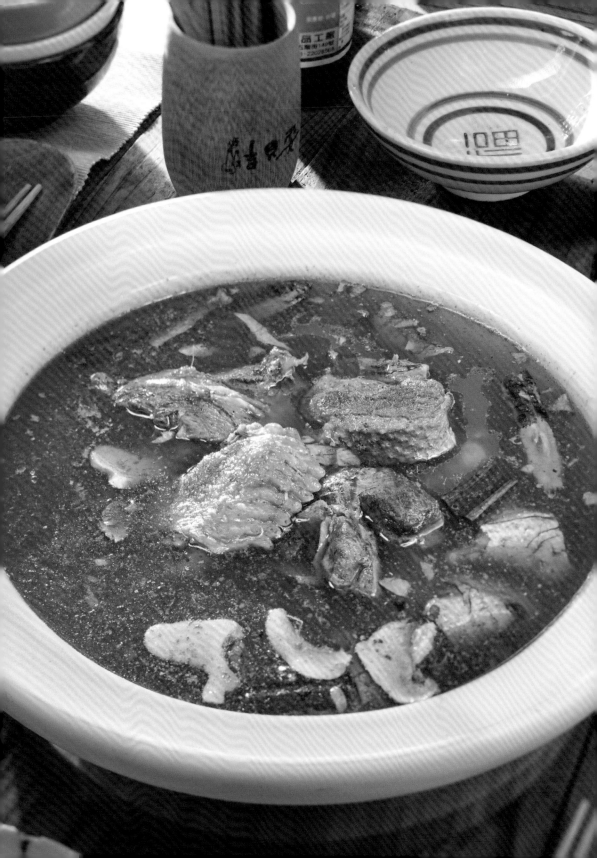

Ginger Duck Soup

薑母鴨

台灣人到了冬天，一定要做的就是冬令進補。講到進補，那就一定就會提到薑母鴨。小時聽到薑母鴨這道菜，都會開玩笑說，所以公鴨不行嗎？後來才知道這個菜色斷詞的地方是「薑母・鴨」。薑母指的就是老薑，或者是可以留下來來年作種的種薑。老薑通常生長在海拔比較高的地方，在土裡種植的時間比較久，含水量少，纖維質高，氣味也辛辣許多。運用老薑煮鴨肉，搭配薑母鴨的中藥材配方，是冬季溫暖身心，促進循環的重要菜色。薑母鴨的中藥材配方，坊間中藥店與專賣店有各種版本，多半包括當歸、枸杞、桂枝、川芎、黃耆、黑棗、黨蔘、肉桂等。以麻油爆香薑片之後，炒香鴨肉，再加入米酒熬煮，滿屋香氣四溢，在冬季寒流來臨之前，有了這一鍋，就可以安心的度過寒夜。

材料

鴨（切塊）⋯⋯⋯⋯⋯⋯⋯半隻
米血⋯⋯⋯⋯⋯⋯半斤（300g）
老薑（薑母）⋯⋯⋯半斤（300g）
料理米酒⋯⋯⋯⋯⋯⋯⋯2瓶
黑麻油⋯⋯⋯⋯⋯⋯⋯2大匙
中藥材（中藥房購買即可）⋯1份

步驟

1 把老薑外皮刷洗乾淨，先取1-2塊拇指大小的薑，拍碎備用。

2 其餘的薑切塊之後，放入果汁機或食物調理機內，加水淹過薑塊，打成薑汁。倒入棉紗製成的豆漿袋或其他棉紗濾布內，把薑渣過濾出來，保留薑汁。

3 深底的湯鍋內，倒入薑汁，再把中藥材的藥包加入，以小火開始燉煮。

4 炒鍋加入黑麻油，開中小火，把拍好的薑塊加入稍微爆香，再把鴨肉加入，拌炒幾分鐘後，把炒香了的薑和鴨肉舀入湯鍋內。

5 加入米酒一起煮，並把米血放入。

6 湯頭滾開之後，轉小火燉煮約45分鐘即可上桌。

TIPS

同樣的藥材配方，也可以做成鴨肉米糕。差別在於只用片下來的鴨肉，以麻油稍微炒香之後，與糯米拌在一起，另加入以米酒熬煮出來的中藥湯汁做為燉米糕的水分。把所有材料放入電鍋內，就有散發淡淡酒香的鴨肉米糕，可酌量添加香菇增加風味。每年冬天，我媽媽都會在我們帶小孩回阿嬤家玩耍時煮這一道，燉煮過後的米糕酒味不濃，小朋友也很愛吃，是香氣與回憶結合的最好例子。

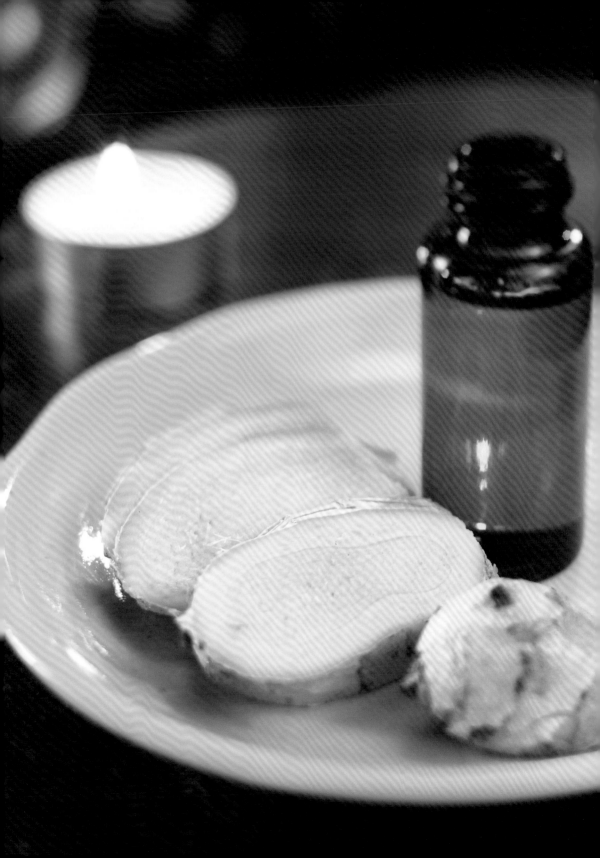

Massage Oil

按摩油

薑精油很適合添加在各種肌肉、關節與消化系統的用油裡面。冬季暖身、幫助消化、提振循環與免疫系統,都可以透過食補,或運用薑精油按摩。薑精油可以提振循環效率,增加氧氣運輸,因而幫助腦袋清楚,「久服通神明」。添加在不同的配方裡面,可以幫助原配方的療效更快速的被循環到身體各處,對免疫系統的激勵效果非常好。因為薑精油的香氣強度很高,氣味低沉濃厚,功效又很強,劑量不需要多就可以達到效果,同時不會破壞原配方的香氣平衡。

材料

精油複方 (見下表)‥‥‥‥ 共40滴	
甜杏仁油‥‥‥‥‥‥‥‥‥ 20ml	
荷荷芭油‥‥‥‥‥‥‥‥‥ 8ml	
燒杯或量杯‥‥‥‥‥‥‥‥ 1 個	
30ml玻璃瓶‥‥‥‥‥‥‥‥ 1 個	

步驟

1 準備好燒杯或量杯,量入所有的基底油。
2 滴入精油複方,攪拌均勻後,裝入按摩油壓瓶或滴管瓶內即可。

精油複方參考

手腳冰冷:薑精油15滴＋黑胡椒精油15滴＋月桂精油 10 滴
肌肉痠痛:薑精油10滴＋檸檬香茅10滴＋甜馬鬱蘭10滴
濕冷造成的痠痛:薑精油10滴＋黑胡椒精油10滴＋杜松果精油10滴＋肉荳蔻精油 5 滴
腸胃脹氣:薑精油10滴＋甜茴香精油10滴＋胡椒薄荷10滴＋小荳蔻精油10滴
胃痛:薑精油10滴＋丁香苞精油10滴＋黑胡椒10滴＋肉荳蔻10滴
體虛疲勞:薑精油10滴＋丁香苞精油10滴＋黑雲衫精油10滴＋蘇格蘭松10滴
感冒袪痰:薑精油 5 滴＋白千層10滴＋小荳蔻10滴＋冷杉10滴＋乳香精油10滴
暈眩嘔吐:薑精油15滴＋廣藿香15滴＋桔10滴

TIPS

如果不調配成按摩油,直接運用薑精油擴香嗅吸,也有很好的效果。針對噁心嘔吐、暈車的感覺,可以把精油滴在面紙或手帕上,或調成聞香棒隨身攜帶。在擴香的工具裡,滴入5-6滴的薑精油,做空間擴香,可以緩解消化道的症狀與頭痛、偏頭痛。

關於植物油
Plant Oils

● 植物油概論 ● 植物油脂的來源 ● 認識脂肪酸 ● 飽和 vs. 不飽和脂肪酸
● 植物油的脂肪酸伴隨物質（不皂化物）● Omega 脂肪酸 ● 植物油的萃取
● 植物油的選購與保存 ● 植物油介紹

植物油概論

　　油脂是植物新陳代謝後的產物，存放在果實（種籽或堅果）裡面，含有植物胚芽新生需要的營養素，包括蛋白質、碳水化合物，還有脂肪酸，而脂肪酸就是我們萃取種籽或果實得到的植物油的來源。果實裡面所蘊含的能量，來自植物光合作用，儲存在其中做為種籽落地之後發芽生長需要的養分，這個植物母株為種籽小孩攜帶的「便當」，可以提供營養一直到植物可以自己進行光合作用為止。

　　但植物不只在種籽或核果的部分含有油分，植物的其他部位也能製造油分產生香氣，做為驅蟲、防黴、治療植物體的傷口，或是吸引其他生物食用以便利傳播，這一類的油，就是精油。（請參見第90頁 Column A：精油是什麼？）。

　　在芳療上，我們常稱植物油為基底油（carrier oil），表示用來攜帶（carry）精油的療效與香氣，有時也叫做 fixed oil，固定的、不揮發的油，以便跟高揮發度的精油做區隔。但事實上，植物油具有很好的療效，除了可以對植物本身提供必要的養分與防護，對人體也有各種不同的效用，而且人類運用植物油照顧身體的歷史非常久遠。

植物油脂的來源

　　許多植物油脂來自植物的堅果與種籽，也有些是漿果壓榨得來的油。如果是冷壓萃取，除了可以壓榨出三酸甘油酯之外，比較容易保留其他屬於植物的營養成分。這些帶有植物本身成分的物質，通常在精煉油過程會被過濾掉，在做皂時我們稱之為「不皂化物」，植物油芳療書籍裡則稱之為「脂肪酸伴隨物質」。

● 種籽

　　成熟、已受精的植物胚珠，由胚芽與其周圍的儲存養分所組成，且被一層保護的種子外皮包圍著。

● 堅果

　　具有木質外殼，乾燥且裡面只有單顆種子的未裂開果實，例如杏仁、胡桃、榛果。

堅果和種籽的成分被製成油之後，主要的成分是三酸甘油酯，屬於脂溶性的物質，因此殺蟲劑、除草劑結構裡若含有親脂性分子，就有可能殘留／儲存在種籽裡面。

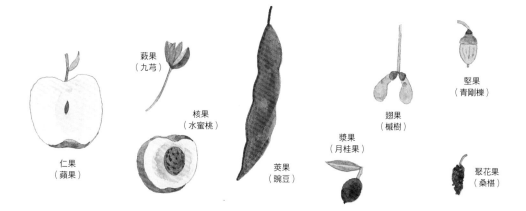

蓏果
（九芎）

核果
（水蜜桃）

仁果
（蘋果）

莢果
（豌豆）

漿果
（月桂果）

翅果
（楓樹）

堅果
（青剛櫟）

聚花果
（桑椹）

認識脂肪酸

一般而言，植物油的成分有95%是三酸甘油酯，以及少量的伴隨物質（不皂化物），但依植物種類與萃取方法不同，伴隨物質的比例也相差甚遠。

所謂的脂肪酸，在化學上屬於羧酸化合物，也就是由碳氫組成的一長串碳鍊，連結羧基所構成。油脂的主要成分，就是由3個長鏈的脂肪酸與甘油結合，形成三酸甘油酯（triglycerides），在有機化學上歸於酯類。也就是說，所有油脂基本上都是由3個脂肪酸分子，結合1個甘油分子所形成的。（少數的植物蠟如荷荷芭油是例外）。

碳鏈的長度，含有雙鍵與否，以及官能基的形式，決定了脂肪酸的特性，而脂肪酸的特性又決定油脂的特性。自然界裡的三酸甘油酯碳鏈長度差異很大，但最常見的是16、18和20個碳原子的碳鏈，植物油生物合成的過程，也使得常見的長碳鏈都只含有雙數的碳原子數。

植物油所含有的不同脂肪酸組合，決定了油脂的特性、質感，也決定了熔點。

化學課本以及植物油的專門書籍上在介紹植物油的脂肪酸組合時，常用這樣的標記方式來表達油脂內所含有的脂肪酸：

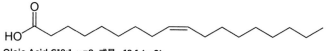

Oleic Acid C18:1 ω=9 或是 18:1 (n-9)

油酸（oleic acid），是有18個碳的長鏈脂肪酸，有1個雙鍵，表示它是單元不飽和脂肪酸，這個雙鍵的位置出線在碳鏈尾端（ω端）算過來的第9個碳上。

飽和 vs. 不飽和脂肪酸

近年來營養學上對人體攝取油脂的看法翻了又翻，討論飽和脂肪酸、不飽和脂肪酸對人體的優缺點。製皂的時候也常以飽和脂肪酸含量比例高低，造成油品在室溫為固態或液態的差別，而把油脂區分為硬油和軟油。飽和、不飽和，單元、多元等這些名詞，到底怎麼區分？

前面說過植物油的主要成分是三酸甘油酯。三酸甘油酯的結構，就是1個甘油，加上3個脂肪酸，結合成的酯類有機化合物。三酸甘油酯結構裡面的3個脂肪酸分子，可能為相同、相異或部分相異的脂肪酸碳鏈。而飽和與單元不飽和、多元不飽和油脂的差別，就是依照植物油中含有哪些脂肪酸的組合比例來決定。

雙鍵的存在與否，決定了油脂的飽和與否。

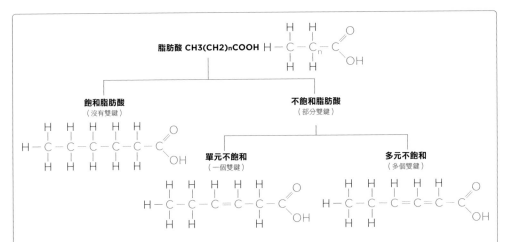

飽和脂肪酸
沒有雙鍵的脂肪酸。短鏈與中鏈的飽和脂肪酸分子較小，比較容易被消化吸收，也比較容易當能量用掉，相對健康。（例如：奶油的奶油酸，椰子油的月桂酸。）

單元不飽和脂肪酸
有一個雙鍵的脂肪酸，所以是「單元」不飽和。容易代謝，可以很快被轉變為可用物質。代表成分是油酸，可以保護心臟，幫助血液循環。對保護皮膚、刺激膽汁分泌與保護消化系統，有很好的功效。攝取過多則會轉成棕櫚酸堆積在體內。

多元不飽和脂肪酸
有兩個或兩個以上雙鍵的脂肪酸，例如亞麻油酸、次亞麻油酸。

亞麻油酸
強化皮膚免疫系統及腸黏膜，溫和調節激素與促進皮膚再生。很快就可以代謝，也能很快就生成調節身體代謝的激素。

次亞麻油酸
屬於必需脂肪酸，很容易吸收代謝，形成身體重要的激素。可消炎、對皮膚疾病有很好的功效，組成細胞膜。

一般而言，飽和脂肪酸含量高的油，熔點較高，在室溫下比較容易以固態呈現，對皮膚具有防護效果，但也容易形成包覆感。不飽和脂肪酸的熔點較低，人類的皮膚比較容易吸收而不油膩，缺點是容易氧化，或是受到熱能與加工程序的破壞。多元不飽和脂肪酸又比單元不飽和脂肪酸容易吸收，且具有特殊療效，但容易氧化，保存期限較短。

對製皂者來說，所謂的硬油，就是飽和脂肪酸含量較高，室溫下通常為固態的油脂。做成皂之後，通常皂的清潔力較好，皂體也比較硬。軟油則是不飽和脂肪酸比例較高的油脂，室溫下多半為液態，做成皂後比較溫和，洗淨力較弱，不剝除油脂，皮膚相對較不乾澀。

植物油的脂肪酸伴隨物質（**不皂化物**）

脂肪酸要跟珍貴的脂肪酸伴隨物質共同運作，才能發揮植物油完整的功效。過去幾十年來，因為精煉植物油工業的發達，我們在營養學和媒體上被反覆洗腦多年，以為油品必須要經過精製純化，整瓶看起來透明清澈的才叫做好油，但這樣的精煉過程事實上是透過溶劑萃取與高溫蒸餾，只留下降溫還原的脂肪酸，所有的伴隨物質全數被過濾去除。從信息能量的觀點看過來，來自這株植物的真正靈魂所在，已經在工業煉油的製程中被扼殺；聞不到屬於這種籽或堅果本身的氣味，也不再含有它專屬這個植物種籽／堅果的營養價值。

幸而這幾年來因為劣油風波多了很多的討論，加上新出版的營養學上更多的論述與研究，讓飽和油脂與冷壓油脂慢慢回到大家的餐桌與保養品櫃子裡面。

伴隨物質可以分為：植物色素、植物固醇、微量元素，芳香物質和維生素等。伴隨物質含量不多，但可協助植物油容易的在肌膚上推展開來，強化吸收力與滲透力、增加保濕性、增強肌膚細胞構造、促進肌膚細胞再生能力等。伴隨物質多為脂溶性，不溶於水，可被溶劑或油脂析出，但是不能被皂化。

- 類黃酮
  增強免疫系統、強化皮膚與黏膜細胞的生長與修復，調節肌膚角質化速度，保持肌膚年輕與彈性。

- 維生素E（生育酚）
  強化心臟、循環系統和神經系統，促進細胞呼吸與血液循環，對抗自由基。

- 類胡蘿素（維生素A）
  使肌膚與黏膜再生，保護特定的眼睛功能，對抗夜盲症。

- 植物固醇
  降低膽固醇、舒緩刺激與搔癢，使肌膚柔軟有彈性，保濕。

- 卵磷脂
  低膽固醇，保護腸道黏膜，促進肺與腦的功能。是細胞的食物，腦細胞的糧食。保護肌膚，提高保水度，減少油光。

- 微量元素
  如鋅、鎂、銅等，在極低的濃度下即可控制細胞的重要反應。

- 芳香物質
  使油類具有香氣的來源，也具有療效，如降低病痛、抑制發炎，使皮膚再生。

Omega 脂肪酸

　　有兩個以上雙鍵的脂肪酸，叫做多元不飽和脂肪酸。依照雙鍵出現的位置，又可以再區分為omega-3、omege-6、omega-9等omega脂肪酸。3、6、9這些數字代表的就是不飽和脂肪酸中雙鍵所在的位置，距離羧基（COOH）有多遠。

α-亞麻酸（ALA，C18:3，omega-3）

二十碳五烯酸（EPA，C20:5，omega-3）

二十二碳六烯酸（DHA，C22:6，omega-3）

亞油酸（LA，C18:2，omega-6）

花生四烯酸（AA，C20:4，omega-6）

　　Omega-3與omega-6這兩種多元脂肪酸多為「必需脂肪酸」，也就是人體無法自行製造合成，而必需從食物中補充攝取的脂肪酸。

● Omega-3脂肪酸—

例如 EPA、DHA，是我們很熟悉的營養補充品，可以抑制 DGLA代謝成為花生四烯酸，因而中斷發炎反應，也抑制花生四烯酸進一步代謝成為其他的發炎前驅物質。補充EPA和DHA對氣喘、過敏性的鼻炎、結膜炎等過敏的疾病也有幫助。

代表油脂：深海魚油、亞麻仁油、南瓜籽油

● Omega-6脂肪酸—

例如亞油酸、次亞麻油酸、花生四烯酸等，同時扮演促發炎與抗發炎的功效，有些脂肪酸（例如LA、GLA、DGLA等）會代謝成「好的前列腺素」，可以調節免疫系統，降低造成過敏的免疫細胞形成，減少敏感反應，因此改善異位性皮膚炎、乾癬和發炎症狀。有些則會代謝成為發炎的前驅物質，造成促發炎的效果，例如花生四烯酸（AA），但AA用在皮膚上是具有抗發炎的效果。

代表油脂：月見草油、琉璃苣油、黑醋栗油

　　關於 omega 脂肪酸的攝取比例，與對人體的益處、代謝方式，跟身體發炎、消炎之間的關係，是營養學上的重要課題。現代人多半omega-6脂肪酸攝取過多，omega-3脂肪酸攝取不足，因而造成身體的各種發炎症狀。

　　身體具有製造發炎材料的本能，是為了在外來病菌或傷害入侵時，發出警訊、並且

派出免疫大軍抗病原、抗發炎。但過量攝取omega-6，太少攝取omega-3，使得身體發炎材料源源不絕；而消炎或緩解、修復的荷爾蒙卻很不足，各種過敏反應就這樣出現了。這部分的討論與本書主題距離較遠，但仍很推薦大家關注營養學的發展，選擇並增加好油的攝取量，從飲食好好照顧自己與家人的健康。

植物油的萃取

植物油的製造／萃取方法，可簡單區分介紹如下：

1 機械壓榨法：僅用物理方法，不受到化學破壞的方式，可完整保留天然成分結構和品質。
   a. 不超過攝氏60度冷壓
   b. 約攝氏150度的「冷壓」技術（油類品質稍受損）

2 加熱萃取：高溫高壓的步驟，以達到較高的萃取量，熱壓之後還要透過溶劑將油液提煉與淨化，通常會增加油裡面的反式脂肪酸與自由基含量。

3 精煉法：將種子與果實打成粥狀，加熱後再用己烷溶劑萃取出油，透過精煉步驟脱膠、脱色、脱臭。最後加以高溫真空蒸餾，使有毒溶劑揮發、殺菌，並消除游離脂肪酸。此法會使植物油失去獨特營養價值、香氣與口感。

4 氫化油脂：將液態油品變成固態／半固態的作法，透過催化劑（通常是鎳）將脂肪酸中的雙鍵斷開，提高穩定度。但會破壞營養價值，並產生人體無法分解的反式脂肪酸。

植物油的選購與保存

從芳香療法的角度來説，以盡可能選擇冷壓的油品，製造日期新鮮為上。從食用到皮膚、頭髮的保健都是一樣。也要記得冷壓的油脂通常伴隨物質較多，因此影響到保存期限，不要過度採購，也盡可能快速用罄。

1 不透光深色玻璃瓶裝為佳。

2 每次使用後瓶蓋要蓋緊，避免接觸空氣。

3 儲存於陰涼處，遠離爐火、陽光等熱源。

4 避免經常開開關關，或忘記蓋上瓶蓋。

5 勿直接以手接觸瓶蓋。

6 不飽和雙鍵越多的油，越容易氧化變質，越需要避開光線、氧氣與高溫。

7 必要時冷藏保存，或添加其他抗氧化與安定的油品。

甜杏仁油
Almond Oil, Sweet

拉丁學名 *Prunus amygdalus var. dulcis*

科屬 薔薇科 Rosaceae

主要脂肪酸組合 油酸 80%，亞麻油酸 15%，其他飽和脂肪酸約 6%，不皂化物 1-2%（alpha- 生物酚）

功效類似的油品 杏桃核仁油、水蜜桃核仁油

含有大量的油酸成分，觸感與延展性極佳。能使皮膚光滑細緻，不刺激，具有保護與滋潤的特性，適合各種肌膚。經常使用可以逐漸改善皮膚脫屑、脆弱與搔癢的問題。是絕佳的按摩油，芳療法常見的基底油。各種年齡層都適用，過敏和嬰幼兒的皮膚也可。

> 市面上常見多為精製甜杏仁油，除非買到冷壓且為可信任的廠商，不建議口服，可用於按摩或製作油膏皮膚保養之用。注意不要買到摻有苦杏仁油的產品。

 ## 酪梨油
Avocado Oil

拉丁學名 *Persea americana*

科屬 樟科 Lauraceae

主要脂肪酸組合 油酸 36-80%，亞麻仁油酸 6-18%，棕櫚油酸 2-13%，飽和脂肪酸 7-32%，不皂化物 2.6-8%（維生素 A、B1、B2、E、D，胡蘿蔔素、植物固醇、卵磷脂）

酪梨油是從果肉取得，脫水後的酪梨經過壓榨與離心，以取得酪梨油。（酪梨核萃取的是另一種油，但少見）。酪梨油剛榨好的時候是綠色，慢慢會氧化成咖啡色，並且帶有刺鼻氣味。傳統上用於鎮定、保護肌膚，促進細胞再生，有效的改善乾燥、脆弱與曬傷引起的紅腫問題。經常用於按摩時，可增加皮膚含水量，強化皮膚彈性。

 ## 黑種草籽油
Black Cumin Oil

拉丁學名 *Nigella sativa*

科屬 毛茛科 Ranunculaceae

主要脂肪酸組合 亞麻油酸 50-60%、油酸 20-25%、飽和脂肪酸約 15%，不皂化物 0.5-1%（精油、維生素 E 與植物固醇）

黑種草的脂肪酸結構並不獨特，但是佔了 0.5-1% 的精油成分，使它帶著濃郁的辛辣藥草香味，有時又被稱為「茴香花」或「羅馬芫荽」，氣味濃厚但不刺鼻。低溫榨取的黑種草籽油，顏色通常是深黃色接近咖啡色，主要出產國是埃及、敘利亞和土耳其。油品的脂肪酸成分分類似月見草油與琉璃苣油，含有豐富的亞麻油酸，也常被製成膠囊做為健康補充食品。可以當作去角質的基底油，搭配荷荷芭油可以強化與軟化肌膚，只要一點點就有效用。也具有啟動、強化免疫系統的功效，對皮屑、神經性皮炎、乾癬、風濕等症狀都有一定的幫助。具有抗過敏、抑制發炎的功效。

 ## 琉璃苣油
Borage Oil

拉丁學名 *Borage officinalis*

科屬 紫草科 Boraginaceae

主要脂肪酸組合 亞麻油酸 30-40%，r- 次亞麻油酸 8-25%，油酸 15-20%，飽和脂肪酸 15%，不皂化物 1.5-2.5%

琉璃苣的植株帶著細毛，花朵藍色呈星形，種籽為深棕黑色。琉璃苣籽油是以冷壓的方式從種籽取得，為很豐富的 r- 次亞麻油酸（GLA）的來源。油品為淺黃色，帶有一點腥味。具潤滑、滋養乾燥與敏感肌膚的功效，可以抵抗肌膚失水、缺乏彈性的現象，因此也被用在抗老除皺的產品裡面。對濕疹、神經性皮炎跟壓力造成的疾病都有療效。不論內服或外用都可以改善皮膚的新陳代謝、減少水分流失，回復皮膚的活力。另外，在草藥學上很早就推薦琉璃苣籽油給哺乳的婦女食用。

可可脂
Cocoa Butter

拉丁學名 *Theobroma cacao*

科屬 梧桐科 Sterculiaceae

主要脂肪酸組合 油酸 30-38%，棕櫚酸 25-29%，硬脂酸 25-29%，亞麻油酸 < 4%，不皂化 0.4%（各種植物固醇與三帖烯類）

從可可樹的果實榨取出來的油脂，種籽需先去皮、烘烤，然後熱壓出油脂，油脂冷卻至室溫成固態。在阿茲特克、馬雅和印加文化中被視為神聖之物，是營養補給品，也是保養產品、療傷藥膏的重要基底油。可可脂的不皂化物含超過 30 種的植物固醇與三帖烯類，具有抗菌與治療傷口的效果。可可脂可融化於手中，延展度很高，具有柔潤和潤滑皮膚的功效，常被用以製作藥膏與油膏。特別適合乾性與敏感肌膚，還有老人與嬰兒脆弱的皮膚。適合冬季使用。

 月見草油
Evening Primrose Oil

拉丁學名 *Oenothera biennis*

科屬 柳葉菜科 Oenotheraceae

主要脂肪酸組合 亞麻油酸 67%、γ-次亞麻油酸 8-14%、油酸 11%、飽和脂肪酸約 8%，不皂化物 1.5-2.5%

原生於北美洲的藥草，是北美印第安人的重要藥草。月見草種籽非常的細小，榨出的油呈黃色，含有豐富的 γ-次亞麻油酸和其他必需脂肪酸，非常適合用於婦女的保健以及提供皮膚必需的養分。定期的塗抹與攝取，可以幫助改善缺乏彈性與乾燥的肌膚。也適合處理濕疹和牛皮癬等皮膚問題。月見草油的價格昂貴，通常帶有一股草腥氣味，適合搭配其他的基底油使用，例如荷荷芭油、椰子油、甜杏仁油，將 10ml 調入 50-100ml 的其他植物油裡面稀釋即可。也可購買口服的月見草油膠囊，對經前症候群、腹部疼痛等症狀有助益。

 椰子油
Coconut Oil

拉丁學名 *Cocos nucifera*

科屬 棕櫚科 Arecaceae

主要脂肪酸組合 月桂酸 50%，肉荳蔻酸 20%，棕櫚酸 10%，油酸 8%，不皂化物 1%

從椰肉萃取出來的飽和植物脂肪，熔點約攝氏 24 度。耐高溫，保存期限長。主要成分月桂酸屬於中鏈脂肪酸，攝取後可以迅速被分解並優先轉換成能量的來源。具有抑制細菌和黴菌生長的功效，對腸胃有極佳益處。運用在皮膚上很容易被皮膚吸收，可迅速深入角質層內而不會造成油光，也非常適合護髮。且具有清涼、鎮定與穩定肌膚狀態的效果。在阿育吠陀療法中佔有一席之地。

> **市面上可以買到的椰子油種類**
>
> 冷壓初榨椰子油（virgin coconut oil）：具有椰子香氣，保有椰子油的營養。
>
> 精製椰子油（refined coconut oil）：沒有椰子的香味，熔點約在攝氏 24 度。常用於製皂或油霜調製（不想要有椰子香氣干擾的時候）。
>
> 分餾椰子油（fractionated coconut oil）：無色無味質地清爽，常被用來做為稀釋精油的基底油。冬季降溫不會凝固。

榛果油
Hazelnut Oil

拉丁學名 *Corylus avellana*
科屬 樺木科 Betulaceae
主要脂肪酸組合 油酸 75%，亞麻油酸 10%，
其他飽和脂肪酸約 7%，不皂化物 0.5-0.7%
（維生素與芳香分子）

原生於歐洲的堅果，具有美麗的葉片、花朵與果實。榛果的香氣幽雅迷人，常用於烘焙。榛果油油酸含量高，適合按摩，觸感細緻，飽和脂肪酸比甜杏與橄欖等含量少，相對清爽。非常適合處理皮膚乾燥與敏感的問題。具有輕微收斂作用，也適合油脂分泌旺盛的人，可減緩皮膚出油速度。各種年齡層都適用，做為按摩油與護膚的基礎油。

> 若為堅果過敏體質者不建議使用。台灣容易購買到的多半為精製的榛果油，也不建議食用。

 ## 荷荷芭油
Jojoba Oil

拉丁學名 *Simmondsia chinensis*
科屬 油蠟樹科 Simmondsiaceae
主要脂肪酸組合 烯酸（C20:0）71%，
二十二烯酸（C22:1）14-20%，油酸 10%，
不皂化物（維生素 E 為主）

荷荷芭是生長在沙漠裡的野生灌木，種籽裡面含有 60% 的油脂。由長鍊脂肪酸與長鍊含脂肪醇的形式存在，稱為液態蠟或許更為適當。荷荷芭油的質地與肌膚相容性高，被視為肌膚保養與抗老化的上等原料，在美洲原住民文化中從食物、保健到醫療都佔有一席之地。適用於乾裂與受傷的肌膚，對容易出油的肌膚也有調節油脂分泌的效果。搭配精油與其他植物油使用，應用範圍廣泛：青春痘、減輕關節發炎、濕疹、頭皮屑，消除細紋、妊娠紋。

> 防曬係數 4。與玫瑰果籽油搭配可消除舊疤。

 ## 澳洲胡桃油
Macadamia Nut Oil

拉丁學名 *Macadamia ternifolia*
科屬 山龍眼科 Proteaceae
主要脂肪酸組合 油酸 57%，棕櫚油酸 25%，
飽和脂肪酸約 15%，不皂化物 0.5%（維生素 B、E、
維生素 A 前驅物質、礦物質）

從俗稱夏威夷火山豆的堅果中萃取出來的植物油，原產地是澳洲，又稱為昆士蘭堅果油或夏威夷堅果油。香氣濃郁，口感細緻。萃油率很好，每100g 的核果中含75g 的油，保存度良好且具有抗氧化功效。含油酸比例高，適合做為按摩用油，最特別之處是含有大量的棕櫚油酸，與人類皮脂成分極為類似，容易推展開來，並深入皮膚底層，容易吸收且極具護膚效果。維生素 A、B、E 成分可幫助皮膚的再生功能，調節角質化的過程，對抗自由基。

> 防曬係數 3-4。

 ## 橄欖油
Olive Oil

拉丁學名 *Olea europaea L.*
科屬 木樨科 Oleaceae
主要脂肪酸組合 油酸 75%，亞麻油酸 10%，
其他飽和脂肪酸約 10-15%，不皂化物 0.5-1.5%
（酚類、植物固醇、alpha- 生物酚）

地中海地區歷史悠久的保養與食品用油，有著幸福、恩典和和平的象徵。含有豐富的油酸與多酚類。橄欖多酚可使皮膚免於自由基與紫外線的傷害，做為食用油則可調節控制血壓、順暢心臟血流。護膚效果極佳，可促進血液循環、溫暖、抑制疼痛與發炎。滋潤肌膚，促進肌膚細胞再生，適合血液循環不良、龜裂有脫屑現象的皮膚。各種年齡層都適用，適合用來製作浸泡油與油膏。

> 觸感較為黏膩，不常單獨做為按摩油或基底油使用，可與甜杏仁、荷荷芭、榛果等油品調和使用。

玫瑰果油
Rose Hip Oil

拉丁學名 *Rosa rubiginosa*

科屬 薔薇科 Rosaceae

主要脂肪酸組合 亞麻油酸 47%，alpha-次亞麻油酸 35%，油酸 15%，飽和脂肪酸 3.5%，不皂化物 1%（全反式維生素 A 酸）

取自智利安地斯山脈一種野生玫瑰的果實的油，製作方法耗工，需人工摘採，乾燥過後，去籽，去除刺激成分，才能進行壓榨。含有許多必需營養成分，是促進組織再生、消除疤痕與色素沉澱不可多得的產品，對各種瘢痕，陳年舊有硬化的疤痕組織都有效果，透過與精油和其他植物油調和，可以設計成極佳的去疤／回春配方。對傷口、燙傷、濕疹、抗皺紋也有非常好的效果。適合調入按摩油、乳霜、面霜，只要少量（10%）就具有很好的功效。

> 含大量的高度不飽和脂肪酸，注意保存方式。

 ## 瓊崖海棠油
Tamanu Oil

拉丁學名 *Calophyllum inophyllum*

科屬 金絲桃科 Clusiaceae

主要脂肪酸組合 油酸 30-35%、亞麻油酸 17-39%、飽和脂肪酸約 20-30%，不皂化物 14-20%（樹脂、香豆素轉化物等）

瓊崖海棠油來自熱帶東南亞和坡里尼西亞等地，也是台灣常見的行道樹種。初榨冷壓的瓊崖海棠油質地濃稠，深綠色帶有沙沙的結晶，也買得到過濾的透明帶淡綠色的油，油的氣味濃郁。瓊崖海棠油在法式芳療中佔有重要的一席之地，回春效果極佳，可強力消炎、活血、修補血管、治療皮膚病變，例如青春痘、粉刺。若搭配玫瑰果籽油，可有效消除新生疤痕。對神經性皮炎具有優異的療效。混合其他植物油做成按摩油，可舒緩坐骨神經痛與風濕帶來的痠痛。可活絡血流，對靜脈曲張也很有療效。

> 臨床上證實瓊崖海棠油與桉油樟精油搭配，可治療帶狀疱疹（俗稱的皮蛇），以 1:1 的比例調和在一起，療效優異。

 ## 乳油木果脂
Shea Butter

拉丁學名 *Vitellaria paradoxa*

科屬 山欖科 Sapotaceae

主要脂肪酸組合 油酸 49%、亞麻油酸 5%、硬脂酸 30-45%、棕櫚酸 3-5%、不皂化物 4-10%（三帖烯醇、維生素 A、尿囊素）

來自非洲的乳油木果樹，從果實裡面的核仁萃取出來的油脂，就是乳油木果脂。最常被運用的方式是製作成乳霜，非洲當地人用乳油木果脂來處理扭傷與肌肉疼痛，也可以用來護髮，具有消炎特質，因此也可以做為抗風濕痠痛的油霜基質。

- 可過濾紫外線，具有保護作用。
- 促進細胞再生、微血管循環，對龜裂傷口與皮膚潰瘍有療效。
- 含抗蛋白質酶（可保護皮膚彈性纖維），可預防妊娠紋，柔軟肌膚。
- 油脂質地雖然厚重，但非常容易被皮膚吸收。

 ## 小麥胚芽油
Wheat Germ Oil

拉丁學名 *Triticum aestivum*

科屬 禾本科 Poaceae

主要脂肪酸組合 亞麻油酸 55%，棕櫚酸 16%，油酸 14%，α-次亞麻油酸 7%，不皂化物 3.5-4.7%（維生素 E、植物固醇、磷脂、卵磷脂與長鏈醇類）

含有大量的脂肪伴隨物質，包括維生素 E（尤其是 α-生育酚），還有卵磷脂、輔酶酵素。內服對疲勞、心血管問題、疼痛和發炎都能有效舒緩。也可以調節體內的激素。不論內服或外用都可以預防皮膚提早老化，維持結締組織的健康。臨床證據指出可以消除妊娠紋，做會陰護理。非常適合熟齡肌膚，以及處理皮膚各種症狀，如青春痘、粉刺、牛皮癬和濕疹。

> 氣味強烈，通常與其他植物油混合使用。

18

丁香苞
Clove Bud

Syzygium aromaticum

有消毒、鎮痛和麻醉效果，
可殺菌、抗病毒感染，
對肌肉有良好止痛消炎功效。

拉丁學名	*Syzygium aromaticum*
植物科屬	桃金孃科蒲桃屬
主要產地	孟加拉、印尼、馬達加斯加、巴基斯坦、印尼、坦尚尼亞
精油萃取部位	花苞
精油萃取方式	蒸氣蒸餾

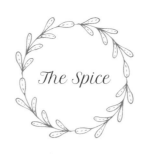
丁香苞的氣味幾乎所有人都有印象，不管是來自牙科診所，還是在滷包裡聞到這個氣味。丁香苞在中藥材裡面很常見，各種料理中也經常使用這一味，從台灣的家常滷肉飯到印度咖哩都有。它辛辣又溫暖的獨特氣味，也常被運用在製香的材料裡，東南亞也有丁香苞口味的香菸。

丁香苞是桃金孃科的植物，原產於印尼，現在在許多熱帶海洋氣候的國家都有種植。丁香樹是一種常綠喬木，高度可以長到10-20公尺。葉片呈橢圓形，大片單葉，對生，革質。開花紅色，是聚傘花序，剛開花的時候是白色，慢慢變綠，長到1.5-2公分長的時候，會轉成紅色，這個時候就會被採收下來，曬乾之後，就是我們在中藥行、香料店可以買到的，熟悉的香料——丁香苞。

丁香的萼托很長，花萼托著4片花瓣，再包著長橢圓形的果實。一般購買丁香苞這個香料，都是萼托連著花萼與果實一整顆，有時直接簡稱「丁香」。

中藥裡其實還有區分公丁香與母丁香。不是丁香苞花朵分雌雄，而是古人以花瓣為公或雄，果實為母或雌。中藥裡面的丁香以花瓣為藥用部位，因此又稱「公丁香」。

在中藥材的辨識上，兩者的差別如下：
公丁香：丁香的花瓣部位，味辛、性溫。溫中降逆、溫腎助陽。
母丁香：丁香的成熟果實，味辛、性溫。溫中散寒、理氣止痛。

丁香葉也具有功效，可以治療腸胃疾病，緩解腹部脹氣，助消化。

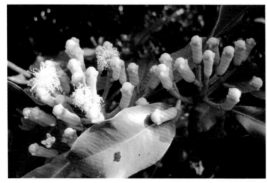
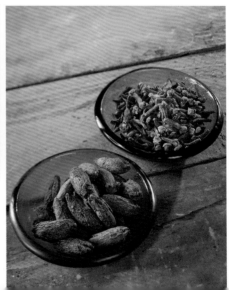

左：丁香花苞。右：公丁香（右上）、母丁香（左下）。

丁香苞的功效

很多人想到丁香苞就聯想到牙醫，也有人說是中藥行滷包的味道。它的氣味強勁，一聞就知道是某種香料，聯想到牙醫的人，有一半會說不喜歡。不過，丁香苞消毒與鎮痛的效果極好，會被用來治療牙科常需要面對的一陣陣神經痛，不是沒有道理的。在牙齒疼痛的時候，試著把家裡廚房滷包裡面的丁香拿出來，包在紗布裡面，用牙齒咬一咬，馬上就會有舒緩的感覺。

在德國的藥草學裡面，丁香苞會被運用來治療頭痛，特別是隆隆作響，一陣一陣逼來的頭痛，對血壓高的患者也會建議直接把丁香苞放在嘴巴裡咬一咬，使其釋放氣味，以緩解疼痛。對於消化道的脹氣與積水，也可使用丁香苞。

中國古代從印尼進口丁香苞，用於烹調和釀酒。宋朝的時候，據說朝臣向皇帝起奏的時候，會先含雞舌香（就是丁香苞）除口臭。

台灣人最常看到丁香苞的地方，應該就是五香粉和滷包。丁香苞也是印度綜合辛香料和咖哩粉的配方成分之一。丁香苞具有防腐和殺菌的特性，也可以幫助消化，用在料理調味，除了增添香氣，還可延長保存時間，再合理不過。

在芳香療法裡，丁香苞被歸類在酚類精油，因為其中具有的丁香酚（eugenol），是酚類（phenols）的代表分子。丁香酚的分子同時具有酚類與醚類的官能基，酚類可以殺菌清潔，而且是強力的殺菌清潔功效，醚類則帶有麻醉的特性。臨床上也有研究發現，丁香酚具有殺死單純型皰疹病毒的能力，除了極佳的抗菌與局部麻醉效果之外，也適合做為抗病毒之用。口腔的病毒感染，像是鵝口瘡，或是生殖器官的病毒感染，都可以考慮用丁香苞來處理。

丁香苞具有放鬆血管的作用，因此對血液循環不佳的人可以暖身，對正在發燒的人又可以散熱。它可以阻斷發炎荷爾蒙的生成，因此產生良好的抗發炎效果。對於消化系統也具有很優良的止痛、殺菌與抗病毒效果，並且可以健胃、驅風，處理腸道寄生蟲問題。用在上呼吸道也有同樣的殺菌與消炎的功能，具有祛痰的效果。

丁香苞也常被用來助產。調配一罐快樂鼠尾草、橙花、茉莉花與丁香苞的複方精油，可以在產程初期幫助產婦放鬆，使產程更為自然順利。快樂鼠尾草能幫助呼吸與肌肉系統的放鬆，誘發規律的鎮痛，也讓緊繃的肌肉不那麼疼痛與緊張。橙花可以使產婦的心神狀態安定，提心神，降低恐懼與焦慮。茉莉花可以減緩子宮的疼痛，加強宮縮強度並且誘發乳汁的分泌。而丁香苞則是可以刺激宮縮以加速產程，而消毒殺菌的氣味特質，可以避免產婦因疼痛而引起的噁心與嘔吐，也具有減緩肌肉疼痛的效果。

在肌肉系統上，丁香苞有很好的止痛與消炎效果，肌肉關節的痙攣、肌肉深層的疼痛、風濕關節炎、韌帶的拉傷等疼痛，都可以使用丁香苞來協助。

丁香酚屬於酚類，應避免直接塗抹皮膚，以擴香嗅吸或是稀釋於植物油中再使用，並且避免長期使用。在感冒初期的時候，我常會選擇在家中廚房與餐廳附近的共同活動空間中，以丁香、肉桂、小荳蔻、柑橘類的精油調配複方薰香，這些氣味組合起來非常的「美味」，很適合家庭餐桌四周，而且殺菌、清潔、抗病毒的功效優異，以薰香幫全家提振免疫機能，是很友善的一種方式。

丁香苞精油的化學組成

丁香苞精油的化學分子，以丁香酚佔絕大多數，可以高達96%，基本上拿出丁香苞的時候，我們聞到的氣味就是丁香酚的味道。丁香酚屬於弱酸性，對皮膚組織具有刺激或腐蝕性。（酚類一般來說比醇類的酸性還要強，但又比羧酸的酸性弱一些。）因為丁香苞精油裡面幾乎都是丁香酚，因此在調製按摩油的成分的時候，建議至少要稀釋到0.05%，避免對皮膚造成不適，例如30ml容量的按摩油，只要3滴丁香苞精油。事實上，從調香的角度來說，丁香苞的氣味濃烈，其實只要1-2滴，其餘的精油滴數用其他可以平衡丁香苞精油香氣的種類來搭配，就能確保濃度是在安全的範圍之內，又可以達到香味平衡的目的。

化學類型 Chemical group	成分 Composition
酚類 Phenols	eugenol(73.5-96.9%)
倍半帖烯 Sesquiterpenes	β-caryophyllene (0.6-12.4%), α-caryophyllene (0.4-1.4%)
酯類 Monoterpenes	eugenyl acetate (0.5-10.7%)

另外，丁香酚成分在臨床上被指出會影響單胺氧化酶抑制劑（抗憂鬱與帕金森氏症等疾病的治療用藥）的作用，也會影響血小板的凝血功能，運用丁香苞精油或是其他丁香酚含量高的精油時候，特別要注意，尤其是進行手術的病患、孕婦、罹患有胃潰瘍或其他出血症狀的人。以香料運用於料理內的時候，是微量進入身體，比較不需要擔心，但仍請謹慎。

富含丁香酚的丁香油因為具有麻醉的功效，魚販在短程運輸漁貨的過程中常會用到丁香油，讓魚處於「昏睡」狀態，減少氧氣消耗，也避免碰撞受傷，但過量也有可能造成魚類的死亡。

> **關於丁香葉**
> 丁香葉也會被製作成精油，其化學組成與丁香苞精油相近，但丁香酚的比例稍低一些（77-88%），使用上的注意事項，與丁香苞精油類似，調油稀釋比例建議在0.6%以下。

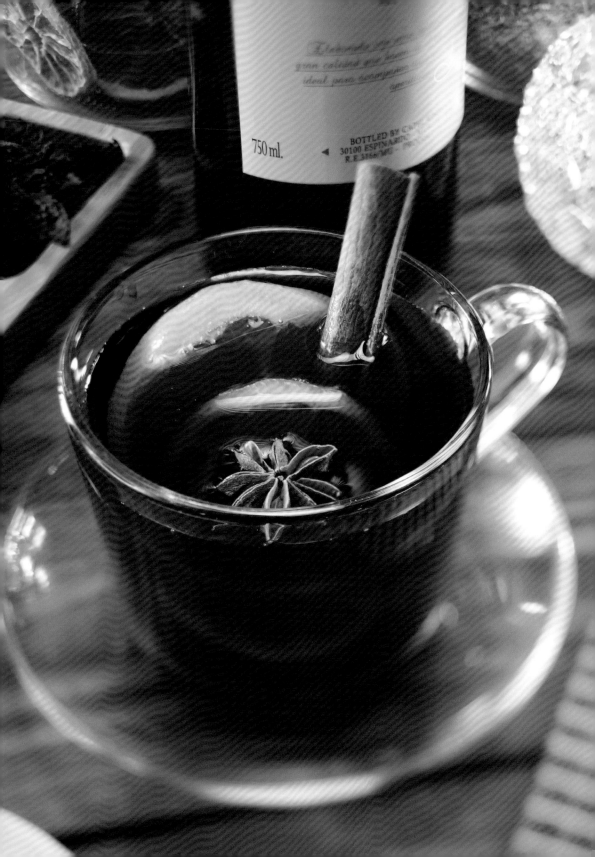

Mulled Wine

香料熱紅酒

香料熱紅酒，英文叫做 Mulled Wine。Mull 這個字，是醞釀的意思，mulling 就是把香料與水果放在果汁、水果酒、紅酒等飲料中加熱入味，讓芳香的氣味在溫度裡醞釀熟成，變成溫熱好入口的飲料，在冬日夜晚小酌之後，溫暖的入眠。

Mulling spices 的組合非常多樣，傳統上會有的是肉桂、丁香、多香果跟乾橘皮。可以額外添加的包括香草（vanilla）、小荳蔻、檸檬皮、肉荳蔻、薑片、八角、香茅等，也可加入蘋果丁、橘子等水果，家裡有洛神花、蔓越莓的話，加進來一起煮也很好。只要組合出自己喜歡的氣味，就可以煮出一鍋暖香的熱紅酒，在節日夜晚與家人親友同歡。

材料

檸檬 ····················· 1顆
橘子或柳丁 ············· 1顆
砂糖 ····················· 160g
丁香苞 ··················· 6粒
多香果 ··················· 3-4顆
肉桂棒 ··················· 1根
八角 ····················· 2個
小荳蔻 ··················· 4顆
肉荳蔻（磨粉用）······· 1顆
香草莢 ··················· 1條
紅酒 750ml ············· 1瓶
蘋果（切丁）··········· 1顆

步驟

1 把檸檬皮和橘子皮用水果刀削下來，盡可能避開白色部分，只取富含精油的果皮。

2 把砂糖、橘皮、檸檬皮在鍋內以中小火慢慢加熱，擠入橘子的果汁和少許的檸檬汁，慢慢把砂糖煮成糖漿。

3 加入丁香苞、多香果、肉桂棒、八角等香料一起熬煮。同時把小荳蔻的殼剝掉加入，肉荳蔻磨粉加入（約1/4顆份量左右即可），香草莢也用小刀劃開，加入鍋內的糖漿裡面。

4 倒入約1/4瓶的紅酒，一起以小火煮開。

5 確定所有的糖都已經溶解之後，轉中大火，煮約5分鐘之後成為充滿香味的糖漿，關小火，加入蘋果丁，再將剩餘的酒加入，再煮5-10分鐘，就可以舀到杯子裡面，與家人朋友一起好好享用。

TIPS

每次煮酒，在社群網站上面貼出香料種類的時候，就會有人問我，「你是要滷肉嗎？」說起來這個組合拿來滷牛肉或台式爌肉，確實也非常的適合。跟煮香料熱紅酒一樣，家裡有什麼就放什麼，少一味其實也沒有什麼關係，我家每一次滷肉，挑選出來的香料組合都會因為當下的節氣、家人身心狀況而有所調整。煮香料紅酒也是一樣，就隨著當下的心情選擇香料吧！

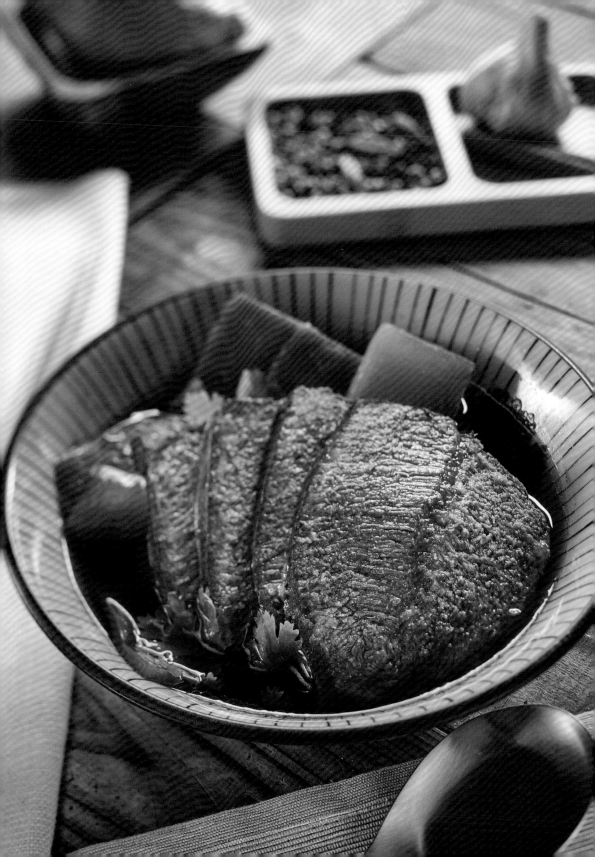

Beef Stew

滷牛肉

認識香料之前，我只會買滷包，或是超市架上磨好的現成香草或香料細粉。現成的滷包看不到內容物，包裝密封也聞不到香氣，不知道放了多久、品相如何？有時香料粉買回來，才發現裡面的香味很淡，還懷疑自己根本不喜歡這個香草。在開始種植香草也喜愛料理之後，我慢慢發現香料跟食物一樣，要買「原形」的，而且是保存得當的原形香料，用起來氣味新鮮濃厚、美味倍增，真要講究療效，也是要「尚青Ａ卡好」。現在我家的廚房櫃子上，永遠少不了一罐罐的香料。不再是現成調好的滷包，而是自己在網路上，在中藥房，在出國的時候拜訪當地超市，購買回來的「原形」香料。

香料用出心得之後，我家的滷牛肉就跟以往大不相同。每次有人下單點菜要吃牛肉麵的時候，買好牛肉、洋蔥、紅白蘿蔔等材料，我就會從櫃子上把香料瓶罐全部請到桌面，開始「抓藥」。底下的這個配方，供大家參考，請斟酌自己的口味與食材份量，調整香料濃度。常煮，多煮，很快就會抓到自己喜愛的口味組合。

材料

牛腱	1000g
薑	1大塊
大蒜	半球至一球
洋蔥	2顆
麻油	適量
醬油	2杯
紹興酒或米酒	3杯
肉桂棒	1支
丁香苞	1茶匙
芫荽籽	1茶匙
甜茴香籽	1茶匙
芹菜籽	1茶匙
月桂葉	2片
水	4杯
黃豆或黑豆	1杯
牛番茄	4顆
紅蘿蔔	1-2根
白蘿蔔	1根

步驟

1. 先煮一鍋熱水，將牛腱汆燙之後撈起備用。
2. 薑切片，大蒜去膜後輕拍裂（不用拍碎），洋蔥去皮切成4塊。
3. 深鍋內加入少許麻油，以小火爆香薑、大蒜與洋蔥。加入醬油與酒，小火慢慢煮滾。
4. 把肉桂棒稍微壓碎，其他種籽類香料輕輕碾破，月桂葉撕成小片之後，一起放入濾茶袋內，再放入鍋內，一起用小火煮約10分鐘，再把牛腱放入鍋中，加水淹過牛肉。
5. 把準備好的黃豆放在濾茶袋內封好，避免燉煮過程四散，一樣放入鍋內。
6. 蓋上蓋子，小火燉約1小時，再加入切塊的牛番茄、紅蘿蔔和白蘿蔔繼續熬煮。
7. 1小時之後，熄火把牛肉撈起，冷卻後再切片就是美味的滷牛肉。夏天可以先將整塊的牛肉冷藏，隔日再切片上桌，不需再加熱。

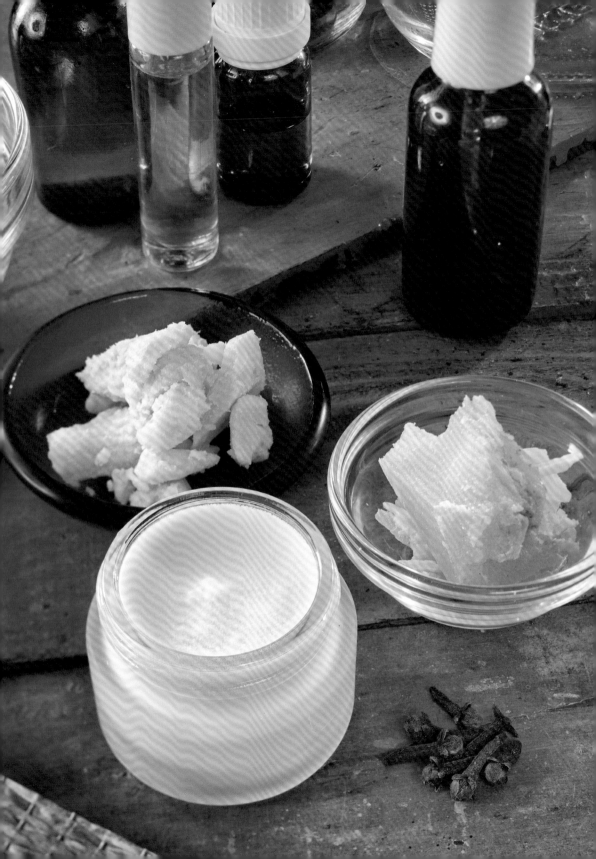

Clove Bud Muscle Cream

免鐵腿按摩油＋乳霜

結合抗發炎與止痛的植物浸泡油，與各種可以消炎、保養關節、放鬆肌肉的精油，能在運動過後安撫痠疼的肌肉，也可以運用在按摩或指壓之後，幫助肌肉放鬆。除了一般運動後的肌肉痠痛之外，也對退化或是風濕性的關節炎具有功效。丁香苞精油在這裡提供了溫暖與麻醉（放鬆）的感覺，讓緊張的肌肉放鬆，避免抽筋。

精油複方

（可調配成總重100g按摩油或乳霜）

材料

黑胡椒精油	20滴
薄荷精油	20滴
甜馬鬱蘭精油	20滴
快樂鼠尾草精油	35滴
丁香苞精油	5滴

按摩油基底

材料

Trauma Oil	30g

（金盞花、山金車與聖約翰草混合的浸泡油，參見第324頁）

甜杏仁油	40g
荷荷芭油	25g
燒杯或量杯	1個
壓瓶或滴管	1個

步驟

1 準備好燒杯或量杯，量入所有的基底油。
2 滴入精油複方，攪拌均勻後，裝入按摩油壓瓶或滴管瓶內即可。

乳霜基底

材料

山金車浸泡橄欖油	35g
蜂蠟	12g
乳油木果脂	48g
50g面霜盒（或25g面霜盒4個）	2個

步驟

1 將製作乳霜所需的油、蠟、脂量好，放在小鍋內隔水加熱至融化。
2 移離開火源之後，稍稍降溫但尚未凝固之前，滴入複方精油，攪拌均勻。
3 將油蠟脂混合液倒入準備好的面霜盒內。

用法

1 這個配方的精油濃度約為5%，取出按摩油或乳霜，塗抹在痠痛處，並輕輕滑撫肌肉表面，讓肌肉慢慢吸收油、霜的成分。
2 若已經有抽筋的現象，肌肉在發炎的狀態，暫時不要按摩，只要讓成分被皮膚吸收即可。
3 有痠痛感覺的期間，可以一天塗抹數次。
4 急性期過後不再有疼痛、發熱、發紅等發炎症狀的時候，可以搭配按摩，安撫過度工作的肌肉。

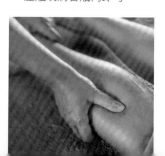

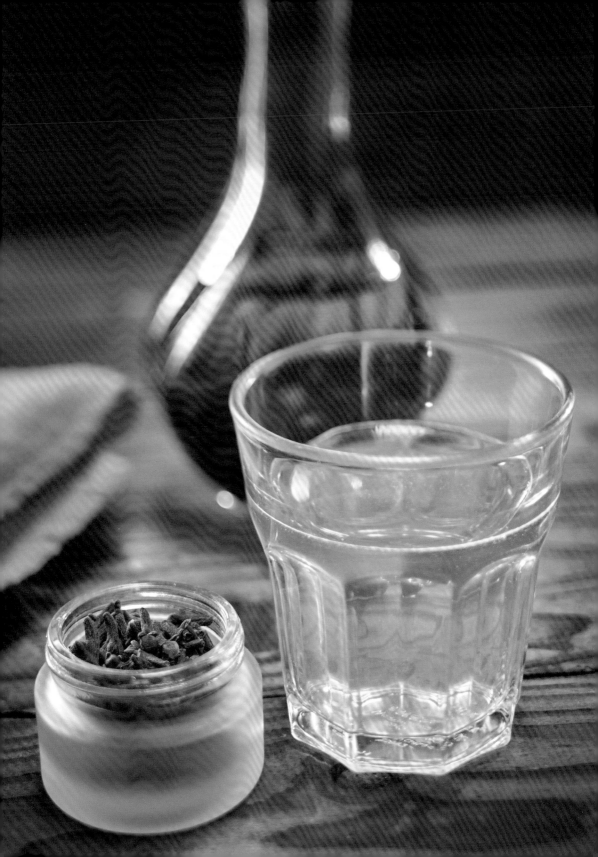

Clove Bud Mouthwash

丁香苞漱口水

強力抗菌的丁香苞精油，被牙醫運用在麻醉止痛上。也有許多潔牙產品添加丁香酚，發揮抗感染、抗菌、消炎鎮痛的功效。使用酒精做為溶劑，以丁香苞香料或丁香苞精油做成酊劑，再加水稀釋做成漱口水，很適合做為抑菌的漱口水，進行日常的口腔保健。

 材料

丁香苞精油·····················20滴
薄荷精油·······················20滴
酒精·····························18ml
水·······························20ml
玻璃瓶···························1個

步驟

1 把酒精放在玻璃瓶內，滴入精油，搖晃均勻，就是薄荷與丁香苞精油的酊劑。

2 取20ml的水，加入5-8滴的酊劑，搖一搖充分混合之後，就是漱口水。

TIPS

① 其他適用來製作漱口水的精油，包括綠花白千層、茶樹、月桂、鼠尾草、桉油樟等，除了保健口腔的衛生與口氣清新之外，還可以同時抗病毒、抗細菌，在流感季節發揮功效。

② 水的部分可以用薄荷純露取代。

③ 嬰幼兒不適合使用。孕婦也要注意劑量。

+ Plus

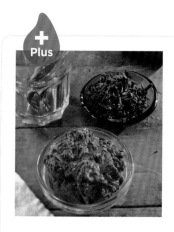

刷牙粉 / 膏

同樣的概念，也可以運用來製作刷牙粉 / 膏。

高嶺土 ·········· 6大匙	丁香粉 ·········· 1大匙
小蘇打粉 ········ 1茶匙	椰子油 ········· 3-4大匙
細海鹽 ·········· 1茶匙	密封罐 ············· 1個
肉桂粉 ·········· 1大匙	

1 把所有材料混合在一起，裝在密封的罐子裡面就可以了。

2 使用的時候，牙刷沾水後稍微甩乾，沾起刷牙粉 / 膏刷牙即可。

19

芫荽籽
Coriander
Seeds

Coriandrum sativum

有開胃醒脾的作用，
可以發汗透疹、開胃消食，
改善感冒及消化症狀。

拉丁學名	*Coriandrum sativum*
植物科屬	繖形科芫荽屬
主要產地	原產於地中海沿岸，現於全球可見
精油萃取部位	種籽
精油萃取方式	蒸氣蒸餾

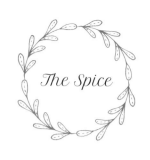

The Spice

談到芫荽，或者聞到芫荽的味道，台灣人多半可以立即聯想起荣頭湯（白蘿蔔湯）或是貢丸湯這些庶民小吃的氣味。到巷口鄰近小吃攤，來一碗肉羹、麵線小吃，也會遇到芫荽，那個清爽特殊的香氣，大家都很熟悉。芫荽的葉子英文叫做 cilantro，就是台灣料理裡我們很熟悉的香菜。芫荽的種子則叫做 coriander seeds。

有機會到種苗公司購買種子回來，不一定要拿來播種，輕輕敲一敲就會跑出香氣的芫荽籽，其實是非常好的香料。在台灣的料理中，大家對它比較不熟，但在印度、南亞、西亞和歐洲的料理中，乾燥的芫荽籽粒或磨細的芫荽籽細粉則經常被運用入菜。芫荽籽有時也會被稱為「胡荽籽」，可以到熟識的中藥行詢問，販售異國香料、印度香料的網路商店與實體商店也多半會有販售。在家裡備上芫荽籽這一味，在日常餐食中，就可以照顧全家的腸胃與身體。

芫荽是歷史悠遠的藥草／香料之一，有人說埃及人在西元前5000年就開始運用芫荽，在《聖經》的〈出埃及記〉裡面，提到Manna的形狀像芫荽籽，用芫荽籽來描述上帝賜與以色列人的神奇食物Manna的形狀，表示芫荽籽在當時可能就已經是人們熟悉的植物。羅馬人把芫荽從埃及帶到西歐，再慢慢傳入美洲、亞洲等地。歐美人常以芫荽籽做為醃製肉類香腸的材料，或以芫荽葉添加到涼拌菜或湯品裡面。在台灣，我們似乎比較習慣以芫荽葉來做湯品的調味，或為涼拌菜增色添香，而少用到芫荽籽。

芫荽籽帶有一種清新水果味的愉悅辛香，通常在台灣入秋天涼了之後，就可以將種子輕輕輾破（不要敲碎），泡水過夜之後，就可以取出灑到土裡播種。只要溫度維持在冷、涼的氣溫，光線也夠，很快就會冒出小苗來了，是很容易種植的一種香草。植物大約可以長到1-2呎高，莖抽高之後開花，接著就會長出大約4-6公釐大小的圓形的種子，芳療上的芫荽籽精油就是從此萃取而來。打開芫荽籽精油，聞到的就是播種時碾籽過程會聞到的那股清新香氣。

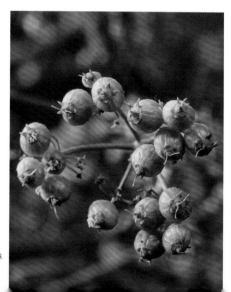

芫荽植株

芫荽是一年生的草本植物，約莫在秋季天涼之後可以開始種植。葉子會從根部放射狀向上長出，長長的葉柄，長出羽狀的葉片。從小苗到可採收到約30日，就可以開始陸續從外圍成熟的葉片開始採收食用。一旦中心抽高開花，會開出散狀的白色小花，花謝後等待結果就有芫荽籽可以採收，曬乾留做香料食用，或是來年繼續播種。芫荽也不喜積水的土壤，表土乾了再澆水，在自家庭院種植則注意土壤不要積水。因為葉片具有香氣，少有病蟲害產生，冬季溫度低，在田園裡很容易生長，回暖的時間生長速度會減緩。夏季如果想要種植，則需要適度的遮光。

🫐 芫荽籽的功效

在西洋料理中，芫荽籽常被用來做為肉類殺菌與去腥味的香料。中世紀時期被認為具有保證懷孕的能力。芫荽的療癒特質與消化系統有關，栽種歷史悠久，希臘人、羅馬人的文獻裡面都記載了芫荽的療效，從醃漬肉品到蒸餾酒裡面都有。可能因為絲路貿易的盛行，把這個種子也引入了印度，在印度的阿育吠陀療法中常運用芫荽煮茶當作治療感冒的藥方。從南歐、北非到西南亞都有芫荽的蹤跡。

芫荽最主要的療效特質，不管是葉片還是種籽，都跟感冒症狀和消化系統有關。中醫學認為芫荽葉具有開胃醒脾的作用，可以發汗透疹，開胃消食。感冒風寒或麻疹初發的時候，可以用芫荽籽與蔥白煮茶喝下。有消化不良、食慾不振、脹氣腹痛等症狀，可以食用芫荽葉的涼拌菜，或是用等量的芫荽籽與陳皮煮成茶飲。

芫荽籽精油裡面含有的成分具有抗氧化、抗菌等功效，種子有膳食纖維，因此當成香料運用在料理裡面可以吸水，增加食物份量，並且緩和便祕的狀況。芫荽籽裡面還有很好的礦物質，例如鐵、銅、鈣、鉀、鎂和鋅等，對人體的循環與代謝系統有很大的幫助。

繖形科植物的特性：

芫荽籽是繖形科的香料種籽，繖形科的其他香料還有芹菜（celery）、藏茴香（caraway seeds）、小茴香（cumin，又稱孜然）、蒔蘿（dill，台灣人稱「茴香ㄚ」）、甜茴香（fennel）等。這些香料的種籽與葉片都具有特殊香氣，在歷史上與不同的文化裡，都在醫療與料理上佔有一席之地，添加在各種麵包、起司、湯品、醃漬物與蒸餾酒裡面，兼顧調理與調味之效。

🌢 芫荽籽精油的化學組成

　　從芫荽籽萃取得到的芫荽籽精油，常常被用來處理消化不良、食慾不振與腸道痙攣等腸道相關問題。芫荽籽精油的化學成分中，沉香醇佔了60-80%左右，其他還有 γ-帖品烯、α-松烯、對散花烴、樟腦，以及乙酸牻牛兒酯（geranyl acetate）等。在西洋藥草學上，使用芫荽籽精油有很久的歷史了，從希波克拉底的時代就有使用芫荽籽的紀錄，以浸泡酒精做為酊劑，或是磨碎成粉後用來處理消化不良、食慾不佳、抽搐、失眠與焦慮等問題。近代臨床上也發現芫荽籽精油可以改善血糖控制，似乎可以用來降血糖。

化學類型 Chemical group	成分 Composition
醇類 Alcohols	linalool (60–80%), geraniol (1.2%–4.6%), terpinen-4-ol (3%), α-terpineol (0.5%)
帖烯類 Hydrocarbons	γ-terpinene (1–8%), r-cymene (3.5%), limonene (0.5%–4.0%), a-pinene (0.2%–8.5%), camphene (1.4%), myrcene (0.2%–2.0%)
酮類 Ketones	camphor (0.9%–4.9%)
酯類 Esters	geranyl acetate (0.1%–4.7%), linalyl acetate (0%–2.7%)

　　我常用芫荽精油來處理腸胃脹氣或胃痛造成的不舒服，因為芫荽籽精油裡的乙酸牻牛兒酯對腸道肌肉的抗痙攣效果優異。在胃痛抽筋直不起腰來的時候，將芫荽精油稀釋在植物油裡面按摩在胃這個器官外側的上腹部皮膚上，痙攣的情形很快可以得到緩解。至於芫荽葉，台灣料理常見的香菜，入料之後具有開胃醒脾的效果，可以促進發汗與腸胃蠕動，氣味跟芫荽籽雖然相去甚遠，但去腥、整腸、預防感冒的功效，是相近的。從精油的角度切入來看芫荽葉的功效，芫荽葉的精油雖然少有人生產，不過從精油化學的專業書籍提供的成分分析看來，芫荽葉精油含有較多的醛類（正癸醛、反式癸烯醛等），具有優異的抗氧化、消除自由基與重金屬的功能。所以下次吃貢丸湯、大腸麵線，或是在家料理茭頭湯的時候，記得芫荽香菜除了可以添增香氣之外，對身體也大有幫助喔！

芫荽氣味與化學分子關聯性：
台灣人稱芫荽為香菜，但芫荽的香氣到了不同人的鼻子裡，不一定都是香的。希臘人將芫荽命名為 koriandron，字源是 koris，臭蟲的意思。現代有些人則認為芫荽吃起來比較像肥皂。不管是臭蟲還是肥皂，可能都跟芫荽葉片裡面含有的醛類分子有關。科學家目前透過基因關聯分析的研究方式，從遺傳資訊去分析，找出了可能會讓人覺得「香菜很臭」的基因，初步認為很可能是 OR6A2 這個嗅覺受器基因碼的差異，讓大家對香菜或愛或恨。

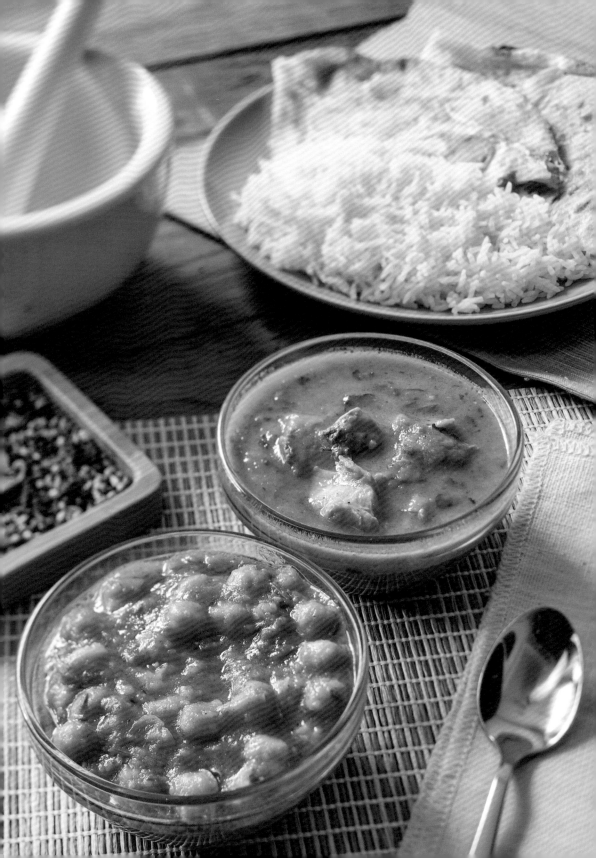

Garam Masala

印度綜合辛香料—咖哩粉

我們熟知的印度咖哩是以各種香料組合而成的，其中最主要的三種香料就是芫荽籽、孜然（小茴香籽）跟薑黃，另外依各地地理風土與氣味喜好的不同，再組合加入其他額外的香料，就是不同風味的咖哩。在網路上使用 garam masala（綜合辛香料的意思）或直接輸入 Indian curry 就可以找到各式各樣的配方。garam 指的是辣味，在阿育吠陀醫學裡面，有可以把體溫提高的意思。masala 的意思則是綜合辛香調味料。

各具特色的咖哩，香料種類從 5 種到 20 種，常見的咖哩香料組合，包含這些香料：芫荽籽、孜然、薑黃、葫蘆巴籽與辣椒。其他還可能再額外添加的香料有薑、大蒜、阿魏、甜茴香籽、葛縷籽、肉桂、丁香、芥末籽、小荳蔻、黑荳蔻、大荳蔻、長椒和黑胡椒等。

咖哩，或說印度綜合辛香料，傳到世界各國之後，又被添加了其他元素。例如日式咖哩加入了洋蔥、高湯與蘋果，製作成甜香的咖哩塊。東南亞的咖哩，則添加了椰奶、魚露、蝦醬等南洋風味。泰式咖哩更以辣味著稱，將紅辣椒或青辣椒跟其他辛香料一起搗成泥狀，嗆辣帶勁。廚房裡只要有基本的香料組合，也可以只取所需份量，從炒香料開始，製作一鍋美味的印度咖哩，不一定要預先調配成咖哩粉，或是仰賴市售咖哩粉或咖哩塊。

材料

一開始可用以下比例嘗試，再慢慢調整出最適合自己的味道。

芫荽籽：薑黃：孜然粉：辣椒：黑胡椒⋯⋯⋯ 2：2：1：1：1（比例）
薑⋯⋯⋯⋯⋯⋯⋯⋯⋯酌量
大蒜⋯⋯⋯⋯⋯⋯⋯⋯酌量

步驟

1 把所有香料依照比例秤重量好。
2 把不是粉末狀態的乾燥種籽、葉片類的香料先入鍋炒香。
3 稍加放涼之後，用食物調理機或咖啡磨豆機打碎。
4 加入粉末類的香料混合攪拌均勻，就可以裝罐保存了。

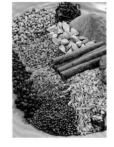

 TIPS

有機會購買到喜愛的咖哩粉的時候，可多留意香料罐背後的成分表，研究這一家咖哩粉的口味，添加的是哪些香料，吃起來合不合自己或家人的口味。慢慢累積香料組合的知識與味覺記憶。我自己在慢慢進入香料國度，陸續添購各種香料種籽或粉末之後，有一天，我發現原來家裡廚房香料架上的各式香料，已經可以讓自己調配咖哩粉了，這也算是某種人生成就的達成吧！（笑）

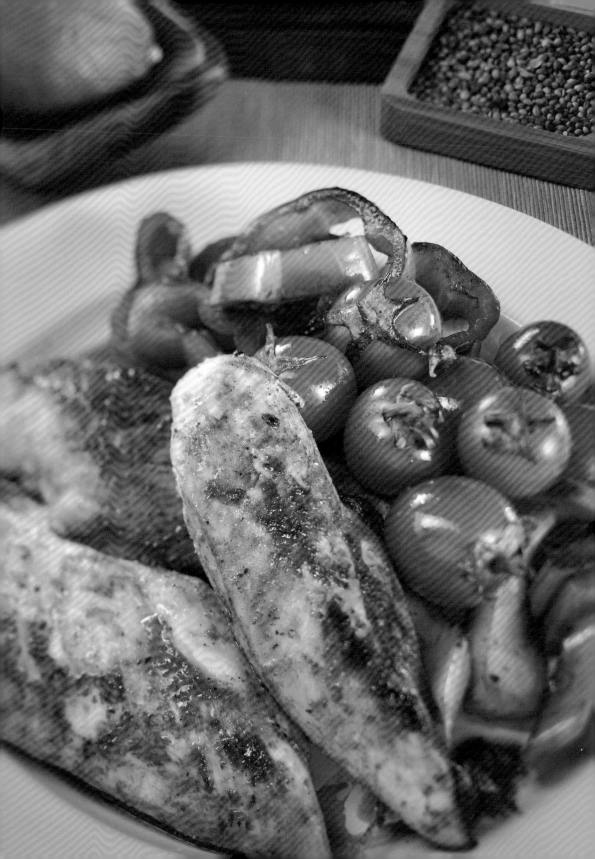

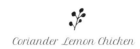

Coriander Lemon Chicken

清檸芫荽籽嫩煎雞胸肉

芫荽籽的殺菌、除臭能力，在歷史上的運用佔有一席之地，羅馬人用它來保存肉品，法國修道院的修士加入蒸餾酒的製程裡，歐美的各種香腸食譜裡都常見芫荽籽的蹤跡。除了殺菌去腥味之外，也可以幫助消化。

將芫荽籽在乾的鍋子上加熱烘烤數分鐘，直到芫荽籽的香氣散出之後，熄火。將烘烤過的芫荽籽用香料研磨器磨成粉，或用研磨缽或菜刀刀背敲碎，裝入玻璃香料罐內，就可以拿來做為平日醃肉或料理海鮮的香料。

雞胸肉是很好的蛋白質來源，但很容易煮到變得乾乾柴柴的，不容易吞咬。醃過的雞胸肉除了帶有清香之外，一點都不柴，小朋友很愛吃，牙齒不好的人也會覺得輕鬆入口。

 材料

雞胸肉 ······················ 4片
番茄、甜椒或其他蔬菜 ···· 適量

醃料

芫荽籽細粉 ················· 1小匙
（或芫荽籽2大匙，壓碎）
大蒜 ······················· 3顆
檸檬皮 ····················· 少許
紅辣椒（可省略）············ 1條
檸檬汁 ············· 3顆檸檬的量
蜂蜜 ······················· 4大匙
黑胡椒 ····················· 少許
鹽巴 ······················· 少許

步驟

1 備好所有材料，把雞胸肉灑上少許鹽巴與黑胡椒，放入醃料內醃漬3小時或冷藏隔夜。

2 取出醃漬好的雞胸肉，在鍋子或烤盤淋上少許橄欖油，以烤箱烘烤或平底鍋煎熟即可。

3 雞胸肉起鍋後，將番茄、甜椒等放入鍋中煎。

4 待蔬菜煎熟時，即可與雞胸肉一起擺盤。

 TIPS

額外加上少許芫荽葉裝飾，可以完整的吃到這一株植物。

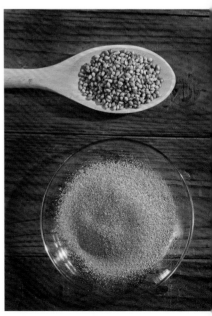

芫荽籽加熱烘烤後磨成粉

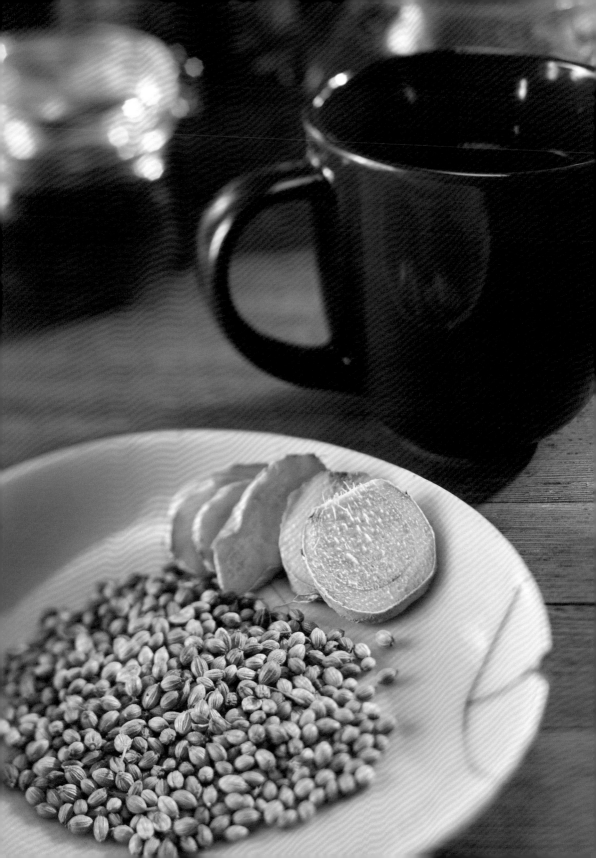

Coriander Tea

芫荽籽排氣茶

芫荽籽的柑橘／檸檬清香，讓這個香料帶著清新的果香，很適合拿來泡茶。從芫荽籽精油的化學組成也可以看出來，芫荽籽裡面含有的成分，對呼吸道、消化道都非常有益。感覺快要感冒或者肚子有些脹氣的時候，都可以試一試這個茶飲。我自從家中常備芫荽籽之後，遇到有時吃壞肚子，或是工作壓力導致腸胃不適絞痛的時候，外以稀釋精油按摩腹腔，搭配內服的芫荽籽和其他香料茶，脹痛的感受與滿肚子的氣，都會很快地消失。

材料

芫荽籽 ……………… 2小匙
薑片 ……………… 3-4片
水 ……………… 800ml

步驟

1 將芫荽籽稍加碾碎之後，在鍋子上慢慢烘烤出香氣，熄火。

2 把烘過的芫荽籽與薑片放到小鍋裡面，加入約800ml的水，煮至沸騰後轉小火，約25分鐘之後關火。

3 濾掉香料後直接飲用，或加入少許黑糖或蜂蜜即可。

TIPS

若不加薑片，改成檸檬片也很好，在酷暑的日子喝起來有降溫的感覺。

Plus 懶人版泡茶法

1 把芫荽籽稍稍敲碎，放入濾茶袋裡。

2 馬克杯內丟入黑糖薑塊。

3 沖入熱水就可以喝了。

一整天一直回沖，可以一直享受芫荽籽的香氣。

Coriander Tummy Massage Oil

芫荽籽腸胃按摩油

芫荽籽精油對免疫、循環、肌肉、神經、消化系統都具有很好的療效，具有極佳的抗病毒效果，可以處理一般感冒與流感，可以提振循環機能，促進體內毒素的排除，對腸胃絞痛與痙攣、脹氣等症狀效果良好。因為氣味清新，也可以提振精神，使思緒清楚。

我自己常常用芫荽精油來處理腸胃脹氣或胃痛造成的不舒服，因為芫荽籽精油裡的乙酸牻牛兒酯，對腸道肌肉的抗痙攣效果優異，在胃痛抽筋直不起腰來的時候，稀釋在植物油裡面按摩胃這個器官外側的上腹部皮膚上，痙攣的情形很快可以得到緩解。

 材料

芫荽籽精油 ············ 12滴
其他配合精油
（薑、荳蔲、甜茴香）··· 3滴
甜杏仁油 ············· 20ml
荷荷芭油 ············· 8ml
壓瓶 ·················· 1個

 步驟

1　將選擇好的精油配方，稀釋於植物油中，裝在壓瓶中。
2　在消化不良或腸胃不適，產生脹氣與腸胃痙攣等不適感的時候，按壓少許按摩油，在腹部疼痛處按摩或熱敷。

 TIPS

適合處理腸道消化、發炎、脹氣問題的相關精油，還包括紅桔、大茴香、甜羅勒、丁香苞、黑胡椒、胡椒薄荷等。

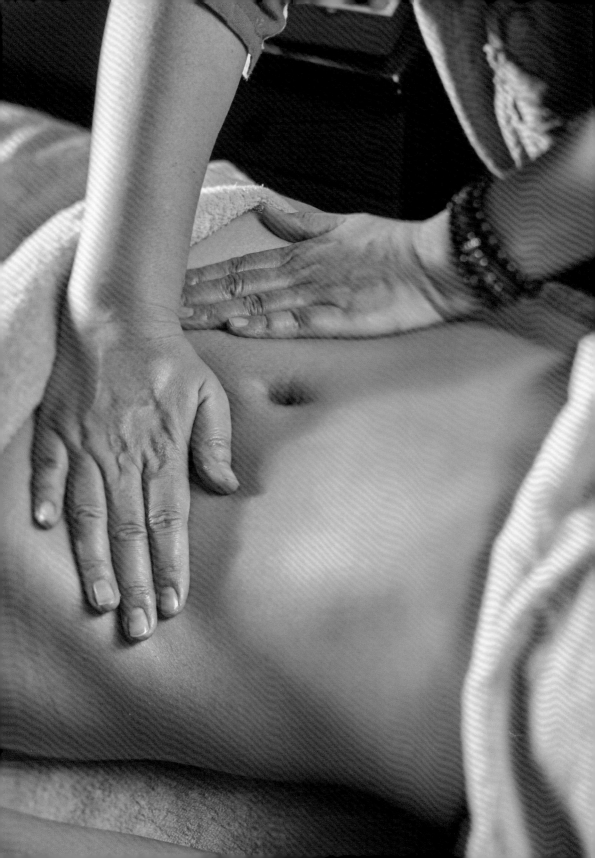

20

薑黃
Turmeric

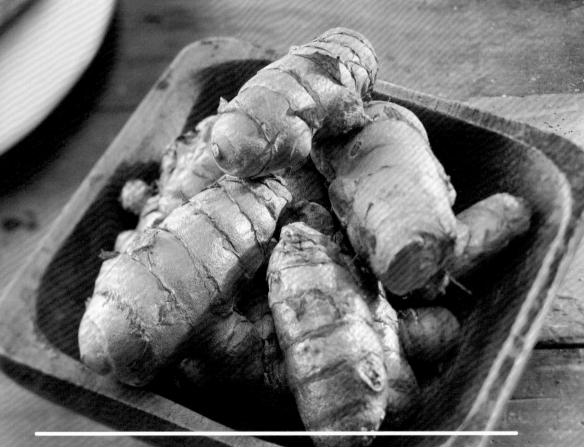

Curcuma longa

具有消炎、助消化、抗癌的功效，
是扭傷、創傷、關節炎與感染的
家庭良藥。

拉丁學名	*Curcuma longa*
植物科屬	薑科薑黃屬
主要產地	印度、南亞
精油萃取部位	乾燥壓碎的根莖
精油萃取方式	蒸氣蒸餾、CO2

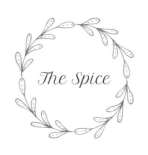
薑黃是薑科薑黃屬的植物，也被稱為鬱金，葉片寬大，看起來很像我們熟悉的野薑花，被用來食用或入藥的部位是根莖，磨粉後為深黃色，是咖哩的主要香料之一，主要的營養成分以及顏色的來源是薑黃素（curcumin）和類薑黃素（curcuminoids）這些油性的成分。具有很好的醫療保健效果。在印度文化裡，除了磨粉入料理之外，薑黃粉同時是染劑，也是阿育吠陀醫學裡面一味很重要的藥材。

薑黃的原產地是南亞洲、印度等地，屬於熱帶的作物，不耐寒，喜歡冬季溫暖、夏季濕潤的氣候，適合的溫度是攝氏20-30度之間。抗旱能力不佳，因此在潮濕的台灣也很容易種植。把分切或買來的薑黃塊莖，在春季開始種植，剛開始半日照即可，進入生長旺盛期則需要比較多的陽光，盆栽或地栽都可生長。一開始種植的時候不需要太多水，以免開放的切口腐爛，等到發芽開始生長的時候，就必須保持濕潤，並且加以覆土。

到了夏末、秋季的時候就會開花，冬季時則可將莖枝切除，待來年春天發芽生長，或重新切取根莖繁殖。農人多於冬季挖取根莖販售。有些地方在春季也可以再採收一次。其中，冬季薑黃顏色較深，功效也較好。薑黃的顏色可以把接觸到的東西染成亮黃色，咖哩的主要顏色來自薑黃，美式料理常用的芥末醬也是用薑黃上色，在印度也會用薑黃來做染劑。

採收後的薑黃，如果沒有要立刻使用，可以把薑黃洗乾淨後，以水煮約30-45分鐘，然後曬乾，或以烤箱烘乾，就可以食物調理機磨成粉末保存。

薑黃、薑和小荳蔻都屬於薑科的植物，這三種香料都具有溫和、溫暖帶點辛辣苦味的特質，在印度和南亞料理中扮演重要角色。

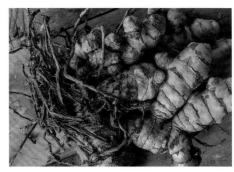

薑黃花，圖片授權：By Sankarshansen [CCO], from Wikimedia Commons

薑黃根

🔷 薑黃的功效

薑黃原產於印度與南亞，在阿育吠陀醫學上，被用來治療消化問題，據稱具有消炎、助消化、抗癌的功效，是扭傷、創傷、關節炎與感染的家庭良藥。使薑黃具有這些功效的主要功臣，來自薑黃的顏色與療效來源——薑黃素和化學結構相近的類薑黃素。近幾年，薑黃成爲很受歡迎的保健食品，臨床研究也陸續深究薑黃實際作用的方式，驗證這些功效。

薑黃素可以降低細胞內鈣離子的濃度，但作用的方式，不是讓身體排出鈣，而是幫忙把鈣放到細胞的儲藏室裡面去。打個比方說，就像是家裡大掃除，把髒亂的衣物收到櫃裡面去，衣物並沒有消失，只是收起來了。透過這樣的機制，調節細胞內的鈣離子濃度，把鈣離子更有效的儲存到鈣離子應該去的地方。鈣離子會使肌肉收縮，若降低肌肉內的鈣濃度，可以預防肌肉收縮，這也是爲什麼食用薑黃可以處理消化道的肌肉痙攣的原因。

不過，薑黃經過食用後，並不容易經由消化道被身體吸收，吃到肚子裡的適量的薑黃可以助消化，緩解腸道肌肉收縮和痙攣，但也僅止於在消化道發生作用，無法再送到身體的其他部位去放鬆其他肌肉。使用在皮膚上的薑黃產品也是一樣，例如稀釋的薑黃精油按摩油，主要還是在塗抹處的皮膚發揮局部的效用，而無法對全身肌肉產生系統性的功效。

此外，也要提醒，薑黃食用過多時，反而造成反效果。原先的調節鈣離子濃度的機制，如果薑黃素濃度過高，反而會直接關閉細胞膜上的鈣幫浦，讓細胞內的鈣濃度增加，導致肌肉收縮而產生痙攣。這也符合食補適量攝取的概念（everything in moderation），適量搭配食物服用是保養，高濃度或過量就變成藥物，當成藥物使用的時候，就有各種體質與劑量的考量。

目前，我們也知道薑黃素藉由各種機制來達成消炎的作用。薑黃素可以直接消滅自由基，可以刺激細胞製造出穀胱甘肽這個天然的抗氧化物。薑黃素也會阻礙身體製造出COX-2，和PGE2這類發炎賀爾蒙的製造，因而達成抗發炎的效果。

薑黃除了被運用在消化、腸道、肝臟之外，也常以外敷的方式用來保養皮膚。例如針對皮膚的乾癬症狀，可以透過內服薑黃（食補）的方式管理免疫系統，以緩解牛皮癬的症狀，搭配在傷口敷以薑黃面膜的方式，幫助緩解疼痛與發炎等症狀。

中醫裡面對薑黃的記載，提到薑黃味道雖然辛、苦，但性溫，可以幫助脾經與肝經，具有破血行氣、通經止痛、活血化瘀之效。而阿育吠陀醫學裡面更是把薑

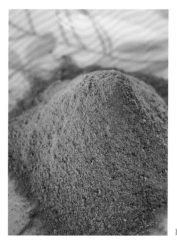

薑黃粉

黃當作一種綜合萬能草藥，可以平衡各種體質。除了在印度與中醫裡都指出薑黃有其功效，薑黃素近年在臨床醫學上的動物實驗中被反覆證實具有抑制腫瘤的功效，具體的抗癌機制還有待驗證，但聽來振奮人心。近年來也有不少研究心力投入薑黃素在治療腦傷與失智症、阿茲海默症的效果上。因為薑黃的抗氧化、抗發炎與親脂性，可以用來改善阿茲海默患者的認知功能。這些功效也都跟薑黃素的抗氧化、消除自由基、降低 β-類澱粉蛋白、延緩神經元退化、降低膠質細胞形成等功效有關。許多研究都指出使用薑黃的失智病患，在整體記憶的改善上有進步。、

此外，有研究指出薑黃精油對葡萄糖甘酶（glucosidase）酵素的抑制效果，比第二型糖尿病常用的標準藥物Acarbose更有效。這些相關的生理功效，都很值得進一步探究。

薑黃精油的化學組成

因為保健食品的風行，薑黃精油近年也有很多的運用。薑黃精油的氣味是溫和的辛香，帶點甜味與泥土的氣味。常被用來做為肝臟保養、腸胃保養，以及肌肉關節的消炎止痛，除了稀釋調成按摩油，做局部的疼痛緩解保養之外，擴香的方式可以幫助紓壓，建議可以跟其他香料與柑橘類精油搭配，像是同家族的小荳蔻與薑，其他如肉桂、香草（vanilla）、橙類精油如甜橙、血橙和葡萄柚等。

薑黃根莖裡面約含有 3-5% 的揮發性油脂，除了最重要的薑黃素（curcumin），也含有其他殺菌清潔的單帖烯，還有抗發炎與收斂修復的倍半帖類分子。以不同萃取方式取得的薑黃精油，成分會有些許差異。CO2 萃取方式取得的薑黃精油，薑黃素的成分可以高達接近 80%。

化學類型 Chemical group	成分 Composition
單帖烯類 Monoterpenes	α-phellandrene (0-12.8%), terpinolene (0-3.9%), p-cymene(0.3-1.4%)
倍半帖烯類 Sesquiterpenes	zingiberene (11-17%), ar-curcumene (2-6%), β-sesquiphellandrene (8-9.5%), β-bisabolene (1.8-2.2%), β-curcumene (0-5.68%), dehydrocurcumene (1.21%), α-& β-caryophyllene (0-5.9%)
倍半帖醇類 Sesquiterpenols	curcuphenol mw=28 (2.64%)
酮類 Ketones	ar-turmerone (15-28%), turmerone (8-28%), β-turmerone (curlone) (3.35%), carlone (0-4.9%)

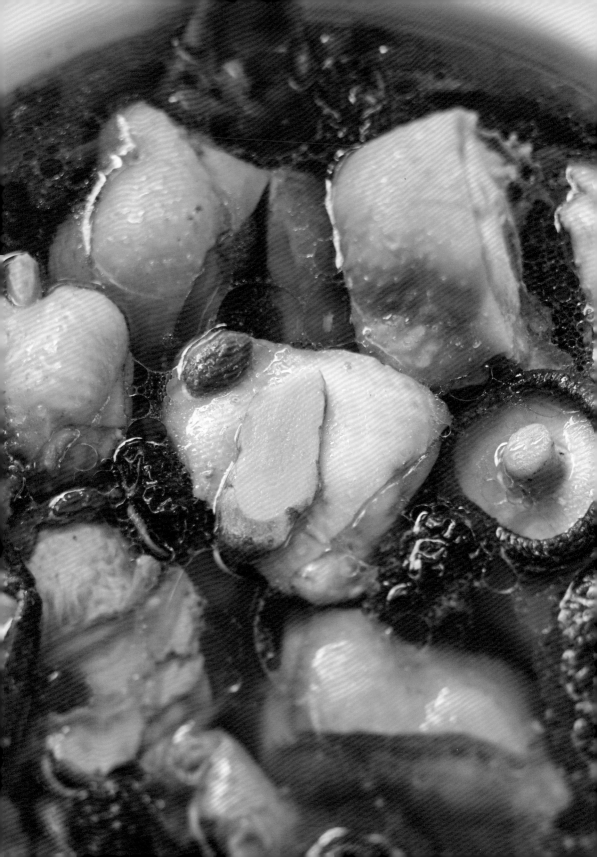

Turmeric Chicken Soup

薑黃雞湯

台灣人冬季喜愛燉雞湯食補，近年薑黃成爲火紅的保健食品，天涼入秋時節對的時候，市場上也會出現薑黃。買到新鮮薑黃時，就很適合燉煮一鍋薑黃雞湯。網路上有很多薑黃雞湯的食譜，提到添加黑胡椒可以提高薑黃吸收率，這是因爲胡椒鹼（piperine）可以有效提升薑黃素在人體中的利用率，且黑胡椒可以促進循環，促進人體發汗，酌量添加雞湯的風味，效果加倍。

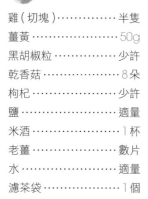

材料

雞（切塊）……………	半隻
薑黃 …………………	50g
黑胡椒粒 ……………	少許
乾香菇 ………………	8朵
枸杞 …………………	少許
鹽 ……………………	適量
米酒 …………………	1杯
老薑 …………………	數片
水 ……………………	適量
濾茶袋 ………………	1個

步驟

1　乾香菇用水泡開。黑胡椒粒拍碎後，以濾茶袋裝好。薑黃切片。

2　除了枸杞之外，將雞肉及步驟1所有材料都放入電鍋內鍋，倒入1杯米酒，再加水淹過所有材料。也可以用全米酒取代水，再加入老薑片。

3　外鍋放入2杯水，按下開關燉煮。

4　開關跳起後，加入枸杞與少許鹽巴調味，再按下開關一次，開關跳起即可上桌。

TIPS

薑黃出現的時間，多半正值氣候轉變、溫度下降的季節，很適合溫補提振元氣，預防感冒。可以斟酌再加入常用的漢方藥材，例如黃耆、紅棗。另外要提醒，孕婦、生理期間、陰虛火旺者不宜食用薑黃。

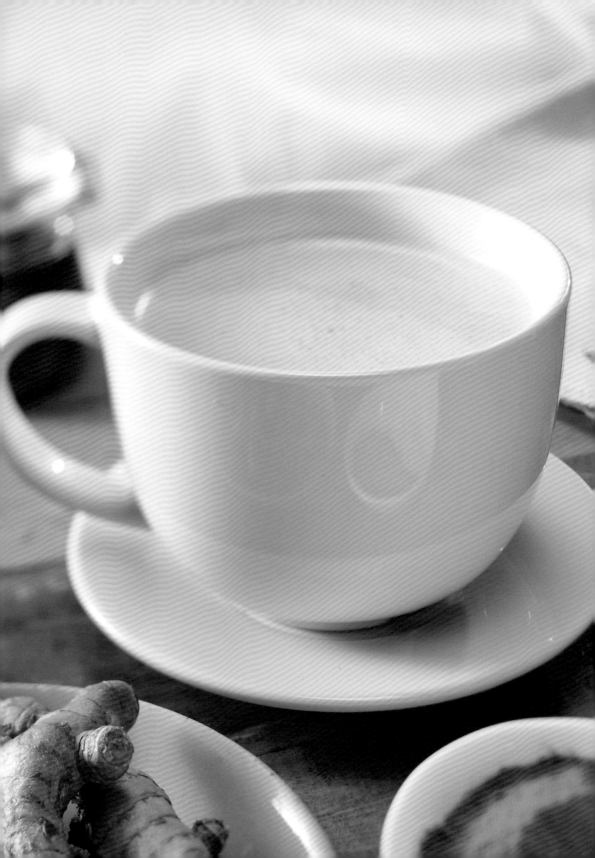

Golden Milk Tea

黃金奶茶

薑黃具有良好的抗發炎與抗氧化功效，可以消腫止痛，對腸胃消化道的不舒適，可以透過飲用奶茶的方式來幫助改善。因爲發揮薑黃功效的主要成分是薑黃素，親脂的薑黃素可以搭配添加了油脂的奶茶飲用，吸收更好。南洋風味的奶茶，在暖暖的冬季喝起來，暖身又暖心。

材料

材料	
薑黃粉	1茶匙
肉桂粉	1/2茶匙
蜂蜜	1茶匙
黑胡椒	少許
小荳蔻	1/4匙
肉荳蔻	1/8匙
薑片	2片
牛奶	2杯（475ml）
（或豆漿、椰奶、杏仁茶亦可）	
冷壓椰子油	1大匙
（或印度酥油〔ghee〕）	

步驟

1　量取所有的香料（可以的話，盡量使用尚未磨成粉的材料，使用時再研磨）。用磨粉罐磨少許黑胡椒粉。小荳蔻需剝開外殼，另以完整的肉荳蔻在磨粉器上磨出所需份量的細粉。

2　以把牛奶和所有香料倒入食物調理機，高速攪拌至均勻。

3　將混合好的香料牛奶倒入小鍋，以中小火加熱約3-5分鐘，注意不要煮到滾燙冒泡。

4　沒有食物調理機的話，直接把所有材料倒入小鍋中加熱，煮好後過濾即可。

5　最後加入蜂蜜調味，趁熱飲用。

TIPS

薑黃的顏色可能會把調理機染上顏色，但薑黃對光線敏感，逐漸會褪色，殘留的薑黃粉也無害。

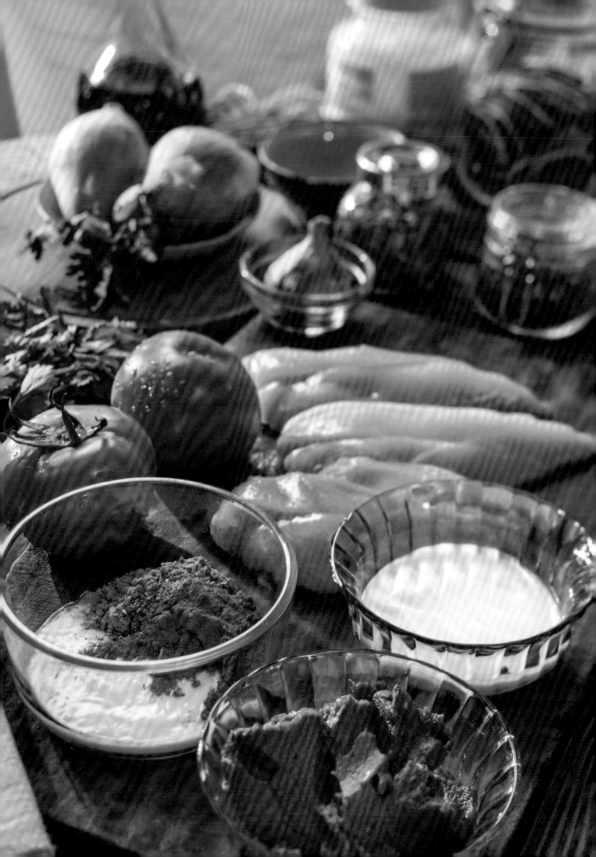

Masala Chicken

印度風香料雞

除了咖哩之外，運用各種香料搭配組合成喜愛的風味，就是garam masala印度綜合香料的概念。添加了薑黃的各料理，就有印度氣息，在家裡準備各種香料，在想吃的時候就可以隨時自己搭配。

材料

Garam Masala 香料粉……2茶匙
優格………………………1/4杯
雞腿排或雞胸肉………………2份
參考香料組合：
（份量可隨個人喜好調整或增刪）
　小茴香（孜然）…………1大匙
　洋蔥………………………1顆
　大蒜………………………3瓣
　芫荽籽……………………4大匙
　黑胡椒……………………1大匙
　荳蔻……………………3/4大匙
　薑黃粉…………………1又1/2大匙
　丁香……………………3/4大匙
　肉桂……………………3/4大匙
　月桂葉…………………3/4大匙
新鮮番茄……………………2顆
番茄糊………………………半杯
鮮奶油………………………半杯
鹽……………………………適量
芫荽葉………………………少許

步驟

1　將garam masala 綜合香料粉與優格拌勻。
2　雞肉切條後，與優格醬料拌勻醃約2小時。（沒有garam masala的話，用市售咖哩粉取代亦可。）
3　烤箱預熱至攝氏230度，烤盤上油。
4　雞肉擺在烤盤上，放入預熱完成的烤箱內烘烤約10分鐘，雞肉烤到些許金黃，切開不呈粉紅色即可。
5　在平底鍋內熱油，炒香小茴香，加入洋蔥繼續翻炒至軟化，大約5分鐘。加入其所有香料，繼續翻炒到洋蔥呈棕色。
6　加入番茄與番茄糊，繼續煮10分鐘左右。
7　把烤好的雞肉條放入鍋中一起煮，並將醬料淋在雞肉上，幫助入味。加入鮮奶油，加蓋後小火煮約10分鐘，加入少許鹽巴調味。
8　擺盤時，灑上芫荽葉裝飾即可。

Turmeric Soap

薑黃馬賽皂

在悉達醫學（Sidha medicine，古印度醫學三大傳統之一）中，會運用新鮮薑黃汁液來處理各種皮膚症狀，包括異位性皮膚炎、麻疹、帶狀皰疹、過敏和疥瘡等。以薑黃食補之外，運用薑黃入皂，除了可以讓皂呈現天然美麗的橘黃色，也可以在短暫的沐浴時間裡面，利用薑黃抗菌、消炎抗氧化的功效，讓皮膚問題得到短暫的淨化與緩解。

 材料

橄欖油 …………… 505g（72%）
紅棕櫚油 ………… 80g（12%）
椰子油 …………… 115g（16%）
氫氧化鈉（NaOH）…… 101g
水 ………………… 242g
薑黃細粉 ……………… 14g
精油 …………………… 14g

步驟

1　量好所有的油品，將薑黃粉加入油內，攪拌均勻。
2　將氫氧化鈉（NaOH）一匙一匙的加入水中，製作鹼液。
3　將製作好的鹼液慢慢倒入油中，一邊攪拌。
4　持續攪拌至皂液逐漸濃稠，接近trace的狀態，加入精油，繼續攪拌至trace（攪拌棒拉高後滴下的皂液會在表面留下痕跡）入模。
5　把裝有皂液的皂模放入可保溫的紙箱或保麗龍箱內，蓋上蓋子，讓皂化反應持續完成，1-2天後即可脫膜切皂。晾皂4-6週後使用。

 TIPS

配方中的油品可自行替換或加入其他油品，記得重新計算配方即可。製皂詳細步驟請參考本書第34頁。配方計算請參考製皂入門書。

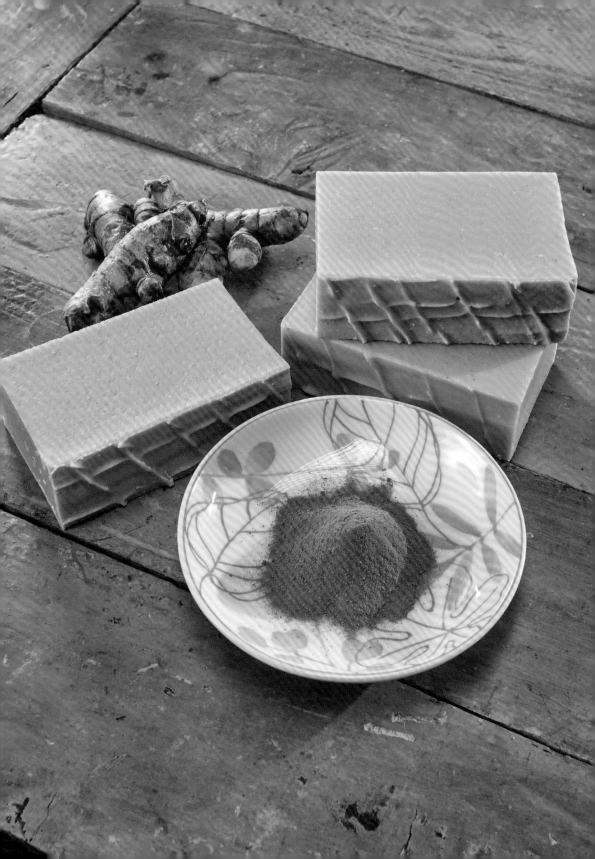

關於浸泡油
Oil Infusions

● 基礎概念 ● 常見浸泡油介紹 ● Trauma Oil 浸泡油 ● 以浸泡油調配痠痛按摩油

基礎概念

　　浸泡油的基本概念：將藥草浸泡在植物油裡面一段時間，把脂溶性的成分轉換至植物油裡面。浸泡油結合了藥草與植物油的療效特性，不論內服或外用，都有其價值，療效依使用的藥草與植物油特性而定。

　　浸泡油的製作方式與步驟，請參考「常見基本製劑作法」一章的介紹（參見第30頁）。依照植物的特性或當下的狀況，可選擇日曬、慢燉或油炸等方式，製作好的浸泡油，請盡可能裝在密封的玻璃瓶內，收藏在陰暗乾燥處。我這幾年使用浸泡油的經驗是，除非有大量需求，純粹只為個人使用或與家人親友調製日常保養用油的話，一次不需要製作過多的浸泡油。製作完成的浸泡油，也盡可能在3-6個月內使用完畢。

　　以下簡單介紹幾種芳香療法上常見的植物浸泡油，以及在台灣因為手工皂製作而流行，也容易製作的本土香草和漢方藥草的浸泡油。可以泡油萃取療效的植物不在此限，我自己覺得這是可以多開發探討的一塊處女地。例如本書介紹的各種香料與花朵，也都可以試試看，實驗出最好的萃取香氣與療效的方法。

建議延伸閱讀

- Ruth von Braunschweig（2009），《植物油全書》，商周出版。
- Len Price, Ian Smith & Shirley Price（2006），
  《芳香療法植物油寶典》，世茂出版社。
- 古密克（2005），《植物油芳香療法》，世茂出版社。

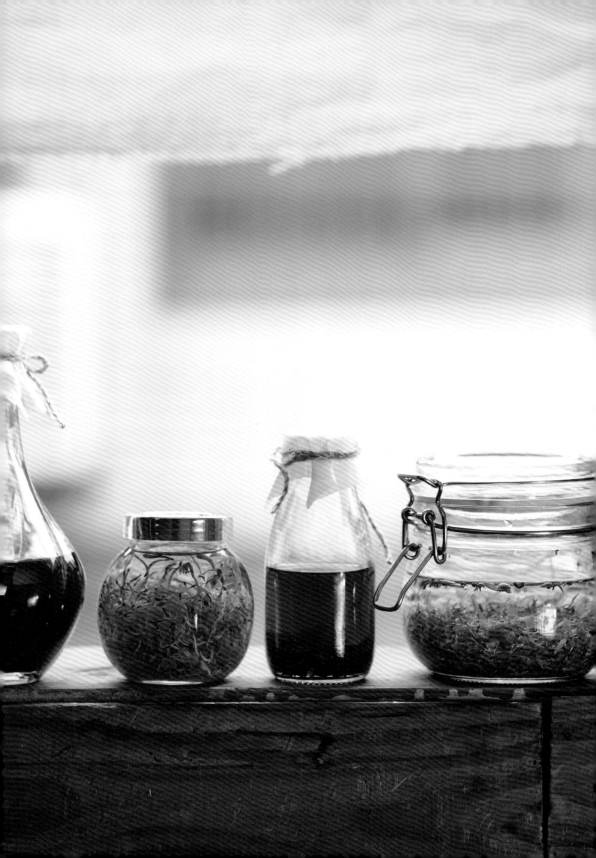

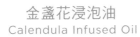

金盞花浸泡油
Calendula Infused Oil

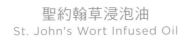

聖約翰草浸泡油
St. John's Wort Infused Oil

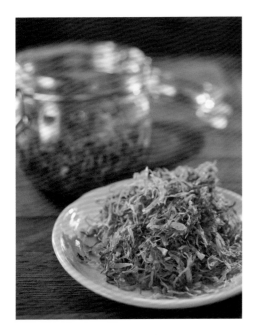

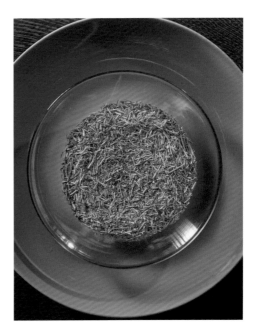

金盞花是菊科一年生草本植物，橘黃色的花瓣含有金盞花素、皂素、類胡蘿蔔素、類黃酮等。取花瓣製作而成的浸泡油，具有鎮痛與抗發炎的功效，可消毒傷口、止血、止癢，可治療潰瘍、潰爛。對濕疹、敏感性肌膚具有鎮定的效果。可以直接添加精油、混合其他清爽基底油做成保養油，也很適合混合蜜蠟做成油霜或護唇膏。

聖約翰草是多年生草本植物，將新鮮的聖約翰草採收晾乾搗碎後，倒入橄欖油，製成聖約翰草浸泡油。具有治療傷口、抑制發炎、促進血液流通、抗菌與強力抗病毒的能力。可舒緩肌肉緊繃、止痛、安神，可鎮定和穩定神經。對皮膚症狀也有相當好的功效。因為安定神經的特性，聖約翰草也常被做成膠囊或藥草茶，做為草本的憂鬱症輔助食品。

康復力（聚合草）浸泡油
Comfrey Infused Oil

山金車浸泡油
Arnica Montana Infused Oil

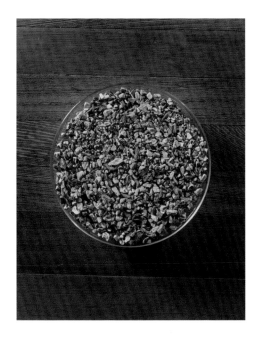

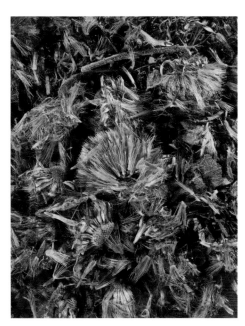

康復力（Comfrey）又被稱為「編骨草」（knit bone），表示運用於骨折、扭傷等創傷的時候極具功效。從羅馬時代起就有人類利用聚合草（康復力）的紀錄。主要的活性成分是尿囊素（allantoin），極具消炎效果，外用做為消炎與消腫的油膏非常適合，美國知名的西洋紫草膏，就是康復力浸泡油製作而成。

把山金車的花朵浸泡在植物油裡取得的浸泡油，具有促進血液循環的特性，適合當作按摩油，強化皮膚功能，緩解皮膚緊繃感，幫助挫傷癒合，去除淤青，治療扭傷，消除肌肉疼痛。也可以治療傷口，加速皮膚新陳代謝。

內服過量會造成肝臟負擔，用浸泡油製作藥膏則無須擔憂。

香草浸泡油
Vanilla Infused Oil

紫草根浸泡油
Gromwell Root Infused Oil

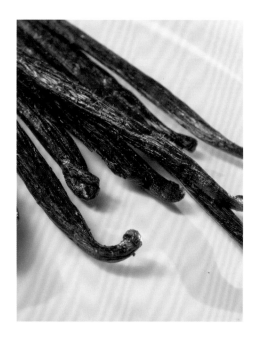

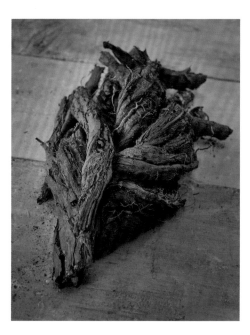

利用植物油浸泡香草莢，把甜美的香氣萃取出來，可以進一步製作成乳霜、油膏，調配面油或按摩油。香草浸泡油對身體皮膚與肌肉都具有安撫、緩解的功效，香甜氣味使人心情愉快，精神也為之一振。以香草浸泡油為基底，搭配其他精油，也能使其他的氣味更為凸顯，可運用來製作香膏或芳香面油。

在漢方的藥草記載中，紫草根具有活血、清熱、解毒的功效。可治溫熱斑疹、濕熱黃疸，對燒傷、濕疹、癰傷都具有效果。外用建議「熬膏塗」，所以將紫草根粉製作成浸泡油後，再調製成油膏或舒緩油非常適合。台灣有許多手工皂玩家也喜歡製作紫草根浸泡油入冷製皂，可以調成美麗的紫色或藕色的皂。製作紫草膏並添加適合的精油，可以當作外傷藥膏，對皮膚修復、傷口的癒合、抗菌消炎等，都有一定的效果。

到手香浸泡油
Indian Borage Infused Oil

薑浸泡油
Ginger Infused Oil

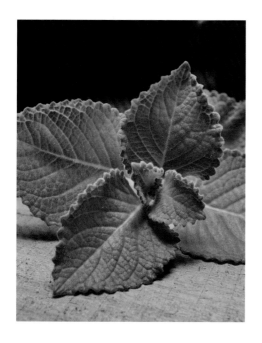

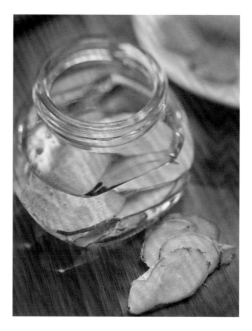

到手香在台灣很普遍，栽植也非常容易，民間常用來處理皮膚外傷，可以消腫止癢，消炎抗菌。因為葉片肉厚多汁，用日曬法比較容易滋生黴菌，建議以熱萃取或油炸的方式浸泡。到手香的芳香分子接近百里香，具有抗黴菌、抗病毒與防腐的功效，也可促進血液循環，幫助緩解關節與肌肉的疼痛。以浸泡油方式製作入油膏或做成按摩油，也可避免有些人對新鮮到手香細毛過敏的情形。

薑能夠止痛、抗發炎，對關節疼痛、風濕以及後背、腰痛等症狀都具有相當的功效。薑的精油存在根莖裡，因此透過薑切片浸泡的方式，可以萃取出薑精油的成分，相對於直接使用精油來說，要溫和舒緩很多。除了針對肌肉、關節與骨骼的症狀，對消化不良、脹氣不適的腹部，週期來潮的痠疼，還有疲憊不堪的身心，有補充能量、滋補元神的效果。

製作完成的到手香浸泡油，宜盡快使用完畢。

Trauma Oil 浸泡油

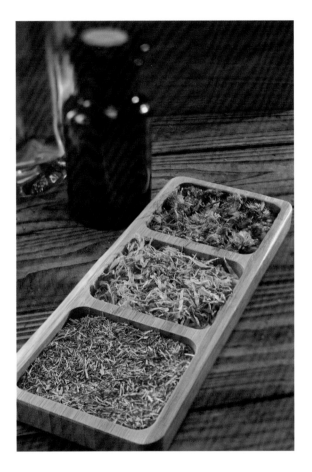

- 金盞花 40%
- 山金車 30%
- 聖約翰草 30%
- 熱萃：椰子油
- 冷萃：橄欖油

Trauma Oil 具有強力抗發炎的效果，對腫脹、淤青、扭傷、關節疼痛、坐骨神經痛都有效果，也可以同時安撫鎮定神經性與肌肉的疼痛。對骨折與韌帶受傷也有效果。單獨使用就有療效，也適合與緩解疼痛的精油複方搭配。我常戲稱它中文名字應該叫做「犁田專用油」，犁田是台灣話裡面形容有人騎機車發生意外受傷的玩笑話。犁田(騎車跌倒)的時候，從皮膚表面的擦傷，到肌肉痠痛，甚至骨骼的受傷疼痛都有，trauma oil 都可以處理，稱之為擺殘專用油真是太貼切不過。

製作好的 trauma oil，可以搭配適合的精油，處理疼痛相關的問題，建議可以使用的單方包括甜馬鬱蘭、小豆蔻、迷迭香、白千層、尤加利、薄荷、歐白芷、冬青、羅馬洋甘菊、黑胡椒、薑、薰衣草等。

參考複方

配方1：活血化瘀
永久花＋黑胡椒＋超級醒目薰衣草
配方2：肌肉痠痛
尤加利＋薑＋醒目薰衣草

Plus

以浸泡油調配痠痛按摩油

肌肉痠痛是身體在非常態的耗體力活動之後所產生的肌肉不適現象，以精油進行紓壓泡澡、肌肉按摩，可以快速的舒緩緊繃痠痛的肌肉。

適合處理肌肉痠痛的精油
- **羅馬洋甘菊**：舒緩、止痛、消炎
- **快樂鼠尾草**：抗痙攣
- **甜馬鬱蘭**：安撫、止痛
- **迷迭香**：幫僵硬的肌肉止痛
- **真正薰衣草**：止痛、鎮靜、消炎
- **薑**：溫暖、止痛、促循環
- **蘇格蘭松**：去除血液和淋巴循環的鬱滯、鎮痛
- **黑胡椒**：促局部血液循環
- **檸檬香茅或檸檬尤加利**：鎮痛、抗發炎
- **薄荷**：鎮靜、消炎、促血液循環
- **杜松、絲柏**：利循環、排出廢棄物

植物油
澳洲胡桃油、荷荷芭油（選擇接近人類皮脂、清爽易吸收的植物油）
山金車浸泡油、聖約翰草浸泡油、trauma oil、薑浸泡油

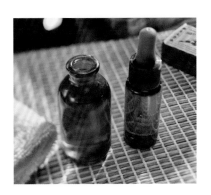

調製方式
1 選擇適合的單方或複方精油。
2 選擇適合的植物油與浸泡油組合。
3 把精油加入植物油與浸泡油混合液裡面，裝入深色玻璃瓶內。
4 每次取適合的劑量按摩痠痛部位。

參考複方

配方1：舒緩緊繃痠痛的肌肉
白千層8滴、快樂鼠尾草6滴、杜松2滴、薑或月桂精油2滴
配方2：促進血液循環、鬆弛肌肉、鎮痛
蘇格蘭松4滴、馬鬱蘭4滴、迷迭香4滴
配方3：鎮痛、抗發炎、促循環
檸檬香茅3滴、杜松3滴、迷迭香3滴

3

附
錄

提供精油的植物科屬分類與芳香分子功效列表，

可快速查找想瞭解的精油或芳香分子，

處理症狀時應選用哪些植物。

附錄一
常見精油與植物科屬分類一覽表

科別	一般療效	植物中文俗名	植物英文俗名	拉丁學名
繖形科 **Apiaceae/** **Umbelliferae**	平衡消化系統 婦科相關 排毒 消炎 抗痙攣 舒緩疼痛 ★可能具光敏性	歐白芷根	Angelica root	*Angelica archangelica*
		甜茴香	Fennel	*Foeniculum vulgare var. dulce*
		芹菜	Celery	*Apium graveolens*
		小茴香	Cumin	*Cuminum cyminum*
		芫荽籽	Coriander seeds	*Coriandrum sativum*
		胡蘿蔔籽	Carrot seeds	*Daucus carota*
		圓葉當歸	Lovage	*Levisticum officinale*
菊科 **Asteraceae**	殺菌清潔 消炎 舒緩 肝臟機能 抗過敏	德國洋甘菊	Chamomile, German	*Matricaria recutita*
		羅馬洋甘菊	Chamomile, Roman	*Anthemis nobilis*
		永久花	Immortelle	*Helichrysum italicum*
		土木香	Inula	*Inula graveolens*
		艾草	Mugwort	*Artemisia vulgaris*
		西洋蓍草	Yarrow	*Achillea millefolium*
橄欖科 **Burseraceae**	止血 傷口癒合結痂 減少疤痕生成 消炎 消腫化瘀 止咳祛痰	欖香脂	Elemi	*Canarium luzonicum*
		乳香	Frankincense	*Boswellia carterii*
		沒藥	Myrrh	*Cammiphora myrrha*
		秘魯聖木	Palo Santo	*Bursera graveolens*
柏科 **Cupressaceae**	減緩精神緊張 紓壓 抗風濕 收斂 利尿消水腫 淨化	絲柏	Cypress	*Cupressus sempervirens*
		檜木	Hinoki	*Chamaecyparis abtusa*
		杜松漿果	Juniper berry	*Juniperus communis*
牻牛兒科 **Geraniaceae**	消炎 護膚 平衡荷爾蒙 提振胰臟肝臟機能	波旁天竺葵	Geranium, bourbon	*Pelargonium asperum*
		玫瑰天竺葵	Geranium, rose	*Pelargonium roseum*
		大根老鸛草	Geranium Zdravets	*Geranium macrorrhizum*

科別	一般療效	植物中文俗名	植物英文俗名	拉丁學名
唇形科 **Lamiaceae**	減緩頭痛 鼻腔舒緩 安撫鎮靜 止痛 消炎 提振身體能量 肌肉痠痛 皮膚調理	甜羅勒	Basil, sweet	*Ocimum basilicum*
		醒目薰衣草	Lavandin	*Lavandula x intermedia*
		頭狀薰衣草	Lavender, Spanish	*Lavandula stoechas*
		穗花薰衣草	Lavender, spike	*Lavandula latifolia*
		真正薰衣草	Lavender, true	*Lavandula angustifolia*
		馬鬱蘭	Marjoram, sweet	*Origanum majorana*
		香蜂草	Melissa, true	*Melissa offcinalis*
		奧勒岡	Oregano	*Origanum vulgare*
		廣藿香	Patchouli	*Pogostemon cablin*
		胡椒薄荷	Peppermint	*Mentha X piperita*
		樟腦迷迭香	Rosemary	*Rosmarinus officinalis*
		桉油醇迷迭香	Rosemary, cineole	*Rosmarinus officinalis ct. 1,8-cineole*
		馬鞭草酮迷迭香	Rosemary, verbenone	*Rosmarinus officinalis ct. verbenone*
		鼠尾草	Sage	*Salvia officinalis*
		快樂鼠尾草	Sage, clary	*Salvia sclarea*
		綠薄荷	Spearmint	*Mentha spicata*
		沉香醇百里香	Thyme, linalool	*Thymus vulgaris ct. Linalool*
		側柏醇百里香	Thyme, thujanol	*Thymus vulgaris ct. thujanol*
		百里酚百里香	Thyme, thymol	*Thymus vulgaris ct. thymol*
樟科 **Lauraceae**	殺菌清潔 抗病毒 調理或提振 促循環 止痛 利呼吸與生殖系統	肉桂	Cinnamon	*Cinnamomum verum*
		月桂	Bay laurel	*Laurus nobilis*
		芳樟	Ho Wood	*Cinnamomum camphora*
		山雞椒	May Chang	*Litsea cubeba*
		羅文莎葉	Ravensara	*Ravensara aromatica*
		桉油樟	Ravintsara	*Cinnamomum camphora ct. cineole*
		花梨木	Rosewood	*Aniba rosaeodora*
		莎羅葉（白樟）	Saro	*Cinnamosma fragrans*

科別	一般療效	植物中文俗名	植物英文俗名	拉丁學名
桃金孃科 Myrtaceae	強力殺菌清潔 呼吸系統調理 提振 肌肉關節問題 ★注意皮膚刺激性	白千層	Cajeput	*Melaleuca cajuputii*
		丁香苞	Clove Bud	*Eugenia caryophyllus*
		藍膠尤加利	Eucalyptus, blue gum	*Eucalyptus globulus*
		檸檬尤加利	Eucalyptus, lemon	*Eucalyptus citriodora*
		松紅梅	Manuka	*Leptospermum scoparium*
		香桃木	Myrtle	*Myrtus communis*
		綠花白千層	Niaouli	*Melaleucca quinquenervia*
		茶樹	Tea Tree	*Melaleuca alternifolia*
木犀科 Oleaceae	香氣優雅 護膚 抗憂鬱	大花茉莉	Jasmine	*Jasminum grandiflorum*
		小花茉莉	Jasmine, sambac	*Jasminum sambac*
		星星茉莉	Jasmine, auriculatum	*Jasminum, auriculatum*
松科 Pinaceae	殺菌清潔 調理呼吸系統 長效止痛消炎 類抗組織胺效果	大西洋雪松	Cedarwood	*Cedrus atlantica*
		蘇格蘭松 （歐洲赤松）	Scots Pine	*Pinus sylvestris*
		西伯利亞冷杉	Siberian Fir	*Abies sibirica*
		銀樅 （歐洲冷杉）	Silver Fir	*Abies alba*
		黑雲衫	Spruce, Black	*Picea mariana*
胡椒科 Piperaceae	抗發炎 祛痰 提振消化系統 促循環	黑胡椒	Black Pepper	*Piper nigrum*
禾本科 Poaceae	皮膚護理 緩解肌肉疼痛 提振循環	檸檬香茅	Lemongrass	*Cymbopogon citratus*
		玫瑰草	Palmarosa	*Cymbopogon martinii*
		岩蘭草	Vetiver	*Vetiveria zizanoides*
薔薇科 Rosaceae	荷爾蒙平衡 調經 皮膚護理 殺菌清潔	摩洛哥玫瑰	Rose Maroc	*Rosa centifolia*
		大馬士革玫瑰	Rose, Damascan	*Rosa damascena*

科別	一般療效	植物中文俗名	植物英文俗名	拉丁學名
芸香科 Rutaceae	調理消化系統 處理皮膚問題 抗菌去油 提振 抗憂鬱 止痛 鎮靜 補氣 ★注意光敏性	佛手柑	Bergamot	*Citrus bergamia*
		葡萄柚	Grapefruit	*Citrus paradisii*
		檸檬	Lemon	*Citrus limonum*
		萊姆	Lime	*Citrus aurantifolia*
		桔	Mandarin	*Citrus reticulata*
		橙花	Neroli	*Citrus aurantium bigarade*
		苦橙（皮）	Orange, bitter	*Citrus aurantium bigarade*
		甜橙	Orange, sweet	*Citrus sinensis*
		苦橙葉	Petitgrain	*Citrus aurantium bigarade*
檀香科 Santalaceae	平衡 護膚 調節荷爾蒙	檀香	Sandalwood	*Santalum album*
		阿米香樹 （西印度檀香）	Amyris	*Amyris balsamifera*
安息香科 Styracaceae	抗黏膜 祛痰 皮膚療癒 止關節疼痛 促循環	安息香	Benzoin	*Styrax benzoin*
敗醬草科 Valerianaceae	鎮靜安神 助眠 抗黴菌 抗細菌 淨化排毒	穗甘松	Spikenard	*Nardostachys jatamansi*
		纈草	Valerian	*Valeriana officinalis*
薑科 Zingiberaceae	調理消化系統 止痛 抗黏膜炎 溫暖肌肉關節系統 調理性功能 滋補身心	荳蔻	Cardamon	*Elettaria cardamomum*
		薑	Ginger	*Zingiber officinalis*
		薑黃	Tumeric	*Curcuma longa*

附錄二
芳香分子氣味特色、代表植物與簡易功效列表

中文名稱	英文名稱	氣味特色	代表植物	功效
單帖烯類 Monoterpenes				
檸檬烯	d-limonene l-limonene	檸檬柑橘味 木質	柑橘類 藥草、松科	提振、清潔、養肝
松烯	α-pinene β-pinene	青草、針葉樹 刺鼻、汽油	蘇格蘭松、尤加利 絲柏、桉油醇迷迭香	抗關節炎，類可體松 驅蟲
水芹烯	α-phellandrene	辛辣、清涼	香料類	利尿、排水
對繖花烴	p-cymene	辛辣強勁	百里香、甜馬鬱蘭	消炎、促循環
月桂烯	myrcene	木質、大地	芳樟、月桂	舒緩神經疼痛、腸胃
樟烯	camphene	樟腦	杉、樟	化解黏液
檜烯	sabinene	香料、濕木	西洋蓍草、杜松	消炎
帖品烯	α-terpinene γ-terpinene	綠色、青草	白千層、牛至屬	消毒、促神經傳導
羅勒烯	ocimene	果香、甜味、綠色	水果、羅勒	激勵免疫系統
蒈烯	carene	松節油	松衫類	止痛
倍半帖烯類 Sesquiterpenes				
丁香油烴 （蛇麻烯） 石竹烯	α-caryophyllene (α-humulane) β-caryophyllene	根部 丁香、木質	蛇麻草 黑胡椒、丁香、多鄉果	穩定神經、幫助消化 消炎、止痛、溫暖
母菊天藍烴	chamazulene	潮濕、藥水	德國洋甘菊、西洋蓍草	抑制發炎過敏反應、 修復肌膚
金合歡烯	α-farnesene β-farnesene	花瓣、蘋果 膠水、塑膠	玫瑰、依蘭、橙花 德國洋甘菊、廣藿香	類費洛蒙
沒藥烯	bisabolene	辛香溫暖	沒藥、薑黃	抗敏、抗病毒、通經
大根老鸛草烯	germacrene	甘草、花茶	完全依蘭、胡椒薄荷	費洛蒙、催情、驅蟲
單帖醇類 Monoterpenols				
沉香醇	(s)(+)-linalool 芫荽醇 (r)(-)-linalool 芳樟醇	木質、花香	芫荽籽、甜橙 芳樟、花梨木、佛手柑	激勵、提振免疫、 消脹氣 抗菌抗感染、舒眠
帖品烯-4-醇	(s)(+)-terpinen-4-ol (r)(-)-terpinen-4-ol	辛香、土壤	茶樹、甜馬鬱蘭、 澳洲尤加利、薄荷尤加利	抑菌、 抑制發炎、止咳
娣牛兒醇	geraniol	玫瑰、香甜	薄荷尤加利	抗黴菌、抗病毒
橙花醇	nerol	清新花香	天竺葵、玫瑰、香茅 橙花、苦橙葉、玫瑰	安撫神經系統、助眠
薄荷腦	menthol	薄荷、清涼、冷	薄荷類	止痛、止癢、抗發炎、 解胸悶

中文名稱	英文名稱	氣味特色	代表植物	功效
龍腦	borneol	清涼、甜	龍腦百里香、松科	驅蟲、解熱、袪痰
α-帖品醇	α-terpineol	甜、花或針葉	澳洲尤加利、白千層、佛手柑、松科	抗菌
香茅醇	citronellol	玫瑰、水果	香茅、天竺葵、玫瑰	抗菌、驅蟲、安撫中樞神經

倍半帖醇類 Sesquiterpenols

甜沒藥醇	bisabolol	樹脂、香料、木質	沒藥、甜沒藥	消炎、抗敏，促皮膚再生、癒合
金合歡醇	farnesol	綠色、花香	玫瑰、依蘭、羅馬洋甘菊	保濕美白、降血壓
橙花叔醇	nerolidol	藥草、花香、綠色、木質	綠花白千層、秘魯香脂	抗感染、抑制癌細胞
岩蘭草醇	vetiverol	潮濕泥土	岩蘭草	補氣、鞏固氣場
廣藿香醇	patchoulol	陳年土味、木質	廣藿香	皮膚修復、消腫、抗菌、安撫
檀香醇	α-santalol β-santalol	木質清香 沉穩、腥味	澳洲白檀 印度檀香	殺菌、促傷口癒合，調理肌膚、消除靜脈曲張
桉葉醇	α-eudesmol β-eudesmol	木質	紅檜、扁柏、日本杉、阿米香樹	安撫神經、減輕神經痙攣
雙帖醇 **Diterpenol**	分子較大，少見，少量就有具體功效。			
快樂鼠尾草醇	sclareol	清新草香	快樂鼠尾草、鼠尾草	深層放鬆、類雌激素效應

單帖酮類 Monoterpenones

側柏酮	α-thujone β-thujone	藥草、綠色、清新 藥草、苦味	側柏、鼠尾草、艾草	提振中樞神經、通經、促細胞再生
樟腦	(+)-camphor	強烈刺激的樟腦味	樟樹、頭狀薰衣草、西洋蓍草、樟腦迷迭香	抗菌清潔、止痛、鬆弛靜脈壁
香芹酮	(s)(+)-carvone (r)(-)-carvone	香料 薄荷(不涼)	藏茴香、蒔蘿籽 綠薄荷	促消化、消脹氣 除臭、助消化、提神
馬鞭草酮	verbenone	綠色、青草	馬鞭草酮迷迭香	肝臟解毒、皮膚細胞再生、養肝利膽
薄荷酮	menthone iso-menthone	清涼、香甜	胡椒薄荷、綠薄荷、天竺葵	提神、鎮痛、消除腫脹、抑制凝血

倍半帖酮類 Sesquiterpenones

大西洋酮	atlantone	溫和木質	大西洋雪松	皮膚抗發炎腫脹、抗黴菌、抗腫瘤
素馨酮	cis-jasmone	清幽細緻花香	茉莉、橙花	鎮定、抗痙攣、抗焦慮、控油

中文名稱	英文名稱	氣味特色	代表植物	功效
印蒿酮	davanone	果香、甜膩	印蒿	抗痙攣、細胞再生、消除黏液
紫羅蘭酮	α-ionone β-ionone irone（鳶尾草酮）	甜果香、花香、木質與甜樹脂味	桂花、鳶尾草、紫羅蘭、穗甘松	抑制癌細胞、化痰、調香
大根老鸛草酮	germazone	甜美花香	大根老鸛草	類激素、強化性功能
大馬士革酮	β-damascenone	花香、甜膩	大馬士革玫瑰	費洛蒙效果、提振生殖系統
雙酮、三酮 **Diketone,** **Triketone**	分子大、少見，但強效。			
義大利雙酮	italidione	果乾、蜂蜜、甜香	永久花	化瘀
松紅梅的三酮	β-triketones	幽微、酸澀、腳丫	松紅梅	抗微生物、抗發炎、化血腫

醛類 Aldehydes

檸檬醛	neral 橙花醛 geranial 娜牛兒醛	檸檬	檸檬香茅、山雞椒、檸檬	抑制發炎、抗菌抗病毒、調節自律神經
香茅醛	citronellal	強烈香茅味	香茅、檸檬尤加利	鎮定安撫神經、抗黴菌、消炎止痛、驅蚊
香草醛	vanillin	香甜、甜點	香草、安息香、秘魯香脂	助消化、消除焦慮、安撫神經
肉桂醛	cinnamaldehyde	香料、甜點、樟樹	肉桂皮	抗病毒、抗發炎、提振免疫、促循環
橘醛	sinensal	橘子	甜橙	抑菌、提振

酚類 Phenols

百里酚	thymol	消毒水、藥味	百里香	強力抗菌抗病毒、滋補、止痛、消炎
香旱芹酚	carvacrol	消毒水、藥味	奧勒岡、藏茴香	強力抗菌抗病毒、滋補、止痛、消炎
丁香酚	eugenol	消毒水、辛辣味	丁香苞、多香果	止痛、麻醉、殺菌、促循環、抗感染

醚類 Ethers

大茴香腦	anethole	香料	茴香	局部麻醉、抗痙攣、類雌激素
欖香脂醚	elemicin	木質、樹脂	欖香脂	抗痙攣
動情腦 （甲基醚蔞葉酚）	methyl chavicol	九層塔	龍艾、羅勒、八角	抗痙攣、止痛、消脹氣

中文名稱	英文名稱	氣味特色	代表植物	功效
肉荳蔻醚	myristicin	香料(肉荳蔻)	歐芹、肉荳蔻	抗憂鬱、麻醉止痛、興奮迷幻作用
芹菜醚	apiole	香料(肉荳蔻)	歐芹、肉荳蔻	抗憂鬱、麻醉止痛、興奮迷幻作用

氧化物 Oxides (帖稀環醚類)

一般醚類為環狀醚，氧化物類則為帖烯環，因常見且具重要療效，常獨立於醚類之外另列。

中文名稱	英文名稱	氣味特色	代表植物	功效
桉油醇	1,4-cineole 1,8-cineole	清新、醒鼻、木質葉片	尤加利、白千層、茶樹、月桂	抗菌、抗癌、祛痰、收乾黏膜
沉香醇氧化物	linalol oxide	樟樹、清香、花果	樟樹、芫荽、沉香醇百里香	殺菌清潔、抗感染
石竹烯氧化物	caryophyllene oxide	香料、藥草	青蒿、丁香	抗菌防黴、淨化
玫瑰氧化物	rose oxide	甜美花香、玫瑰	玫瑰、玫瑰天竺葵	安撫神經、止頭痛
甜沒藥醇氧化物	bisabolol oxide	甜花香、藥味	沒藥	乾燥收斂、傷口癒合

酯類 Esters

中文名稱	英文名稱	氣味特色	代表植物	功效
乙酸沉香酯	linalyl acetate	木質、果香	快樂鼠尾草、苦橙葉、佛手柑、薰衣草	鎮靜安撫
當歸酸異丁酯	isobutyl angelate	蘋果	羅馬洋甘菊	抗痙攣、鎮靜麻醉、舒壓放鬆
乙酸龍腦酯	bornyl acetate	木質、森林	松杉柏	祛痰、鎮靜
乙酸牻牛兒酯	geranyl acetate	玫瑰	玫瑰草、依蘭、橙花	抗痙攣(腸胃)、穩定情緒
乙酸橙花酯	neryl acetate	花朵	橙花、永久花	抗自由基、促循環
乙酸帖品酯	terpinyl acetate	香甜、清新	荳蔻、月桂、絲柏	抗痙攣(呼吸道)

苯基酯類 Benzene based Esters

中文名稱	英文名稱	氣味特色	代表植物	功效
苯基酯類	帶有苯環的酯類。			
水楊酸甲酯	methyl salicylate	痠痛藥布	芳香白珠	強效止痛、消腫、消炎
苯甲酸苄酯	benzyl benzoate	杏仁、清潔劑	依蘭、秘魯香脂	抗痙攣、抗發炎、定香
肉桂酸甲酯	methyl cinnamate	甜莓果	蘇剛達、肉桂葉	抗菌、強心
乙酸苄酯	benzyl acetate	茉莉花	茉莉、依蘭、橙花	麻醉、催情、費落蒙效果
鄰氨基苯甲酸甲酯	methyl o-aminobenzoate	橙葉	苦橙葉、橙花、茉莉、依蘭	安定神經、抗痙攣、長效止痛、微防曬、催情

中文名稱	英文名稱	氣味特色	代表植物	功效
內酯類 Lactones + 香豆素 Coumarines				
土木香內酯	alantoactone	藥草、苦味	土木香、歐白芷	強力抗痙攣、化黏液、改善鼻塞鼻竇炎
香豆素	coumarin	香草、甜味	零陵香豆	止痛、抗痙攣發炎、吋循環、助眠放鬆
繖形酮 （繖形花內酯）	umbelliferone	香料	洋茴香、胡蘿蔔籽、芫荽	防曬、抗菌、降壓
佛手柑內酯	bergaptene	橘皮香	佛手柑	抗凝血、抗微生物、治療牛皮癬、抗憂鬱 ★光敏性

女巫阿娥的
居家香草保健萬用書（長銷經典版）

成為自己的居家藥草師，從洗頭到治鐵腿、從美顏到消炎，
80 種用過就會愛上的保健良方！

作　　　者　阿娥
攝　　　影　James Wilsey
插　　　畫　舒皮 Soupy TANG
美術設計　IF OFFICE
執行編輯　洪禎璐
責任編輯　詹雅蘭

行銷企劃　王綬晨、邱紹溢、蔡佳妘
總　編　輯　葛雅茜
發　行　人　蘇拾平

出　　　版　原點出版 Uni-Books
E m a i l　uni-books@andbooks.com.tw
　　　　　　電話│（02）2718-2001　傳真│（02）2718-1258

發　　　行　大雁文化事業股份有限公司
　　　　　　台北市松山區復興北路 333 號 11 樓之 4
　　　　　　www.andbooks.com.tw
　　　　　　24 小時傳真服務（02）2718-1258
　　　　　　讀者服務信箱 Email│andbooks@andbooks.com.tw
　　　　　　劃撥帳號│19983379
　　　　　　戶名│大雁文化事業股份有限公司

二版一刷　2023 年 08 月
定　　　價　550 元
I S B N　978-626-7338-23-0
I S B N　978-626-7338-24-7(EPUB)

國家圖書館出版品預行編目（CIP）資料

女巫阿娥的居家香草保健萬用書 長銷經典版：成
為自己的居家藥草師，從洗頭到治鐵腿、從美顏
到消炎，80 種用過就會愛上的保健良方！／阿
娥著. --二版. --臺北市：原點出版：大雁文化發
行，2023.08；336 面；17x23 公分
ISBN 978-626-7338-23-0（平裝）

1.CST:芳香療法 2.CST:香料作物 3.CST:香精油
418.995　　　　　　　　　　　　　112012558